# ATUALIZAÇÕES EM TERAPIA COMPORTAMENTAL CONTEXTUAL

# ATUALIZAÇÕES EM TERAPIA COMPORTAMENTAL CONTEXTUAL

Editores

Paulo R. Abreu

Juliana H. S. S. Abreu

manole

editora

Capa: Ricardo Yoshiaki Nitta Rodrigues
Imagem da capa: istockphoto.com
Produção editorial: Juliana Waku
Projeto gráfico: Departamento Editorial da Editora Manole
Editoração eletrônica: Sônia Midori Fujiyoshi

CIP-BRASIL. CATALOGAÇÃO NA PUBLICAÇÃO
SINDICATO NACIONAL DOS EDITORES DE LIVROS, RJ

A898

Atualizações em terapia comportamental contextual / editores Paulo Roberto Abreu, Juliana Helena dos Santos Silvério Abreu. - 1. ed. - Santana de Parnaíba [SP] : Manole, 2023.

; 23 cm

Inclui bibliografia e índice
ISBN 978-65-5576-617-2

1. Terapia cognitiva. 2. Terapia do comportamento. I. Abreu, Paulo Roberto. II. Abreu, Juliana Helena dos Santos Silvério.

23-84058 CDD: 616.891425
CDU: 615.851

Gabriela Faray Ferreira Lopes - Bibliotecária - CRB-7/6643



1ª edição - 2023.

Editora Manole Ltda.
Alameda América, 876
Tamboré – Santana de Parnaíba – SP – Brasil
CEP: 06543-315
Fone: (11) 4196-6000
www.manole.com.br | https://atendimento.manole.com.br/

Impresso no Brasil | *Printed in Brazil*

# Editores

## Paulo Roberto Abreu

É autor do livro *Ativação Comportamental na Depressão* (Ed. Manole, 2020). Editor e autor dos livros *Transtornos Psicológicos: Terapias Baseadas em Evidências* (Ed. Manole, 2021) e *Psicopatologia: Tratamento Comportamental Contextual* (Abreu & Abreu, 2022). Psicólogo clínico, coordenador, *Behavioral Activation Trainner* e professor dos cursos de pós-graduação do Instituto de Análise do Comportamento de Curitiba (IACC). Doutor pelo Departamento de Psicologia Experimental da USP. Especialista em Terapia Comportamental e Cognitiva pela Universidade de São Paulo (USP). Formação em Terapia Comportamental Dialética (DBT) pelo Behavioral Tech / The Linehan Institute. Foi editor chefe da *Revista Brasileira de Terapia Comportamental e Cognitiva*. É ainda professor dos cursos de Especialização em Terapia Comportamental do Hospital Universitário da USP (HU-USP) e da Especialização de Terapia Comportamental e Cognitiva em Saúde Mental do Ambulatório de Ansiedade, Instituto de Psiquiatria, do Hospital das Clínicas da Faculdade de Medicina da USP (AMBAN-IPq-HCFMUSP). É também docente internacional de cursos de pós-graduação. Professor do Máster en Terapias Contextuales y de Tercera Generación, do ÍTACA Salud, Espanha. Professor do Master en Terapias Conductuales en Infantojuveniles y Adultos, do Instituto de Terapias Cognitivo Conductuales (ITECOC), México. E professor da Formação em Terapia Comportamental Dialética (DBT) e Treinamento en Ativaçao Comportamental, do Instituto Contextual Roots, Peru. Autor de muitos artigos científicos nacionais e internacionais sobre depressão, terapias comportamentais contextuais e análise do comportamento.

### Juliana Helena dos Santos Silvério Abreu

É autora do livro *Ativação comportamental na depressão* (Ed. Manole, 2020). Editora e autora dos livros *Transtornos psicológicos: terapias baseadas em evidências* (Ed. Manole, 2021) e *Psicopatologia: tratamento comportamental contextual* (Abreu & Abreu, 2022). Psicóloga clínica, coordenadora, *Behavioral Activation Trainner* e professora dos cursos de pós-graduação do Instituto de Análise do Comportamento de Curitiba (IACC). Mestre em Psicologia Experimental pela Pontifícia Universidade Católica de São Paulo (PUC-SP). Doutora pelo Departamento de Psicologia Experimental do Instituto de Psicologia da Universidade de São Paulo (USP). Especialista em Terapia Comportamental e Cognitiva pela USP. É ainda professora do curso de Especialização em Terapia Comportamental do Hospital Universitário da USP (HU-USP) e da Formação de Terapia Comportamental e Cognitiva em Saúde Mental do Ambulatório de Ansiedade, Instituto de Psiquiatria do Hospital das Clínicas da Faculdade de Medicina da USP (AMBAN-IPq-HCFMUSP). Professora do Intensivo en Terapias Conductuales y Contextuales en Múltiples Aplicaciones Clínicas, do Instituto de Terapias Cognitivo Conductuales (ITECOC) no México. Professora do Master en Terapias Conductuales en Infantojuveniles y Adultos, do Instituto de Terapias Cognitivo Conductuales (ITECOC) no México. Autora de muitos artigos científicos nacionais e internacionais sobre depressão, terapias comportamentais contextuais e análise do comportamento.

# Autores

## Ana Carolina Aquino de Sousa

Formação em Psicologia, especialista em Terapia Comportamental e mestrado em Psicologia pela Pontifícia Universidade Católica de Goiás (PUC-GO). Formação em Psicologia do Sono pela Universidade de São Paulo. Atua como psicóloga clínica contextual em demandas de adultos e casais. Professora universitária e de pós-graduação. Sócia co-fundadora do Instituto de Psicologia Comportamental em Goiânia, GO.

## Bolivar Cibils Filho

Psicólogo, especialista em Terapias Cognitivo-comportamentais e mestrando em Psicologia Clínica na Pontifícia Universidade Católica do Rio Grande do Sul (PUCRS). Formação em Terapia do Esquema e treinamento em Terapia Focada na Compaixão. Supervisor clínico no Instituto de Terapias Cognitivo-comportamentais do Rio Grande do Sul (InTCC-RS) e aperfeiçoando em Transtornos Alimentares no AMBULIM.

## Brisa Burgos Dias Macedo

Mestra em Psicobiologia pela Faculdade de Filosofia, Ciências e Letras de Ribeirão Preto da Universidade de São Paulo (FFCLRP-USP) e Doutoranda pelo Programa de Pós-graduação em Saúde Mental da Faculdade de Medicina de Ribeirão Preto (FMRP-USP). Possui Pós-graduação e Proficiência em Terapia Cognitivo-comportamental (UNICHRITUS/CTC-VEDA Ribeirão Preto). Realizou especialização (DBT Brasil/ CTC Veda), treinamento intensivo e cursos de extensão em Terapia Comportamental Dialética (Marsha Linehan Institute - BTech). Professora de cursos de pós-graduação, supervisora voluntária do Ambulatório de Transtornos da Personalidade (APQB) do Hospital das Clínicas de Ribeirão Preto (HCFMRP) e do Ambulatório para Desenvolvimento dos Relacionamentos e das Emoções (ADRE) do Instituto de Psiquiatria do

Hospital das Clínicas da Faculdade de Medicina da Universidade de São Paulo (IPq-HCFMUSP). Realiza, em consultório particular, atendimentos clínicos, supervisões e treinamentos de habilidades em DBT em grupo ou individual. Faz parte do grupo de treinadores em treinamento da Behavioral Tech/ DBT Brasil e é mentora do treinamento intensivo em DBT pelas mesmas instituições. É sócia-diretora e fundadora da LEVE.SI Terapia Comportamental Dialética.

### Claudia Kami Bastos Oshiro

Docente do Departamento de Psicologia Clínica, no Instituto de Psicologia da Universidade de São Paulo (IP-USP). Cientista afiliada ao Center for the Science of Social Connection, da University of Washington – Seattle/EUA. Coordenadora da Clínica-escola Durval Marcondes do IP-USP. Graduada em Psicologia pela Universidade Federal de São Carlos. Mestre em Educação Especial (Educação do Indivíduo Especial) pela Universidade Federal de São Carlos. Doutora em Psicologia Clínica pela Universidade de São Paulo. Vencedora do Prêmio Capes de Tese 2012 na área da Psicologia.

### Emmanuel Kanter

Médico (PUC-RS), Psiquiatra (FUMM/ABP). Especialista em Terapia de Esquemas (Wainer), Terapia de Casal e Sexual (Domus). Especialista em Terapias Comportamentais Contextuais Baseadas em Processos (CEFI). Intensivo de DBT (CEFI) e DBT Fundamentals (Behavioral Tech). ACT level 1 (Workshop com Robyn Walser/CEFI). Membro do núcleo Contextus/CEFI, da ACBS e da ACBS Brasil. Atendimento psiquiátrico e psicoterápico em ACT, DBT e Esquemas.

### Érica Panzani Duran

Doutoranda pelo Instituto de Ciências da Saúde (UFBA). Mestre em Ciências da Saúde (FMUSP). Especialista em Terapia Comportamental Cognitiva em Saúde Mental (ANBAN). Especialista em Terapia Cognitiva (FACAT). Formação em Terapia do Esquema (Instituto Wainer/International Society os Schema Therapy). Formação em Terapia Comportamental Dialética (BTech – Linehan Institute). Primeiros Socorros Psicológicos (John Hopkins University).

### Erika Leonardo de Souza

Mestre em Psicologia Clínica (Instituto de Psicologia da Universidade de São Paulo – IP-USP) e em Ciências (Faculdade de Medicina – USP). Psicoterapeuta – Terapia Focada na Compaixão. Professora Certificada de *Mindfulness* e Compaixão para a Saúde e *Mindfulness* e Compaixão para o Estresse pelo RespiraVida Breathworks. *Certified Teacher* do Programa de *Mindfulness* e Autocompaixão (*Mindful Self-Compassion)* pela Universidade da Califórnia San

Diego (UCSD) e líder do Programa no Brasil. Professora de cursos de formação e pós-graduação em terapias contextuais, ministrando aulas sobre *Mindfulness*, processos de aceitação e autocompaixão. Professora e supervisora do curso de Formação em Terapia Focada na Compaixão da Wainer. Fundadora do Conectta Mindfulness e Compaixão. Coordenadora do SIG Compaixão – ACBS Brasil

## Fabiane Ferraz Silveira Fogaça

Mestrado em Psicologia do Desenvolvimento e Aprendizagem (UNESP- Bauru) e doutorado em Psicologia (UFSCar), com estágio sanduíche na University of Nevada, Reno (Capes/Fulbright). Professora Auxiliar II do Departamento de Psicologia e do Programa de Mestrado em Gestão e Desenvolvimento Regional da Universidade de Taubaté. Coordenadora do Laboratório de Psicologia Experimental, Coordenadora Pedagógica do curso de Psicologia e Editora-Chefe da *Revista Brasileira de Terapia Comportamental e Cognitiva.*

## Fátima Cristina de Souza Conte

Psicóloga, Analista do Comportamento com Acreditação Honorária e Vitalícia pela ABPMC. Doutorado em Psicologia Clínica pela Universidade de São Paulo (USP). Mestrado em Psicologia pela Pontifícia Universidade Católica de Campinas (PUC). Especialização em Programação de Condições de Ensino na Universidade (UFSCar-SP). Professora Associada aposentada pela Universidade Estadual de Londrina (UEL), Departamento de Psicologia Geral e Análise do Comportamento.

## Jéssica de Assis Silva

Psicóloga (UFPA), mestre em Psicologia (UFSCar), doutora em Psicologia Clínica (USP). Especialista em Terapia Comportamental e Cognitiva (USP).Docente do curso de Psicologia na Universidade Municipal de Taubaté (UNITAU) e atua como terapeuta comportamental.

## Joana Figueiredo Vartanian

Doutora e Mestre em Psicologia Clínica pela Universidade de São Paulo (USP) e graduada em Psicologia pela Universidade Estadual Paulista (UNESP). Sua linha de pesquisa é o ensino de terapeutas na Psicoterapia Analítica Funcional (FAP). Realizou parte do doutorado (sanduíche) com William Follette na University of Nevada (Reno, Estados Unidos) e participou de atividades com foco na formação de terapeutas para atuação em FAP. Professora de cursos de aprimoramento e de pós-graduação em Terapias Contextuais Comportamentais e atua também como psicoterapeuta em consultório particular e como supervisora clínica com foco no desenvolvimento de habilidades terapêuticas na FAP.

### Juliana Helena dos Santos Silvério Abreu

É autora do livro *Ativação comportamental na depressão* (Ed. Manole, 2020). Editora e autora dos livros *Transtornos psicológicos: terapias baseadas em evidências* (Ed. Manole, 2021) e *Psicopatologia: tratamento comportamental contextual* (Abreu & Abreu, 2022). Psicóloga clínica, coordenadora, *Behavioral Activation Trainner* e professora dos cursos de pós-graduação do Instituto de Análise do Comportamento de Curitiba (IACC). Mestre em Psicologia Experimental pela Pontifícia Universidade Católica de São Paulo (PUC-SP). Doutora pelo Departamento de Psicologia Experimental do Instituto de Psicologia da Universidade de São Paulo (USP). Especialista em Terapia Comportamental e Cognitiva pela USP. É ainda professora do curso de Especialização em Terapia Comportamental do Hospital Universitário da USP (HU-USP) e da Formação de Terapia Comportamental e Cognitiva em Saúde Mental do Ambulatório de Ansiedade, Instituto de Psiquiatria do Hospital das Clínicas da Faculdade de Medicina da USP (AMBAN-IPq-HCFMUSP). Professora do Intensivo en Terapias Conductuales y Contextuales en Múltiples Aplicaciones Clínicas, do Instituto de Terapias Cognitivo Conductuales (ITECOC) no México. Professora do Master en Terapias Conductuales en Infantojuveniles y Adultos, do Instituto de Terapias Cognitivo Conductuales (ITECOC) no México. Autora de muitos artigos científicos nacionais e internacionais sobre depressão, terapias comportamentais contextuais e análise do comportamento.

### Luc Vandenberghe

Psicólogo. Mestrado e doutorado em Psicologia Clínica nas Universidades de Gent e Liège – Bélgica. Trabalhou como psicoterapeuta e terapeuta de casal na Alemanha e depois no Brasil. Fez suas primeiras experiências com a Terapia Comportamental Dialética e, após um curso com John Teasdale em Londres, começou a integrar mais sistematicamente a *Mindfulness* no processo psicoterapêutico. É *Charter Member* da ACBS, organizou vários simpósios nos encontros anuais dessa associação e publicou extensivamente sobre ACT, FAP e DBT. Leciona e é supervisor clínico na Pontifícia Universidade Católica (PUC) de Goiás. Orientador de mestrado e doutorado.

### Mara Lins

Psicóloga. Doutora em Psicologia Clínica. Mestre em Psicologia Social. Treinamento completo em *Integrative Behavioral Couple Therapy* (IBCT) com os criadores do modelo. Supervisora IBCT. Diretora da Faculdade do Centro de Estudos da Família e do Indivíduo (FACEFI). Membro da Association for Contextual Behavioral Science (ACBS). Ex-Presidente do Chapter da ACBS-Brasil. Membro da equipe CEFI Contextus. Tradutora de livros e autora de capítulos de livros sobre a IBCT. Formação nas Terapias Comportamentais Contextuais, atuando principalmente nos seguintes temas: Terapia Comportamental Integrativa de Casal (IBCT), Terapia Comportamental Dialética (DBT) e Terapia de Aceitação e Compromisso (ACT).

## Marcela Bohn

Psicóloga, Supervisora e Professora. Mestre em Psicologia Clínica, Especialista em Terapias Comportamentais Contextuais e Formação em *Mindfulness* Funcional e Terapia de Aceitação e Compromisso.

## Michaele Terena Saban-Bernauer

Mestre em Psicologia Experimental e especialista em Análise do Comportamento. Professora e coordenadora do curso de ACT no Hospital das Clínicas da Faculdade de Medicina da Universidade de São Paulo. Autora do livro *Introdução à terapia de aceitação e compromisso*, e coautora dos livros *Terapias comportamentais de terceira geração* e *O tratamento da dependência química e as terapias cognitivo comportamentais*, entre outros. Ex-presidente fundadora da Associação Brasileira para a Ciência Comportamental Contextual (ACBS) Brasil, e fez parte da diretoria fundadora da Fundação da ACBS mundial (ACBS Foundation).

## Paulo Gomes de Sousa-Filho

Professor do curso de Psicologia da Universidade Federal do Rio Grande. Pós-doutorado na Universidade de Paris 5 Rene Descartes. Coordenador do Centro de Psicologia Contextual (CEPSICO) na FURG/RS. Supervisor de estágio clínico no Centro de Atendimento Psicológico – CAP/FURG. Coordenador do curso de formação em Terapia de Aceitação e Compromisso do IBAC: Instituto Brasiliense de Análise do Comportamento. Recebeu treinamento extensivo em ACT e FAP com Steve Hayes, Kelly Wilson, Robyn Walser, Kirk Strossahl, Mavis Tsai, Jonathan Kanter, Bob Kolenberg e outros Treinadores ACT e FAP notáveis. Ministrante de cursos e *workshops* em Moscow, São Petersburgo, Riga, Paris, Kiev, Buenos Aires, Rio de Janeiro, Porto Alegre, Belo Horizonte e Brasília; autor de capítulos de ACT e FAP. Membro da ABPMC, ACBS e ACBS-Brasil.

## Paulo Roberto Abreu

É autor do livro *Ativação Comportamental na Depressão* (Ed. Manole, 2020). Editor e autor dos livros *Transtornos Psicológicos: Terapias Baseadas em Evidências* (Ed. Manole, 2021) e *Psicopatologia: Tratamento Comportamental Contextual* (Abreu & Abreu, 2022). Psicólogo clínico, coordenador, *Behavioral*

*Activation Trainner* e professor dos cursos de pós-graduação do Instituto de Análise do Comportamento de Curitiba (IACC). Doutor pelo Departamento de Psicologia Experimental da USP. Especialista em Terapia Comportamental e Cognitiva pela Universidade de São Paulo (USP). Formação em Terapia Comportamental Dialética (DBT) pelo Behavioral Tech / The Linehan Institute. Foi editor chefe da *Revista Brasileira de Terapia Comportamental e Cognitiva.* É ainda professor dos cursos de Especialização em Terapia Comportamental do Hospital Universitário da USP (HU-USP) e da Especialização de Terapia Comportamental e Cognitiva em Saúde Mental do Ambulatório de Ansiedade, Instituto de Psiquiatria, do Hospital das Clínicas da Faculdade de Medicina da USP (AMBAN-IPq-HCFMUSP). É também docente internacional de cursos de pós-graduação. Professor do Máster en Terapias Contextuales y de Tercera Generación, do ÍTACA Salud, Espanha. Professor do Master en Terapias Conductuales en Infantojuveniles y Adultos, do Instituto de Terapias Cognitivo Conductuales (ITECOC), México. E professor da Formação em Terapia Comportamental Dialética (DBT) e Treinamento en Ativaçao Comportamental, do Instituto Contextual Roots, Peru. Autor de muitos artigos científicos nacionais e internacionais sobre depressão, terapias comportamentais contextuais e análise do comportamento.

## Rodrigo Nunes Xavier

Psicólogo clínico na Prefeitura Municipal de Três Fronteiras e em prática privada. Professor de Formação e Especialização em Psicoterapia Analítica Funcional e Terapia Analítico-Comportamental Infantil (Instituto InterContext – Peru; Instituto Brasiliense de Análise do Comportamento). *Trainner* de Psicoterapia Analítica Funcional (University of Washington). Mestre e Doutor em Psicologia Clínica (Universidade de São Paulo). Psicólogo (Universidade Federal de Mato Grosso do Sul).

## Tauane Paula Gehm

Psicóloga, mestre e doutora pelo Instituto de Psicologia da Universidade de São Paulo (IP-USP). Tem a psicologia do desenvolvimento e a psicoterapia analítico-comportamental de crianças e adolescentes como principais focos de pesquisa e atuação. Ainda na área da infância, possui experiência com a adaptação de políticas públicas voltadas para essa população, tendo atuado como consultora da ONU em saúde mental infanto-juvenil e como colaboradora do Programa de Saúde Mental do Ministério da Saúde. Psicoterapeuta em consultório particular. Suas principais publicações concentram-se nas áreas de psicologia do desenvolvimento e psicoterapia com crianças e adolescentes.

# Dedicatória

Alice e Benício
Mais um artesanato brota de papel e pano trazendo sempre um
retrato de bonecos alegres, em algum universo leve
Enquanto isso um curioso aventureiro fica de olho para pegar tudo
sem pedir, todas as tintas, tesoura e cola colorida. Quer mexer com
aquilo tudo. Quem não quer?
Mas não dá tempo para muita reclamação, pois ele sempre prefere
que a dona do material fique ali mesmo, grudadinha.

# Sumário

# Introdução

A terapia comportamental historicamente apresentou momentos únicos para o avanço da psicologia clínica e da psiquiatria. E para entender toda a diversidade produzida, precisamos remontar aos marcos conceituais e de aplicação de cada época. Arbitrariamente serão divididos em três grandes momentos históricos: (1) a fundação e a consolidação da terapia comportamental e da modificação do comportamento; (2) o desenvolvimento da análise comportamental clínica (ACC); (3) a definição e o desenvolvimento da terapia comportamental contextual; e (4) mais recentemente, a criação do campo da terapia baseada em processos (TBP). Esse rápido recorte histórico norteará nossa perspectiva de análise.

Inicia-se com a fundação da terapia comportamental e da modificação do comportamento, com base na aplicação dos conhecimentos da pesquisa de base em problemas clínicos e aplicados. Na década de 1950, os terapeutas comportamentais começaram a adotar ideias e procedimentos comportamentais para tratar uma grande extensão do comportamento "anormal". Modelos de psicopatologia e tratamento comportamental começaram a frutificar e ousaram ser bastante distintos dos psicodinâmicos e biomédicos dominantes na época.

Hans Jürgen Eysenck, um célebre terapeuta comportamental e editor fundador do pioneiro *Behaviour Research and Therapy*, sintetizou a ênfase conceitual nos processos de aprendizagem, quando afirmou que os sintomas neuróticos seriam padrões aprendidos de comportamento, que por uma razão ou outra, tornaram-se desadaptativos. O autor também estabeleceu a necessidade de introduzir padrões de avaliação, incluindo ensaios clínicos controlados, influenciando os parâmetros contemporâneos de pesquisa das modernas terapias baseadas em evidências.

A escola comportamental britânica, com destaque, adotou diagnósticos em sua agenda de pesquisa, concentrando esforços no tratamento de transtornos de ansiedade, como as fobias específicas, agorafobia, ansiedade social e transtorno obsessivo-compulsivo (TOC). A principal técnica foi desenvolvida em laboratório animal por Wolpe, um pioneiro psiquiatra sul-africano, e forneceu a base para os procedimentos de extinção do medo. O autor chamou dessensibilização sistemática a programação gradativa e graduada de exposições imaginárias aos estímulos aversivos condicionados que eliciavam a resposta de medo e/ou ansiedade.

Nos anos 1950 e 1960, muitos pacientes com agorafobia também foram tratados com técnicas de exposição adaptadas. Seus comportamentos lhes impediam de sair de casa, e quando o faziam, experienciavam grande medo. Com base na experiência com o tratamento da agorafobia, Victor Meyer, um célebre psicólogo, tentou tratar o TOC em ambiente hospitalar. Até aquele momento, o TOC grave era visto como intratável. Surgia então o tratamento de exposição com prevenção de respostas (EPR). A técnica consistiu em expor repetidamente os pacientes a situações ansiogênicas, normalmente relacionadas ao conteúdo das obsessões, como objetos considerados sujos ou contaminados. Durante e depois do procedimento, os pacientes eram adicionalmente impedidos de se engajarem em rituais para redução da ansiedade, como a lavagem compulsiva das mãos.

Não somente os problemas de ansiedade, mas também os de humor foram contemplados. A terapia comportamental para depressão – mais tarde chamada ativação comportamental – foi formulada no final dos anos 1960 por Peter Lewinsohn na Universidade do Oregon, sempre em conjunto com uma série de pós-graduandos com quem trabalhou ao longo de produtiva carreira. Sua caracterização comportamental de psicopatologia colocou a depressão e o reforçamento como fenômenos diretamente relacionados. De um ponto de vista clínico, o autor definiu reforçamento como a qualidade das interações da pessoa com seu ambiente. As interações pessoa-ambiente com resultados positivos (*e.g.*, resultado que levavam a pessoa a se sentir bem) constituem o reforçamento positivo. Interações nessa qualidade promoveriam o fortalecimento do(s) comportamento(s) envolvido(s) nessa interação. A concepção fundamental de Lewinsohn descreveu que essas interações muito pouco aconteciam durante a depressão, levando ao rebaixamento de humor.

Muitas outras aplicações foram criadas e/ou mais bem investigadas nessa época. Citam-se algumas, como as técnicas de controle de estímulos e relaxamento progressivo para a insônia, a economia de fichas para tratar esquizofrênicos institucionalizados, as intervenções da análise comportamental aplicada na atenção de crianças com problemas do desenvolvimento, a reversão de hábito para o tratamento da síndrome de Tourette e o manejo de contingências para o tabagismo e a dependência química.

Na década de 1980 e 1990, entra-se no segundo momento relevante para essa análise histórica. Estava em curso uma renovação no campo, sob forte apelo para melhor exploração da análise funcional na caracterização e na intervenção nos problemas clínicos complexos, inaugurando conjuntamente o interesse pelo comportamento verbal e pela relação terapêutica. Nesse momento, uma subárea de aplicação foi criada e chamada análise comportamental clínica (ACC). Os interesses de agenda de pesquisa e aplicação comuns abrigaram nesse momento terapias como a psicoterapia analítica funcional (FAP) e o distanciamento compreensivo (doravante chamado terapia de aceitação e compromisso ou ACT).

Paralelamente, a terapia comportamental dialética (da sigla em inglês, DBT) e a ativação comportamental (da sigla em inglês, BA) seguiram seus rumos bastante autônomos de desenvolvimento, em trabalho interdisciplinar com a psicopatologia, dedicando-se ao transtorno de personalidade *borderline* e a depressão, respectivamente.

Rapidamente o movimento reclamou para si a existência de uma característica comum entre todas essas terapias, a saber, a ênfase no recorte contextual de análise do fenômeno psicológico. E para fundamentação filosofias irmãs ao behaviorismo foram revisitadas, como o funcionalismo contextual, a dialética e a teoria da igualação. Todas elas elegeram as relações comportamento-ambiente como objeto legítimo de estudo da psicologia, e a ciência da Análise Experimental do Comportamento como definidora dos princípios de aprendizagem. Assim as explicações últimas para o comportamento anormal residiriam no reforçamento e na punição, e, do mesmo modo, as explicações para os mecanismos de funcionamento das intervenções. Esse entendimento foi diametralmente oposto ao recorte das tradicionais terapias cognitivas e cognitivo-comportamentais que envolviam um modelo etiológico baseado no processamento de pensamentos e crenças.

No início dos anos 2000, aconteceu o terceiro grande momento histórico. O campo das terapias comportamentais contextuais foi lançado e logo se fortaleceu. Essas terapias seguiram como herança direta da ACC, sobretudo pelo recorte contextual e funcionalista para o estudo dos pensamentos, das emoções e dos comportamentos abertos. Assistia-se à expansão acelerada da DBT, da FAP, da ACT e da BA. Curiosamente, o que se observou ano após ano foi que os critérios norteadores, ora herdados da ACC, não mais puderam descrever toda a riqueza de contribuições teóricas trazidas pelas novas terapias. Vieram a terapia focada na compaixão (TFC), de ênfase na teoria evolutiva, e a terapia cognitiva baseada em *mindfulness* (TCBM), com influência das práticas orientais contemplativas, mas também nos procedimentos cognitivos clássicos.

Qualquer esforço para, de forma arbitrária, definir as fronteiras dessas terapias pareceria excessivamente ousado.

Mais recentemente, foi consenso de alguns autores de que o caráter comum, não somente das terapias contextuais, mas também da psicologia clínica científica, residiria justamente naquilo que permitiu seu desenvolvimento histórico – a fundamentação em processos básicos psicológicos (*e.g.*, modelagem, processamento cognitivo, habituação) e procedimentos derivados para a mudança clínica (*e.g.*, desfusão, reestruturação cognitiva, manejo de contingências). Nada mais justo. Sob esse prisma, as linhas psicológicas, os diagnósticos nosográficos e as intervenções manualizadas/protocolizadas perderiam seu *status* privilegiado. Os procedimentos de intervenção poderiam, então, ser confortavelmente adotados de maneira transdiagnóstica e sob análise idiográfica, em um caso de pânico, de depressão ou de psicose. A TBP colocou-se como um contraponto para a prática baseada em evidências em psicologia e, de certa forma, empreendeu uma reorganização das terapias comportamentais contextuais e da terapia cognitiva. A TBP está formalmente em seus estágios iniciais. Mas já é possível projetar seu futuro.

Será pouco provável que os proponentes dessas terapias adotem todas as diretrizes da TBP, assim como não o fizeram com as da ACC, ou mesmo com as das terapias contextuais, seja com relação aos entendimentos sobre as prioridades de investigação seja na prestação de serviços psicológicos. Alguns exemplos ilustrativos, extraídos de nossa singela retrospectiva, são trazidos.

Entende-se que algumas terapias continuam e continuarão integradas interdisciplinarmente com o modelo diagnóstico nosográfico, a exemplo da BA e da DBT. Outrossim nem todas compreendem ou veem relevância na ênfase na análise funcional do comportamento, mas, antes, apenas nos procedimentos de *mindfulness* e/ou de aceitação, a exemplo da TFC e da TCBM. Conjuntamente, entende-se ser pouco provável o anunciado "abandono" das pesquisas de resultado feitas de acordo com metodologias de grupo, como os ensaios clínicos randomizados e as metanálises. Mesmo a ACT seguirá firme com esse propósito, entre todos os outros. Seguramente assistiremos à formulação de novos manuais dedicados à esquizofrenia ou ao transtorno bipolar. Isso porque a psicologia clínica é um campo interdisciplinar, e esse estado da arte da evolução científica foi de certa forma indissociável.

Essas constatações mostram a força da área, por que não? Elas evidenciam que hoje coexistem as diversidades na terapia comportamental contextual. Falar de avanço implica declarar a variabilidade comportamental dos cientistas –

que está sujeita às mesmas leis exaustivamente estudadas por eles. Diversificar é sobreviver, de acordo com a perspectiva comportamental. Dito de outra forma, este livro vem sob a humilde compreensão de que o avanço está na diversificação da produção dos dados e de aplicação, portanto, na variabilidade das propostas. A seleção pelas consequências do comportamento é determinante, depende da variabilidade e definirá o que será realmente útil para diminuir o sofrimento psicológico humano.

Por sorte, assiste-se ao franco avanço desse campo da ciência em cada uma dessas propostas – todas irretocavelmente apresentadas neste livro. O legado das terapias comportamentais contextuais continuará a inspirar.

**Paulo Roberto Abreu e Juliana Helena dos Santos Silvério Abreu**
Instituto de Análise do Comportamento de Curitiba (IACC)

# 1
# Ativação comportamental - IACC no tratamento do transtorno de ansiedade generalizada

Paulo Roberto Abreu
Juliana Helena dos Santos Silvério Abreu

A relação entre a ansiedade e a depressão é bastante estreita, apontando semelhanças psicopatológicas que vão desde sua concepção até as propriedades psicométricas descritas no *Manual Diagnóstico e Estatístico de Transtornos Mentais* (DSM). Essa aproximação confere especial potencial para o tratamento de ativação comportamental aplicada à ansiedade, visto que essa foi uma psicoterapia originalmente formulada para a depressão.

## SOBRE A ANSIEDADE E OS PROBLEMAS DE ANSIEDADE

A ansiedade é uma reação adaptativa que funciona como alerta para algum perigo ou dano iminente. Ela é considerada herança evolutiva, comum a diferentes espécies, produto da constante interação com um ambiente carregado de estimulação aversiva. Por isso se configura como um conjunto de respostas normais do organismo. A ansiedade envolve as atividades autonômicas e somáticas, por meio dos sistemas nervosos simpáticos e parassimpáticos (Sadock et al., 2015). Como respostas adaptativas, é vista uma função de alerta para dor, ameaças de danos corporais, impotência, possível punição, abandono de suporte social ou frustração de necessidades pessoais.

Muitas vezes a fronteira entre o normal e a incapacitação pode gerar confusão no clínico que avalia os casos leves (Barnhill, 2015). Ainda que a experiência de maior ansiedade seja algo esperado frente a situações desafiadoras do cotidiano, esse conjunto de respostas pode passar a produzir sofrimento psicológico a partir do ponto em que sua frequência começa a gerar incapacitação social, laboral e orgânica, além de também ter impacto no humor em médio e longo prazo. Os subtipos de problemas de ansiedade ganharam diferentes categorias diagnósticas, sendo designadas como transtornos.

Os transtornos de ansiedade abrangem a diversidade com que as pessoas podem ter suas cognições, seus comportamentos públicos e suas emoções afetados pela ansiedade excessiva. Essas classificações estão em processo contínuo de aperfeiçoamento e cumprem o papel de permitir a formulação, a pesquisa e a oferta de terapêuticas efetivas, diminuindo o sofrimento das pessoas e dos familiares.

Atualmente os transtornos de ansiedade se constituem como um dos grupos mais comuns de problemas de saúde mental. De acordo com o *National Comorbidity Survey,* 1 em cada 4 pessoas preenche critérios para ao menos um transtorno de ansiedade (Sadock et al., 2015). E de acordo com o relatório publicado pela Organização Mundial de Saúde (WHO, 2017), o Brasil alcançou a primeira posição global de prevalência, atingindo 9,3% de sua população.

Esses transtornos se caracterizam pelo compartilhamento de medo e ansiedade excessivos, além de perturbações emocionais, cognitivas e somáticas associadas. Segundo o DSM-5-TR, o medo é caracterizado por uma resposta emocional à ameaça iminente real ou percebida, e a ansiedade se caracteriza por ser a antecipação de ameaça futura (American Psychiatric Association, 2022). Comumente existe uma sobreposição dessas duas condições, porém uma diferenciação pode ser estabelecida com base na frequente maior ativação autonômica no medo e na taxa de comportamentos de fuga e/ou luta, ao passo que a ansiedade envolve maior vigilância e comportamentos de esquiva ansiosa.

## TRANSTORNO DE ANSIEDADE GENERALIZADA

Entre os transtornos de ansiedade, destaca-se o transtorno de ansiedade generalizada (TAG). No TAG, a ansiedade e a preocupação são excessivas e difíceis de controlar. Elas interferem no bem-estar e no funcionamento laboral e social da pessoa. Segundo a Associação Americana de Psiquiatria, a prevalência de 12 meses em outros países é de 1,3%, variando de 0,2 a 4,3% (American Psychiatric Association, 2022). Amostras da população brasileira, como a da região metropolitana da cidade de São Paulo, demonstram prevalência de aproximadamente 2,3% (Mangolini et al., 2019). A proporção entre mulheres e homens é de 2 para 1 (Sadock et al., 2015), semelhantemente à depressão.

Os critérios diagnósticos do TAG são apresentados na Tabela 1.

Os sintomas somáticos se destacam entre os critérios, a exemplo da tensão muscular, da dificuldade de dormir, da irritabilidade e da inquietação. As causas do TAG seguem ainda desconhecidas. Existe, no entanto, consenso de determinação multifatorial, em que contribuem variáveis orgânicas, psicossociais e culturais (Sadock et al., 2015).

**Tabela 1** Critérios do transtorno de ansiedade generalizada (TAG)

| | |
|---|---|
| A. | Ansiedade e preocupação excessivas (expectativa apreensiva), ocorrendo na maioria dos dias por, pelo menos, seis meses, com diversos eventos ou atividades (como desempenho escolar ou profissional) |
| B. | O indivíduo considera difícil controlar a preocupação |
| C. | A ansiedade e a preocupação estão associadas com 3 ou mais dos seguintes sintomas (com pelo menos alguns deles presentes na maioria dos dias nos últimos 6 meses). Nota: apenas um item é exigido para crianças.<br>1. Inquietação ou sensação de estar com os nervos à flor da pele ou sensação de ter uma bola na garganta<br>2. Cansaço<br>3. Dificuldade em concentrar-se ou sensação de "branco" na mente (falhas de memória)<br>4. Irritabilidade<br>5. Tensão muscular<br>6. Perturbação do sono (dificuldade em conciliar ou manter o sono ou sono insatisfatório e inquieto) |
| D. | A ansiedade, a preocupação ou os sintomas físicos causam sofrimento clinicamente significativo ou prejuízo no funcionamento social ou ocupacional em outras áreas importantes da vida do indivíduo |
| E. | A perturbação não se deve aos efeitos fisiológicos diretos de uma substância (droga de abuso, medicamento) ou de uma condição médica geral (por exemplo, hipertireoidismo), nem ocorre exclusivamente durante um transtorno do humor, transtorno psicótico ou transtorno invasivo do desenvolvimento |
| F. | A perturbação não é mais bem explicada por outro transtorno mental, p. ex., ansiedade ou preocupação quanto a ter ataques de pânico no transtorno de pânico, avaliação negativa no transtorno de ansiedade social (fobia social), contaminação ou outras obsessões no transtorno obsessivo-compulsivo, separação das figuras de apego no transtorno de ansiedade de separação, lembranças de eventos traumáticos no transtorno de estresse pós-traumático, ganho de peso na anorexia nervosa, queixas físicas no transtorno de sintomas somáticos, percepção de problemas na aparência no transtorno dismórfico corporal, presença de doença séria no transtorno de ansiedade de doença ou conteúdo de crenças delirantes na esquizofrenia ou no transtorno delirante |

## DIFERENCIAÇÃO DE OUTROS TRANSTORNOS DE ANSIEDADE INDUZIDOS POR SUBSTÂNCIAS/MEDICAMENTOS OU DEVIDO A OUTRAS CONDIÇÕES MÉDICAS

Importante destacar que a ansiedade identificada em um quadro clínico, sob suspeita de TAG, deve ser investigada antes em seus potenciais determinantes orgânicos. Ela pode ocorrer por causa de condições médicas ou também pelo consumo de substâncias/medicamento.

Como condições médicas, citam-se o hipotireoidismo ou o hipertireoidismo, o hiperparatireoidismo, a angina, a insuficiência cardíaca congestiva e as arritmias. Também a doença pulmonar obstrutiva crônica, a asma e a pneumonia. Algumas doenças neurológicas devem ser destacadas, como as neoplasias, a disfunção vestibular, a encefalite e os transtornos convulsivos. Para essas condições, o DSM-5-TR sugere o diagnóstico de transtorno de ansiedade devido a outra condição médica (American Psychiatric Association, 2022).

A ansiedade também é produzida pela intoxicação, pelo abuso ou pela dependência de cocaína/*crack*, de anfetaminas, de *ecstasy* e de outros estimulantes, além da cafeína. A abstinência de álcool, benzodiazepínicos e barbitúricos devem ser investigados. Para essas condições, o DSM-5-TR sugere o diagnóstico de transtorno de ansiedade induzido por substância/medicamento (American Psychiatric Association, 2022).

## O TAG É UM TRANSTORNO CONTEXTO-DEPENDENTE?

Atualmente coexistem diferentes transtornos de ansiedade, a exemplo do TAG, do transtorno de ansiedade social, da fobia específica, do transtorno do pânico, da agorafobia, do transtorno de ansiedade de separação, do transtorno de ansiedade em razão de outra condição médica e do transtorno de ansiedade induzido por substância/medicamento.

Esses transtornos diferem entre si pelo tipo de eventos ou objetos que induzem medo e ansiedade e que evocam comportamentos de esquiva. Assim na ansiedade social o evento e/ou o objeto fóbico seriam as interações com outra pessoa, sobretudo sob situações de avaliação de desempenho. Na fobia específica, as circunstâncias associadas a um medo de sangue, avião, animal, elevador, somente para citar alguns. No pânico, as sensações corporais e as circunstâncias relacionadas ao ataque de pânico. Na agorafobia, o contexto ansiogênico envolve lugares com potencial para uma crise de intensa ansiedade e de onde a pessoa não consiga escapar ou ser socorrida. Já na ansiedade de separação, observa-se como desencadeante o distanciamento da figura de apego. Essa diferenciação contextual tem sido base para o diagnóstico diferencial dos transtornos de ansiedade (American Psychiatric Association, 2022).

Diferente de outros transtornos, no TAG, a ansiedade não está circunscrita a um evento ou a uma situação, mas ocorre diante de uma série de contextos. Os múltiplos problemas em que o cliente normalmente se vê envolto formam os contextos que justificam a regularidade dessa ansiedade, a ponto de, em muitas vezes, pequenos afazeres domésticos se tornarem verdadeiros desafios. Cumpre destacar que diferente de outros transtornos, a ansiedade no TAG pode inclusive ocorrer na ausência de qualquer precipitante externo (American Psychiatric Association, 2022). Nesse ponto, cabe uma discussão.

Embora o pensamento e a linguagem possam estender a "proximidade" e o tempo com que uma pessoa é afetada pela ansiedade, aumentando sua abrangência, o fato é que mesmo as preocupações apresentam uma relação contexto-dependente, portanto, elas não são evocadas no vácuo ou teriam qualquer periodicidade randômica para ocorrência. Existe uma base contextual e histórica para o conteúdo dessas preocupações e ansiedade associada. Assim é possível afirmar que elas mantêm relação direta com o ambiente no qual ocorrem em maior ou menor regularidade.

Dito de outra forma, uma investigação criteriosa de um caso de TAG sempre destacará uma história pessoal de aprendizagem e um contexto atual de dificuldades na resolução dos problemas, sejam eles escolares, laborais ou de saúde. Vimos, por exemplo, maior preocupação em crianças diante de exigências de desempenho acadêmico. Nos adultos, observam-se preocupações que vão desde a falta de dinheiro, passando pelas relações interpessoais conflitivas, até as condições de saúde da família. Acredita-se, portanto, que os contextos que servem de gatilho para a ansiedade podem ser identificados e analisados.

O entendimento que sugere um caráter randômico da ansiedade e, por vezes, "irrealista", já foi historicamente sugerido no TAG. Lembrando que no DSM-III-TR (American Psychiatric Association, 1980) a ansiedade era listada como uma "preocupação irrealista", mudando no DSM-IV (American Psychiatric Association, 1994) para uma "preocupação excessiva", *status* que perdura até o presente momento do DSM-5-TR.

Outrossim ansiedade excessiva sugere uma quantificação com base em alguma métrica de comparação, seja da pessoa com uma média da população ou da pessoa com ela mesma durante períodos pré-enfermidade.

Na prática esse ainda é um juízo clínico feito na base de quem avalia, ainda que muitos clientes descrevam aumento relevante da experiência da ansiedade (*e.g.*, excesso). A identificação e a nomeação do sentimento de ansiedade dependem de muitos fatores contextuais e históricos, o que pode ter, como implicação última, um cliente que chega na clínica sem queixa de ansiedade e, não obstante, apresenta sintomas do TAG, como preocupação com seus problemas, excesso de comportamentos de esquiva, tensão muscular, náusea, dores no corpo, sudorese, perturbação do sono ou mesmo diarreia crônica e/ou vontade frequente de urinar. Curiosamente os clientes procuram inicialmente profissionais que não são do campo da saúde mental e, mesmo quando chegam até o psiquiatra ou o psicólogo clínico, recebendo o diagnóstico de TAG, não se dão por convencidos de algum problema psicológico.

Esses são apontamentos que põem em dúvida a concepção do TAG como um problema mental fora de contexto, em que a ansiedade e as preocupações são entendidas unicamente dentro do indivíduo e caracterizadas pelos excessos, pela aleatoriedade, pela "irrealidade" e/ou pela imprevisibilidade. A evolução do conceito de TAG está em curso, e gradativamente vem se mostrando mais sensível à contextualidade e à historicidade do fenômeno psicopatológico. Há ainda muito a se avançar. Fatos como esses informam a necessidade de uma futura revisão diagnóstica – empreendimento interdisciplinar que será bem-vindo.

## TRANSTORNO DE ANSIEDADE GENERALIZADA E TRANSTORNO DEPRESSIVO MAIOR

A frequente presença da ansiedade pode acontecer durante o curso de um episódio depressivo, mas sem que esses sintomas preencham também critérios diagnósticos para o TAG. Um diagnóstico alternativo sugerido segundo o DSM-5-TR foi "outro transtorno depressivo especificado, com sintomas ansiosos" (American Psychiatric Association, 2022). Nele dois dentre cinco sintomas ansiosos devem ocorrer durante a maioria dos dias, mais especificamente: (1) sensação de nervoso ou tensão; (2) sensação anormal de inquietude; (3) dificuldade de se concentrar por causa de preocupações; (4) temor de que algo terrível aconteça; e (5) sentimento de que o indivíduo possa perder o controle sobre si mesmo. Altos níveis de ansiedade indicam maiores probabilidades de tentativa de suicídio e maior duração do episódio depressivo, além de pior prognóstico por causa da falta de resposta aos tratamentos (American Psychiatric Association, 2014).

Ainda outro diagnóstico diferencial pode ser possível com base na coocorrência de sintomas depressivos, na preocupação, na ansiedade e em sintomas somáticos. Cita-se a comorbidade entre o TAG e o transtorno depressivo maior (TDM).

O TAG e o TDM associados têm a maior taxa de comorbidade entre todos os transtornos (Sunderland et al., 2010). O TAG é acompanhado do TDM em aproximadamente 72% dos casos, e o TDM é acompanhado do TAG em aproximadamente 48% dos casos (Moffitt et al., 2010). Além dos benzodiazepínicos e da buspirona, os antidepressivos são também os tratamentos farmacológicos bem estabelecidos para o TAG, o que evidencia efeitos sobre bases fisiopatológicas comuns.

A Tabela 2 apresenta um recorte dos critérios diagnósticos comuns do TAG e do TDM.

Ainda que ambos os transtornos possuam aspectos únicos, como a preocupação excessiva no TAG e a anedonia no TDM, a aproximação dos fenômenos comportamentais dessas duas psicopatologias ocorre desde suas sintomatologias. Conforme ilustra a Tabela 2, a perturbação do sono, a dificuldade de concentração, a fatigabilidade e a agitação psicomotora (Zbozinek et al., 2012) são interseções de sintomas.

Por último, uma observação cabe ainda sobre a os supostos sintomas "exclusivos" do TAG, a saber, a ansiedade excessiva e a preocupação. Na avaliação

**Tabela 2** Critérios para o transtorno depressivo maior (TDM) e o transtorno de ansiedade generalizada (TAG) em adultos. Em itálico o compartilhamento de sintomas comuns

| Critérios do TDM | Critérios do TAG |
|---|---|
| 1. Humor deprimido na maioria dos dias, quase todos os dias (p. ex., sente-se triste, vazio ou sem esperança) por observação subjetiva ou realizada por terceiros (Nota: em crianças e adolescentes pode ser humor irritável.)<br>2. Acentuada diminuição do prazer ou interesse em todas ou quase todas as atividades na maior parte do dia, quase todos os dias (indicado por relato subjetivo ou observação feita por terceiros).<br>3. Perda ou ganho de peso acentuados sem estar em dieta (p. ex., alteração de mais de 5% do peso corporal em um mês) ou aumento ou diminuição de apetite quase todos os dias (Nota: em crianças, considerar incapacidade de apresentar os ganhos de peso esperado.)<br>4. *Insônia ou hipersonia quase todos os dias*<br>5. *Agitação ou retardo psicomotor quase todos os dias (observável por outros, não apenas sensações subjetivas de inquietação ou de estar mais lento)*<br>6. *Fadiga e perda de energia quase todos os dias*<br>7. Sentimento de inutilidade ou culpa excessiva ou inadequada (que pode ser delirante), quase todos os dias (não meramente autorrecriminação ou culpa por estar doente)<br>8. *Capacidade diminuída de pensar ou concentrar-se ou indecisão, quase todos os dias (por relato subjetivo ou observação feita por outros)*<br>9. Pensamentos de morte recorrentes (não apenas medo de morrer), ideação suicida recorrente sem um plano específico ou tentativa de suicídio ou plano específico de cometer suicídio | A. Ansiedade e preocupação excessivas (expectativa apreensiva), ocorrendo na maioria dos dias por pelo menos seis meses, com diversos eventos ou atividades (como desempenho escolar ou profissional)<br>B. O indivíduo considera difícil controlar a preocupação<br>1. *Inquietação ou sensação de estar com os nervos à flor da pele*<br>2. *Fatigabilidade*<br>3. *Dificuldade em concentrar-se ou sensações de "branco" na mente*<br>4. *Irritabilidade*<br>5. *Tensão muscular*<br>6. *Perturbação do sono (dificuldade em conciliar ou manter o sono ou sono insatisfatório e inquieto)* |

Fonte: adaptada de Zbozinek et al., 2012.

clínica, os conteúdos e os processos que estão na base das preocupações no TAG podem ser semelhantes aos encontrados nas ruminações do TDM. Assim, um cliente com TAG que se envolve rotineiramente com preocupações que o alertam para sua saúde frágil pode guardar semelhanças com outro cliente com TDM envolvido em ruminações sobre o mesmo tema. Curiosamente o DSM-5 (APA, 2013) recomendou que, embora a ansiedade/preocupação generalizada seja uma característica dos transtornos depressivo, bipolar e psicóticos, o TAG não deve ser diagnosticado separadamente se a preocupação excessiva ocorrer durante o curso dessas condições. Essa recomendação de certa forma privilegiou os transtornos de humor e psicóticos (*e.g.*, diagnosticar outro transtorno depressivo especificado com sintomas ansiosos), demonstrando a falta de critérios fundamentados para a diferenciação diagnóstica, com base em sintomas potencialmente exclusivos. Essa recomendação, porém, pouco sensibilizou os clínicos em sua prática na atenção primária ou na clínica, pois na maior parte das vezes esses profissionais tratavam a comorbidade entre o TAG e o TDM.

Sensível a essa realidade, o DSM-5-TR trouxe uma mudança expressiva quando passou a sugerir que a comorbidade deverá ser diagnosticada caso a ansiedade/preocupação sejam suficientemente severas.

## ATIVAÇÃO COMPORTAMENTAL NA DEPRESSÃO E NA ANSIEDADE?

A BA foi formulada originalmente para o tratamento da depressão, e conquanto não tenha sido designada como intervenção primária na ansiedade, sua concepção de etiologia para a psicopatologia envolveu diretamente comportamentos e contextos comuns. O interesse na aplicação da ativação comportamental (BA) nos problemas de ansiedade não é exatamente novo, acumulando publicações há quase 20 anos. Essa expansão ganhou impulso com os artigos pioneiros de Hopko et al. (2004) e Hopko et al. (2006). A BA vem demonstrando eficácia e efetividade na diminuição de sintomas ansiosos, em pesquisas com amostras de participantes que preenchiam critérios para o diagnóstico do transtorno depressivo com sintomas ansiosos ou mesmo para algum transtorno de ansiedade em isolado.

Metanálise recente (Stein et al., 2021) revisou os resultados de 28 ensaios clínicos randomizados (n = 1.853), com amostras de participantes com depressão, analisando os efeitos da aplicação da BA em sintomas ansiosos, depressivos e na ativação. Para a investigação do efeito sobre a ansiedade, 5 estudos (n = 426) foram selecionados por preencherem todos os critérios metodológicos de inclusão das medidas de ansiedade. Os resultados demonstraram que comparativamente aos controles inativos (*e.g.*, lista de espera, pílulas-placebo, aconselhamento suportativo) a BA apresentou maior eficácia, com significativo tamanho de efeito. Esse dado foi comparável aos dos controles ativos, como a terapia cognitivo-comportamental. A revisão encontrou também grande tamanho de efeito para os sintomas de depressão (g = 0,83) e moderado para os comportamentos de ativação (g = 0,64). Os achados são bastante animadores, apontando a BA como tratamento eficaz para os sintomas ansiosos, sobretudo nos quadros de depressão com ansiedade.

## CONCEPÇÃO COMPORTAMENTAL DA ATIVAÇÃO COMPORTAMENTAL PARA A DEPRESSÃO

A concepção comportamental mais comum da BA para depressão descreve que, ao longo de um episódio depressivo, os comportamentos reforçados positivamente diminuem de frequência, ao passo que os comportamentos reforçados negativamente aumentam (Ferster, 1973).

O reforçamento positivo exerce efeito antidepressivo (Abreu & Santos, 2008), além de modelar e fortalecer as condutas não depressivas. É possível observar atividades cotidianas reforçadas positivamente no trabalho, nos relacionamentos sociais, no entretenimento, no esporte ou na vida familiar. Na depressão, a pessoa se envolve cada vez menos com essas atividades. O resultado do processo são os efeitos de anedonia, de perda da motivação e de rebaixamento do estado de humor. Lewinsohn et al. (1976) descreveram os sentimentos de disforia da pessoa em sofrimento psicológico como resultado da redução na taxa de respostas contingentes ao reforçamento positivo (RCRP[1]). Esse conceito evidenciou o papel importante do contexto na determinação do comportamento ao relacioná-lo com sua consequência produzida.

O reforçamento negativo, por sua vez, ocorre com maior frequência em razão do aumento da taxa de esquivas (e fugas) dos desafios cotidianos, comportamentos típicos apresentados durante a depressão. Esses tipos de evitações são conhecidas como esquivas passivas (Ferster, 1973; Abreu & Abreu, 2017), bem como problemas secundários (Martell et al., 2001). São exemplos os comportamentos de choro, a evitação dos contatos sociais conflitivos, as ideações suicidas, a hipersonia e a ruminação. Esses comportamentos guardam grande relevância para a clínica, pois tendem a manter a pessoa cronicamente em depressão, além de, em geral, piorarem o prognóstico.

---

1 Em inglês, as iniciais do termo técnico ficaram RCPR, de *response-contingente positive reinforcement*. Nesse capítulo serão adotadas as iniciais conforme tradução para o português brasileiro, de "respostas contingentes ao reforçamento positivo".

## A CARACTERIZAÇÃO CONCEITUAL ORIGINAL DA DEPRESSÃO É SUFICIENTE PARA EXPLICAR TAMBÉM A ANSIEDADE?

Algumas explicações dos processos e dos procedimentos clínicos da BA na ansiedade, contudo, divergiram da proposta conceitual original formulada para a depressão. Seria esperado que uma transposição conceitual com base na depressão não coubesse ponto a ponto na ansiedade. Isso por se tratar de um fenômeno com características clínicas bastante distintas, em alguns pontos exclusivos.

Como consequência, na ansiedade alguns modelos de BA vieram a incorporar componentes de outros tratamentos comportamentais, como os observados em Hopko et al. (2004), Hopko et al. (2006) e Korte et al. (2016).

Hopko et al. (2004) afirmam que as características próprias do tratamento da BA na depressão são também em si uma forma de exposição ao vivo, semelhantemente aos tratamentos da ansiedade. Isso ocorreria em decorrência das similaridades funcionais de alguns repertórios da pessoa em sofrimento psicológico, como a esquiva de ambientes que são aversivos (ansiogênicos) ou presumivelmente não reforçadores (depressiogênicos). Em sua teoria, que envolve o condicionamento da ansiedade e das respostas de esquiva ansiosas, foi apresentada uma explicação que englobou a teoria dos dois fatores, o comportamento governado por regras e o condicionamento vicário (Hopko et al., 2006).

Os autores enfatizaram que o comportamento de esquiva ansiosa deve ser o foco da intervenção, posto que é reforçado negativamente, fazendo as condições de ansiedade persistirem ao longo do tempo (Hopko et al., 2004). Sua proposta de psicoterapia, chamada tratamento de ativação comportamental breve para depressão (BADT; Lejuez et al., 2011; Lejuez, Hopko & Hopko, 2001), teve como objetivo aumentar as experiências "positivas" com base no aumento do nível de atividades, incluindo as relacionadas às responsabilidades e às atividades de recreação. A BADT incorporou o Inventário de Valores (Lejuez et al., 2011; Lejuez et al., 2001) da terapia de aceitação e compromisso (Hayes, Strosahl & Wilson, 1999) para impulsionar comportamentos valorosos na produção do reforçamento positivo. E para o tratamento da ansiedade, como intervenção adicional aos componentes da BADT padrão, os autores propuseram uma planificação de exposição a contextos ansiogênicos. Segundo afirmam Hopko et al. (2004), a BADT "pura" e a exposição atuariam de acordo com diferentes princípios comportamentais, como o reforçamento diferencial e a extinção, respectivamente.

Turner e Leach (2010) contestaram a necessidade da incorporação de componentes de exposição, afirmando que a BA, conforme formulada originalmente por Lewinsohn et al. (1976), seria suficiente e adequada para a ansiedade. O aumento da RCRP e a diminuição das esquivas ansiosas produziriam o envolvimento da pessoa em atividades ansiolíticas. Nesse sentido, para Turner e Leach

(2010), a ativação em importantes áreas da vida viria já associada a autorrelatos de diminuição da ansiedade.

Recentemente e na mesma linha de argumentação sobre a autonomia da BA, Martell et al. (2022) endossaram na segunda edição de seu manual uma concepção de ansiedade correlacionada à esquiva ansiosa. Martell et al. (2022) afirmaram que a BA tem como ênfase ajudar os clientes a encarar os problemas ansiogênicos dos quais eles se esquivam. Essa concepção tornaria a BA elegível para os transtornos de ansiedade, com o diferencial de que, para esses autores, o componente crítico para a mudança seria a "ativação" – um termo médio que engloba indistintamente as atividades prazerosas e os enfrentamentos.

As concepções da BA considerada tratamento integral, autônomo, estruturado e de potencial transdiagnóstico partiram da perspectiva comum de efeito ansiolítico produto generalizado das intervenções de ativação. Sob essa perspectiva, o progresso foi bastante relevante.

Contudo existem lacunas nas explicações de etiologia da ansiedade e dos mecanismos de funcionamento das intervenções, segundo a perspectiva corrente da BA. Resta especificar como o comportamento ansioso em contexto ocorre, ou seja, como ele participa das contingências de reforçamento históricas e atuais. Faltou também definir melhor quais são as intervenções comportamentais críticas para a mudança clínica, como elas funcionam e como é possível aprimorá-las para a ansiedade.

Um recente modelo de BA – a ativação comportamental – IACC ou BA-IACC[2] (Abreu & Abreu, 2015, 2017 e 2020) – tem tentado responder a essas perguntas. Apresentaremos seu modelo de psicopatologia e como as intervenções dele derivadas podem permitir avanços no tratamento da ansiedade.

## INICIANDO A ATIVAÇÃO COMPORTAMENTAL – IACC

O diagnóstico diferencial é parte fundamental do trabalho inicial, conforme discutido. Nele são analisadas características epidemiológicas e sintomatológicas. São utilizadas como instrumentos essenciais a escala *Generalized Anxiety Disorder* (GAD-7) de 7 itens e a Escala de Ansiedade de Beck (BAI) com 21 itens. Essas escalas são aplicadas no início da terapia para auxiliar o diagnóstico, mas também de forma periódica como levantamento de medidas continuadas para comparação e avaliação da evolução clínica.

---

2 Doravante a BA-IACC será mencionada quando nos referimos à ativação comportamental do manual desenvolvido no Instituto de Análise do Comportamento de Curitiba (IACC; Abreu & Abreu, 2020), e a BA, quando for feita menção à proposta de outros autores – ou, ainda, enquanto descrição genérica desse sistema de terapia.

A GAD-7 foi validada no Brasil em um estudo com adultos como amostra de comunidade (n = 206) da população geral (Moreno et al., 2016). Recentemente também houve a validação brasileira para a aplicação em adolescentes, com base em um estudo em que participaram 302 adolescentes com idades entre 15 e 19 anos, de ambos os sexos (Leite & Faro, 2022).

A BAI inicialmente foi desenvolvida para diferenciar a ansiedade normal e reações adaptativas a situações de perigo ou ameaça emocional e aspectos da ansiedade que se diferenciam da depressão. A versão brasileira da BAI apresentou adequada confiabilidade com amostras de pacientes psiquiátricos, amostras clínicas e amostras não clínicas (Cunha, 2001).

## ATIVAÇÃO COMPORTAMENTAL-IACC E SEU MODELO DE PSICOPATOLOGIA

Mudanças ambientais podem levar ao sofrimento psicológico se exercerem efeito de quebra das contingências de reforçamento (Dygdon & Dienes, 2014). Dois importantes processos merecem destaque: a quebra do responder nas contingências de reforçamento positivo prazerosas e a quebra do responder nas contingências de reforçamento negativo, relacionadas à esquiva ativa ou ao enfrentamento dos problemas cotidianos.

Os reforçadores positivos ($S^{PR}$)[3] constituem-se como resultados prazerosos, e os reforçadores negativos ($S^{NR}$) da esquiva ativa configuram-se como a remoção definitiva ou a minimização dos eventos dolorosos.

A quebra do responder reforçado ($S^{PR}$ e $S^{NR}$) decorre de mudanças ambientais, envolvendo operações aversivas, como a extinção operante, a incontrolabilidade com estímulos aversivos e a punição (Abreu & Abreu, 2020). Observamos a quebra dessas contingências quando a pessoa perde a capacidade de produzir atividades prazerosas e/ou a capacidade de resolver os problemas do dia a dia. Mais especificamente, de acordo com a concepção da BA-IACC, a produção dos reforçadores positivos, e de negativos para as respostas de enfrentamento ativas, pode diminuir quando: (1) o responder deixa de produzir os reforços usuais (*e.g.*, falecimento de um ente querido, aposentadoria); (2) diante de apresentação de estimulação aversiva não contingente (*e.g.*, violência doméstica); ou, ainda, (3) quando o comportamento passa a ser punido positiva ou negativamente (*e.g.*, desentendimentos no trabalho e/ou na família). As mudanças ambientais descritas por essas três operações inicialmente ocorrem com base

---

3 Nesse ponto, serão adotadas as siglas conforme o original em inglês: $S^{D}$ (*discriminative stimulus*), $S^{NR}$ (*negative reinforcement*) e o $S^{PR}$ (*positive reinforcement*).

em consequências (contingentes ou não contingentes) dispostas após o comportamento da pessoa, alterando a relação mais fundamental do comportamento operante, a saber, a relação comportamento-consequência.

Como efeito, a mudança da relação comportamento-consequência altera também as outras relações contidas na tríplice contingência, como as relações antecedente-comportamento e do comportamento subsequente-consequência. Ao longo do tempo, problemas com relevância clínica são instalados em todos os elos da contingência (Abreu & Abreu, 2022). Assim ocorre quando (1) o ambiente imediato da pessoa oferece poucos reforçadores positivos e/ou tem muitos aspectos aversivos (disponibilidade); (2) a pessoa não tem as habilidades para obter os reforçadores positivos disponíveis e/ou para enfrentar efetivamente os eventos aversivos (déficit de habilidades); e (3) a magnitude dos reforçamentos positivos dos eventos é reduzida e/ou o impacto negativo dos eventos aversivos é aumentado.

Segundo Abreu e Abreu (2022), o produto dessa história é (1) a diminuição da taxa de respostas contingentes ao reforçamento positivo (RCRP), bem como (2) a diminuição da taxa de respostas ativas contingentes ao reforçamento negativo[4] (RACRN). A Tabela 3 ilustra esse modelo.

**Tabela 3** Quebra das contingências de reforçamento positivo, e de reforçamento negativo para as respostas ativas de esquiva

| Problemas que interferem na RCRP | Tríplice contingência | Problemas que interferem na RACRN |
|---|---|---|
| Ambiente imediato oferece poucos $S^{PR}$ | **Antecedente** | Ambiente imediato oferece muitos aspectos aversivos |
| Falta de habilidades para obter $S^{PR}$ | **Comportamento** | Falta de habilidades para enfrentar efetivamente os eventos aversivos |
| A magnitude dos $S^{PR}$ diminui | **Consequência** | O impacto negativo dos eventos aversivos é aumentado |

A quebra das contingências representada pela Tabela 3 pode ser observada, por exemplo, em situações em que a pessoa em sofrimento psicológico pouco se envolve em atividades de entretenimento, lazer, interações sociais prazerosas e suportativas, associado à perda da capacidade de gerenciar e resolver os desafios cotidianos encontrados nos problemas.

---

4 Termo técnico cunhado pelos autores (Abreu & Abreu, 2022).

## ATIVAÇÃO COMPORTAMENTAL BA-IACC E OS MECANISMOS DE FUNCIONAMENTO DE SUAS INTERVENÇÕES PARA O TRANSTORNO DE ANSIEDADE GENERALIZADA

A BA-IACC aplicada à ansiedade segue duas linhas fundamentais de intervenções: o enriquecimento de agenda e a resolução de problemas. As explicações para seus mecanismos de funcionamento são, respectivamente: (1) aumento da experiência de "recompensa" decorrente das atividades reforçadoras reduz o estresse, por diminuir a sensibilidade momentânea às contingências aversivas (Wichers et al., 2009); e (2) a resolução de problemas produzida pelos comportamentos de enfretamento elimina ou modifica as contingências aversivas (Abreu & Abreu, 2020).

## ENRIQUECIMENTO DE AGENDA: AUMENTANDO A EXPERIÊNCIA DE "RECOMPENSA" OU "PRAZER"

Uma intervenção clássica que ganhou destaque na BA foi o aumento de atividades reforçadas positivamente, nas quais ocorre a experiência de "recompensa" ou de "prazer" (Abreu & Santos, 2008). O procedimento foi primeiramente sugerido por Lewinsohn et al. (1976) em sua Agenda de Eventos Prazerosos. A intervenção engloba escolher e testar atividades com potencial de produção de reforçamento positivo. Pode ser feita com base em uma lista que traz um número de atividades específicas (*e.g.*, jogar futebol, ir a um café, sair com os amigos, passear no campo) ou ser organizada de acordo com a planificação de atividades valorosas que abarquem áreas importantes da vida da pessoa, como os relacionamentos amorosos, familiares, de trabalho, relativos à religião, associados à recreação, somente para citar alguns (Lejuez et al., 2011; Lejuez et al., 2001).

Na BA-IACC, um instrumento semanalmente utilizado na planificação das atividades é a Agenda Diária de Atividades para o TAG (Tabela 4). A partir dela, o cliente aprende a identificar, registrar e analisar funcionalmente o que fez, sentiu ou pensou ao longo dos períodos dos dias da semana. Três escalas de 0 a 5 pontos auxiliam o cliente e o terapeuta nessa tarefa, sendo elas as de domínio, prazer e ansiedade[5].

---

5 A escala de domínio (referida também como maestria) mede o grau em que o cliente conseguiu desempenhar bem determinada tarefa. A escala de prazer mede o grau de satisfação do cliente em ter se engajado nas atividades agendadas. A escala de ansiedade mede a intensidade da ansiedade experienciada.

**Tabela 4** Agenda Diária de Atividades BA-IACC para transtorno de ansiedade generalizada. Em itálico estão listadas as atividades envolvendo reforçamento positivo no enriquecimento de agenda

| Horário | Segunda | Terça | Quarta | Quinta | Sexta | Sábado | Domingo |
|---|---|---|---|---|---|---|---|
| Manhã | Anexar documentos do processo<br>Foram muitos documentos<br>D3/4 P1 A4 | Responder *e-mails* e solicitações<br>D4 P3 A4 | Estou terminando uma petição de um cliente difícil<br>D3 P1 A5 | Reunião de equipe<br>D4 P0 A5<br>Respondi e-mails, organizei compromissos<br>D4 P1 A3 | Outra greve de ônibus e trânsito caótico<br>Precisava ir ao fórum<br>D0 P0 A5<br>Fui o primeiro a chegar<br>D5 P1 A2 | Não fiz nada de interessante<br>Está chovendo muito<br>Muita dor de cabeça<br>D0 P0 A3 | *Preparei um almoço especial para a namorada*<br>*D4 P5 A0*<br>*Depois do almoço, lavei toda a louça e fogão*<br>*Dei uma geral na cozinha*<br>*Ela tirou um cochilo na sala*<br>*D4 P5 A2* |
| Tarde | Ler e corrigir os processos dos estagiários<br>D4 P1 A4 | Ler e corrigir processos (de novo a ansiedade é mais ligada ao fim do prazo)<br>D4 P1 A4 | Responder *e-mails* e solicitações<br>D4 P3 A4 | Reunião com o cliente<br>Muito tenso, pois claramente o cliente estava escondendo informações<br>D0 P0 A5 | Reunião de equipe com um cliente advogado<br>Hoje eu me senti uma fraude<br>Não conseguia nem responder as dúvidas<br>D0 P0 A5 | *Fiz mercado e a manutenção da casa*<br>*Fazer tarefas domésticas me dá prazer*<br>*D5 P5 A2* | *Assisti a um filme com minha namorada*<br>*Foi ótimo*<br>*D2 P5 A0* |
| Noite | Terapia<br>D4 P3 A3<br>*Mandei mensagem para minha namorada*<br>*D1 P3 A1* | *Fui à academia fazer* spinning<br>*D3 P4 A1*<br>Redes sociais<br>D0 P1 A4 | Perdi horas fazendo a petição e anexando no sistema<br>À noite, vi que o sistema não gravou!<br>Frustração absurda<br>Fiz tudo de novo<br>D2 P0 A5 | *Fui à academia fazer* spinning<br>*D4 P4 A1*<br>*Comecei uma série nova*<br>D2 P5 A1 | Vi passagens na promoção e mandei mensagem para a minha namorada<br>*D4 P4 A2*<br>*Assisti à minha série nova D2 P5 A1* | *Fui à academia fazer* spinning<br>*D4 P4 A1*<br>*Assisti à minha série nova*<br>D2 P5 A1 | Assisti à minha série nova<br>D2 P5 A1 |

Abreu e Abreu (2020, 2021a e 2021b) chamaram essa estratégia de enriquecimento de agenda. O termo descreve atividades que, em geral, exigem desempenhos relativamente simples, historicamente aprendidos e com reforçadores positivos bastante familiares e prováveis. O objetivo principal do procedimento é aumentar a RCRP, recorrendo em grande extensão a antigas atividades e relacionamentos da vida do cliente.

Na BA-IACC, o trabalho de enriquecimento de agenda serve também ao propósito de alterar momentaneamente os aspectos do ambiente estressante, ou seja, diminuir a aversividade dos contextos nos quais o cliente interage e dos quais usualmente se esquiva, como os problemas no trabalho ou na comunidade.

De uma perspectiva comportamental, um contexto aversivo é produto direto do envolvimento da pessoa em problemas no dia a dia. E um ambiente antecedente assim carregado de aversividade pode exercer função de operação motivadora (OM) para outro comportamento. Segundo Michael (2000), os dois efeitos produzidos por uma OM são a alteração na efetividade reforçadora de alguns estímulos, objetos ou eventos (efeito de estabelecimento do reforçador), e a alteração na frequência corrente de todos os comportamentos que foram reforçados por esse estímulo, objeto ou evento (efeito evocativo). Assim um ambiente com muita estimulação aversiva aumenta a efetividade do reforçador negativo e a taxa de esquiva ansiosa.

Quando os estímulos, os objetos ou os eventos aversivos são diminuídos, com base no enriquecimento de agenda, o ambiente é expressivamente alterado, diminuindo a efetividade do reforçador negativo para a esquiva ansiosa (*e.g.*, efeito de redução à sensibilidade e ao estresse) e aumentando a efetividade do reforçador para os comportamentos alternativos com potencial para "gratificações" (*e.g.*, efeito de aumento da experiência de recompensa). Assim, a taxa das respostas de esquiva ansiosa também é diminuída e, portanto, a taxa de comportamentos alternativos é aumentada.

As atividades impulsionadas pelo enriquecimento de agenda concorrem com a esquiva ansiosa e produzem maior densidade de reforçadores positivos no ambiente do cliente. Isso ocorre pela diversificação do repertório total do cliente, normalmente comprometido com as esquivas ansiosas.

As mudanças contingenciais promovidas pelo enriquecimento de agenda produzem efeitos semelhantes aos da medicação antidepressiva, que se sabe, produzem adicional efeito ansiolítico. Segundo a perspectiva da farmacologia comportamental (Hancock & McKim, 2017), os antidepressivos reduzem a sensibilidade ao estresse (*e.g.*, fármacos de ação serotoninérgica, como os ISRS e os tricíclicos) e aumentam a experiência de recompensa (*e.g.*, fármacos de ação dopaminérgica, como a bupropiona).

## RESOLUÇÃO DE PROBLEMAS

A resolução de problemas é conceituada dentro da literatura em psicologia como fator que medeia a relação entre o estresse e o transtorno físico ou mental (Roche et al., 1990). Compreendida também pelo termo mais genérico "enfrentamento", o conceito parte da hipótese de que, diante de uma mesma magnitude de estresse, as pessoas que apresentam estratégias efetivas de enfrentamentos experienciarão menor desorganização do comportamento e, portanto, menor nível de distresse. Outros termos que trazem conceitos similares foram propostos – como competência (D'Zurilla & Goldfried, 1971), habilidade de resolução de problemas (D'Zurilla & Nezu, 1982; Heppner & Peterson, 1982), coragem (Kobasa, 1979), comportamentos antidepressivos (Lejuez et al., 2001; Rippere, 1976) e desenvoltura aprendida (Meichenbaum, 1977; Rosenbaum, 1980). Existe pouco acordo sobre habilidades e contextos envolvidos nesses conceitos de enfrentamento. Diferentes e inúmeros padrões comportamentais e cognitivos foram descritos por cada proposta, quase sempre sob a ênfase conceitual da tradição em psicologia na qual os pesquisadores foram formados.

Semelhantemente a alguns autores (*e.g.*, D'Zurilla & Nezu, 1982; Heppner & Peterson, 1982), chamaremos o enfrentamento de resolução de problemas, posto que esse é um termo de fácil compreensão dos terapeutas e dos clientes.

Na BA-IACC, um modelo de resolução de problemas consistente com a caracterização de etiologia contexto-orientada é proposto. Conforme já exposto na BA-IACC, a psicopatologia é produzida com a diminuição da taxa de respostas contingentes ao reforçamento positivo (RCRP), bem como pela diminuição da taxa de respostas ativas contingentes ao reforçamento negativo (RACRN). Será discutido com maior profundidade o segundo elemento dessa concepção, de especial interesse para a caracterização dos problemas encontrados no TAG.

## POR QUE A ESQUIVA ATIVA COMO RESOLUÇÃO DE PROBLEMAS?

Os comportamentos reforçados negativamente têm suas taxas modificadas durante o curso do sofrimento psicológico. Eles são de dois tipos: a esquiva passiva e a esquiva ativa. Os adjetivos "passiva" e "ativa" foram sugeridos por Ferster (1973) sob uma perspectiva objetivo-orientada, em que a primeira não produziria resultado útil a médio e/ou longo prazo, e a segunda atuaria resolvendo a situação-problema.

A esquiva passiva diminui a intensidade, posterga ou evita temporariamente a punição (Sidman, 1989) e, por isso, vem sendo compreendida como uma variável mantenedora do problema clínico (Abreu & Santos, 2008). Na literatura, essas esquivas são referidas de acordo com os transtornos aos quais se referem, como as esquivas fóbicas, as agorafóbicas ou as compulsivas. Um outro termo clínico até aqui adotado foi esquiva ansiosa.

A esquiva ativa, comparativamente, elimina a fonte de estimulação aversiva. Em geral, a fonte de estimulação são os comportamentos do outro (ou de um grupo de pessoas sob as regras de uma instituição), que em uma interação, quando contingentes aos comportamentos do cliente, atuam como punição (Abreu & Abreu, 2020).

Considere o recorte da história de um cliente com TAG, aluno de graduação de engenharia, durante seu trabalho de conclusão de curso em grupo. O cliente vinha tendo problemas com seus professores e colegas ao longo dos anos, muito em decorrência de sua postura "arrogante" de "dono da verdade", segundo reclamou abertamente um colega. No meio do semestre letivo, o cliente teve uma discussão com a equipe e se sentiu excessivamente preocupado com os rumos do trabalho. Com isso, enviou ainda no domingo uma mensagem ao professor, comunicando o incidente de forma bastante incisiva. O professor imediatamente tentou pacificar a história, mas nas semanas seguintes expressou crescente reação negativa diante do cliente e de outros alunos, vindo a reprovar todos na disciplina. Uma análise funcional indica que a briga com os colegas de equipe ($S^D$) foi a ocasião em que o comportamento de esquiva passiva de reclamar ao professor suspendeu momentaneamente a ansiedade após aparente pacificação ($S^{NR}$). Contudo não foi uma conduta que logrou sucesso em médio prazo, visto que essa forma de resolver os conflitos recorrendo a uma autoridade dificilmente é bem recebida na comunidade acadêmica.

Um comportamento de esquiva ativa desse cliente, alternativamente, poderia modificar de forma relevante a relação entre os colegas acadêmicos, de forma a eliminar o conflito ou diminuir expressivamente seu impacto, não sendo, portanto, necessária a mediação do professor. Nesse exemplo, uma esquiva ativa teria sido o cliente, dentro de uma cadeia comportamental planejada, pontuar as discordâncias de forma não acusatória, ouvir as críticas dos colegas, ponderar sem desfocar da tarefa, flexibilizar posicionamentos de modo a acomodar a todos e estabelecer algum acordo mínimo. Cada etapa envolve naturalmente a exposição aos aversivos, porém a resolução de problemas é um procedimento mais completo e, por isso, efetivo. Neste manejo, o cliente consegue, em alguma medida, interromper a desavença grupal e retomar o rumo produtivo da colaboração. Com isso, elimina a estimulação ansiogênica ($S^{NR}$).

O terapeuta estaria, sob esse objetivo, tentando modificar contingências para que o cliente aprenda outras formas mais produtivas de resolver seus problemas em grupo, sem maior escalada de conflitos e ansiedade.

Serão analisadas algumas variáveis importantes que devem ser levadas em conta no momento de o terapeuta intervir. Primeiramente, sensibiliza-se o profissional a avaliar o problema dentro dos três elementos da contingência de reforçamento negativo e a definir conjuntamente, de acordo com as possibilidades de vida do cliente, um melhor curso de ação. Na acepção da palavra, um "problema" para a BA-IACC é um dilema que envolve a tríplice contingência de reforçamento. Nossa meta final será, portanto, aumentar a RACRN.

## PROBLEMAS NAS CONSEQUÊNCIAS QUE INTERFEREM NA RESPOSTA ATIVA CONTINGENTE AO REFORÇAMENTO NEGATIVO

Em sintonia com a filosofia behaviorista, basicamente a resolução de problemas da BA-IACC é definida também como uma relação entre variáveis naturais. São ponderadas as dimensões de espaço, como o contexto de interdependência entre os eventos comportamento-consequência, e de tempo, em que transcorre o processo de resolução de problemas. Os clientes com TAG normalmente trazem urgência de resolução, no sentido de prontamente poderem "se livrar do problema" e, portanto, do sofrimento em que se encontram. Entende-se que embora exista uma fração de preocupação desproporcional à probabilidade real ou ao impacto do evento antecipado, conforme descreve o DSM-5-TR (American Psychiatric Association, 2022), os problemas são reais e, por isso, demandam processos de resolução. Normalmente, o contexto histórico e atual do comportamento justifica o sofrimento. Essa demanda é genuína, pois, além do alívio do sofrimento, as pessoas de fato necessitam produzir as condições materiais para sua existência, e, por isso, o tempo de resolução é determinante para o sucesso. Isso porque os prazos institucionais vencem, a falta de dinheiro desespera e a convivência com um parceiro abusador traz consequências. Assim como as boas oportunidades da vida são desperdiçadas. Estratégias clínicas de curso demorado podem, por esses motivos, ser abandonadas ou não acatadas. Isso por estarem descontextualizadas da realidade, por serem extenuantes ou ainda por consumirem muitos recursos do cliente.

O comportamento de esquiva ativa, dentro dessa concepção prática e sensível ao tempo, pode não ocorrer de forma efetiva em decorrência de (1) atraso do reforçamento negativo, (2) baixa magnitude do reforçamento negativo, (3) punição disposta socialmente, (3) extinção operante e, por último, (4) experiência de incontrolabilidade com estimulação aversiva. Dividem-se essas cinco condições arbitrariamente, trazendo recortes de caso ilustrativos, ainda que uma combinação dessas variáveis deva sempre ser investigada.

Como primeira situação de atraso do reforçamento, considere um cliente que obstinadamente vinha estudando para passar em concursos para magistratura. O cliente tentou, sem sucesso, por mais de cinco anos, inscrevendo-se em editais de vários estados. Sentia-se excessivamente ansioso e preocupado, posto que a aprovação seria o único resultado prático. Essa meta foi bastante ambiciosa, pois além de implicar disciplinadas e incontáveis horas de dedicação, exigia muita privação. E tudo indicava uma difícil aprovação, portanto, o reforçamento final se encontrava em uma realidade distante.

Como estratégia sensível a criar resultados tangíveis e de curto prazo, o terapeuta investigou com o cliente a possibilidade dele também se inscrever para cargos de outras funções jurídicas, como em um concurso citado para promotoria de justiça. Essa meta se configurou como uma possibilidade viável, visto a crescente falta de dinheiro, o legado de baixa autoestima por não se sentir em uma carreira de respeito ou mesmo os repetidos fracassos nas provas. Produzir reforçadores intermediários era uma estratégia para acelerar o processo. A ideia foi o cliente reaproveitar os aprendizados dos anos de estudo, muitas vezes comuns às exigências de diferentes editais. A aprovação nesse outro concurso não inviabilizou a continuidade das tentativas para a magistratura.

Listada na segunda situação, a baixa magnitude de reforçamento negativo deve ser cuidadosamente ponderada. Tome como exemplo outro cliente *designer*, pequeno empresário prestador de serviços, que contraiu uma grande dívida financeira que pôs em risco seu negócio. Nos últimos tempos, tentando somar recursos para poder quitá-la, ansiosamente começou a "fazer bicos externos", não relacionados ao escopo de seu trabalho e tampouco de sua empresa. Vinha muito preocupado, desmotivado e perdendo suas noites de sono. As pequenas quantias que conseguiu somar durante esse tempo estavam ainda longe de atingirem o valor da dívida, o que contribuiu ainda mais para desfocar do trabalho principal. Os pequenos reforços negativos produzidos, portanto, embora estivessem a favor da resolução, não vinham promovendo resultado suficientemente efetivo.

Como estratégia, sob análise, o cliente passou a concentrar seus esforços nos projetos pendentes da empresa, com potencial para ganhos financeiros maiores. Com isso, foi possível aumentar o dinheiro em um tempo menor, além de diversificar o escopo dos serviços oferecidos.

Por terceira condição citada, considere uma competente profissional em um contexto de punição social. A cliente era reconhecida como uma antiga e excelente funcionária dentro de uma empresa multinacional. Mas logo pensou em mudar de setor, com outros produtos, posto que seu gosto para vendas, conforme declarou, vinha perdendo fôlego. Estava excessivamente ansiosa, agitada e insone, apesar dos bons resultados, assim como das avaliações positivas de desempenho. Quando conseguiu migrar no final do ano, logo encontrou um setor desorganizado e sob chefia de uma pessoa que passou a desqualificar seu trabalho de maneira rotineira. Nas reuniões de trabalho, era comum a cliente ouvir críticas do superior de que seu perfil não era adequado para a função, por ser mais "processual" e "analítica", portanto, "pouco ágil" para as vendas. Essa conduta causou grande ansiedade e incredulidade na cliente. Para além das críticas públicas, estava sendo excluída de uma série de tarefas, *a priori*, de sua competência e finalidade administrativa. O chefe findava suas justificativas designando colegas menos capacitados. Via incoerência nas punições, posto que havia ingressado recentemente na nova função, em meados do último dezembro (um mês de vendas mais calmas) e pelo fato de estar a apenas há quatro meses sob o novo comando.

Em terapia, sob a análise funcional, conclui-se que a cliente tinha disponível oportunidade para responder e consequência efetiva caso conseguisse emitir a esquiva ativa (*e.g.*, sabia desempenhar bem seu trabalho e conhecia bem as dinâmicas e a filosofia da empresa, a despeito das críticas infundadas). Porém seus esforços foram repetidamente punidos verbalmente. A punição demanda o desenvolvimento de estratégias de contracontrole[6], visto o caráter social da interação. Assistimos ao episódio social na consequenciação contingente do comportamento da cliente por outra pessoa (Abreu & Abreu, 2020). Nesse contexto, são procedimentos mudar a qualidade da relação com o outro[7] (caso possível) ou migrar de interlocutor, no ambiente do trabalho, recorrendo a outra pessoa que possa dispor dos reforçadores iguais/semelhantes. Como curso de ação, o terapeuta analisou a possibilidade de a cliente reportar a situação ao recursos humanos com o propósito de realocação para outro departamento/outra função de condições mais favoráveis. Essa possibilidade se tornou viável visto que a cliente vinha sendo ainda consultada sobre seu interesse em vagas internas.

A quarta condição aborda a extinção operante das respostas de esquiva ativa. Esse processo ocorre quando as respostas, que anteriormente eram suficientes e adequadas na resolução de problemas diários, passam a não mais produzir reforçamento negativo. Considere um cliente com TAG que vinha relatando muita ansiedade, medo de que algo terrível acontecesse e procrastinação em quase todas as atividades em seu novo trabalho. Ficava agitado a ponto de ser difícil permanecer sentado. O problema começou com as avaliações de desempenho direcionadas a sua equipe, que eram carregadas de críticas e metas inalcançáveis. Após as avaliações, o cliente tentava desempenhar melhor suas tarefas, sempre ansioso e preocupado com um possível desligamento. Contava com a ajuda e parceria de um colega mais experiente. Nos últimos tempos, a empresa começou um programa de demissão em massa dos funcionários. Seu colega passou então a se concentrar nas próprias obrigações, não estando, portanto, mais disponível para o trabalho conjunto. O cliente seguia insistindo nos pedidos de ajuda, sem sucesso. Nas semanas seguintes, sem saber o que fazer, o clien-

---

6 Contracontrole é definido como um comportamento operante com função de fuga ou esquiva de condições aversivas dispostas por outra pessoa, no caso, o controlador.

7 Modificar de forma relevante a relação interpessoal, de forma a eliminar o conflito ou diminuir expressivamente seu impacto.

te assistiu "paralisado" a uma grande escalada de ansiedade na execução das tarefas. Contou que dependia do novo emprego para honrar dívidas antigas.

É possível afirmar que ocorreu a suspensão do reforçador independentemente do comportamento de pedido e recebimento de ajuda, e, por esse motivo, é razoável concluir que um processo de extinção passou a operar. Como intervenção, o terapeuta levou o cliente a diversificar as contingências de procura de suporte e informação técnica, recorrendo as outras pessoas disponíveis do departamento. Os objetivos foram não sobrecarregar os colegas, aceitar eventuais negativas e, ainda, aprender a oferecer ajuda, instigando um clima de cooperação no grupo.

Como última condição, considere a perda do controle do comportamento operante de esquiva ativa ou incontrolabilidade. A incontrolabilidade com eventos aversivos acontece na violência doméstica e promove a quebra das contingências por interferir diretamente no comportamento anteriormente reforçado de resolução de problemas interpessoais. Considere uma cliente atendida em ambulatório de violência doméstica, esposa de um marido agressor, e que vinha relatando ansiedade excessiva, insônia, vontade constante de urinar, além do rebaixamento do estado de humor. Contou que o marido lhe ameaçava para que mantivesse sempre as crianças silenciosas, a refeição pronta e a casa organizada no final do dia. Contudo era surpreendida com mais episódios de violência física. O esforço da cliente era então retomado, mas as evitações provavam novamente serem inócuas. Isso porque o marido se comportava em maior extensão sob controle de seu instável estado de humor e, por vezes, sob o efeito de álcool.

Observa-se com base nesse extrato, que diferentemente da punição, as agressões aconteciam de forma não contingente, sendo imprevisíveis e de difícil contracontrole para a agredida – mesmo que por vezes ocorrendo contiguamente[8] após algum comportamento desesperado da cliente[9].

Dado o encarceramento, diferente da extinção da esquiva, a incontrolabilidade não permite explorar contexto antecedente ideal para novas respostas, nem o desenvolvimento de repertório efetivo de enfrentamento, tampouco qualquer teste de consequência efetiva. Seus efeitos são generalizados, abrangem também outros comportamentos, e podem ser vistos no isolamento, quando a cliente deixa de responder a outras atividades, abandonando frequentemente a convivência com a família, os vizinhos ou a comunidade. São famílias, em geral, isoladas ou insulares.

---

8 Contingência refere-se à relação de dependência entre a resposta e o evento ambiental que se segue. Contiguidade se refere a uma relação apenas temporal.

9 Discutimos em outro momento a incontrolabilidade com base no modelo experimental do desamparo aprendido (Abreu & Abreu, 2020).

A intervenção adotada pela terapeuta foi imediatamente retirar a cliente do ambiente doméstico, local onde ocorria a incontrolabilidade – e de onde pouco contracontrole, senão nenhum, foi aprendido. O potencial para o óbito tornou urgente essa intervenção. Uma equipe interdisciplinar trabalhou conjuntamente para isso. Ela envolveu operador jurídico, suporte policial protetivo, assistência social, aprendizagem de um ofício, psicoterapia e tratamento psicofarmacológico.

## PROBLEMAS NO REPERTÓRIO QUE INTERFEREM NA RESPOSTA ATIVA CONTINGENTE AO REFORÇAMENTO NEGATIVO

Os problemas de repertório habilidoso podem acontecer nas condições em que o cliente possui déficit de habilidades não sociais e/ou sociais.

As habilidades não sociais, por vezes, passam desapercebidas, e seu desenvolvimento pode ser decisivo para um bom desfecho clínico. Considere um cliente com depressão e TAG que perdeu o emprego, ficou sem dinheiro e não sabia como se recolocar adequadamente disponível no mercado de trabalho. Problemas como a falta de conhecimento na atualização do currículo foram identificados. Nesse contexto o terapeuta priorizou o desenvolvimento de pré-requisitos. Pré-requisitos são comportamentos que o cliente deve ser capaz de emitir antes de um comportamento mais elaborado ser instalado ou conteúdos que o cliente deve conhecer antes de aprender outro conteúdo. O terapeuta começou perguntando sobre o que o cliente precisava para preencher o currículo e quais recursos tinha disponível. O cliente então identificou a necessidade de ajuda de pessoas e de obtenção de mais conhecimentos. Os passos seguintes foram a procura de onde divulgar o currículo, selecionar as propostas e, ainda, como se portar nas entrevistas para as vagas. Cada pequena etapa se constituiu como um aprendizado relevante para a etapa posterior. De acordo com Skinner (1968/1972), os pequenos passos são fundamentais para manter o comportamento ao alcance do reforçamento.

A aprendizagem de habilidades sociais foi abordada com detalhes por Libet e Lewinsohn (1973) em seu pioneiro treinamento de habilidades com depressivos. Mas um outro contexto para a aprendizagem social ocorre diretamente nas interações entre terapeuta e cliente. Para esse fim, integramos componentes da psicoterapia analítica funcional (FAP; Kohlenberg & Tsai, 1991), uma abordagem comportamental para desenvolvimento de repertórios sociais complexos, a exemplo da vulnerabilidade e da assertividade. A FAP promove e planeja a generalização das novas habilidades para ambientes extraconsultório. Dentro da perspectiva da BA-IACC, a generalização dos comportamentos habilidosos produz reforçamentos dispostos pelas pessoas com quem o cliente interage, no trabalho, no casamento ou na faculdade – e com quem vem tendo problemas. Discorremos sobre essa integração com mais detalhes em Abreu e Abreu (2020).

## PROBLEMAS NOS ANTECEDENTES QUE INTERFEREM NA RESPOSTA ATIVA CONTINGENTE AO REFORÇAMENTO NEGATIVO

As circunstâncias antecedentes correspondem às situações em que os clientes possuem repertório habilidoso e reforçador altamente provável, porém o reforçamento não está disponível em todas as circunstâncias. Considere como exemplo um cliente descontente com a forma com que a esposa vinha lidando com as birras de um de seus filhos. O tema despertou muita insatisfação e grande ansiedade, posto que o cliente percebia o filho cada vez mais disruptivo na escola. Contudo, não conseguia abordar novamente o assunto com a esposa, pois quando o fez, produziu uma escalada de culpabilizações mútuas, findando em nenhum entendimento. O cliente declarou que nos últimos tempos a esposa chegou cansada do trabalho, e que, quase sempre, ficavam na presença dos filhos, o que tornou uma tentativa de diálogo ainda mais difícil. Na história do casal, esse foi um raro desentendimento sobre cuidados parentais, pois em outros campos da vida, acumulavam sintonia de combinados. Uma das intervenções para a retomada do diálogo foi o cliente escolher um dia livre de trabalho do casal, em que estivessem sozinhos e sem a presença dos filhos. O cliente cogitou então pedir aos avós para que cuidassem dos netos no sábado, deixando a casa livre. Sob esse conjunto de pequenos cuidados, foi possível criar um contexto adequado para a conversa e com potencial para algum desfecho positivo.

A Tabela 5 sintetiza os problemas nos três elos da contingência e algumas estratégias de resolução de problemas.

## ESQUIVA PASSIVA ANSIOSA E COMPORTAMENTO ADJUNTIVO

A esquiva passiva foi pioneiramente discutida por Ferster (1973) como um problema de comportamento mais frequente durante o curso da psicopatologia e, conforme exposto, ganhou notoriedade para a análise da depressão. Na BA, a esquiva passiva teve relevância especial no manual clínico de Martell et al. (2001) e Martell et al. (2022), sendo alvo principal das intervenções na depressão por esse sistema de psicoterapia. No TAG, a esquiva passiva (ou esquiva ansiosa) pode ser identificada nos problemas de comportamento frequentes da ansiedade, como as preocupações excessivas, o trabalho após o expediente, o engajamento desconcentrado em inúmeras tarefas ao mesmo tempo, a pro-

**Tabela 5** Estratégias de resolução de problemas

| Tríplice contingência | Problemas que interferem na RACRN | Estratégias de resolução de problemas |
|---|---|---|
| Antecedente | O ambiente imediato oferece muitos aspectos aversivos | Diversificar e responder a outras contingências de reforçamento negativo |
| Comportamento | Falta de habilidades para enfrentar efetivamente os eventos aversivos | Habilidades não sociais: desenvolver habilidades pré-requisitos<br>Habilidades sociais: desenvolver habilidades a partir de treinamento ou da interação reforçadora com o terapeuta |
| Consequência | O impacto negativo dos eventos aversivos é aumentado a partir de: | |
| | (1) Atraso do reforçamento negativo | (1) Identificar e manejar o reforçamento negativo intermediário |
| | (2) Baixa magnitude do reforçamento negativo | (2) Identificar e testar formas de aumentar a magnitude do reforçamento negativo |
| | (3) Punição social | (3) Alterar a qualidade da interação com o outro (caso possível) ou recorrer a outra pessoa/instituição que possa dispor de reforçamento social igual/semelhante |
| | (4) Interrupção do reforçamento negativo | (4) Diversificar as contingências com reforçamento igual/semelhante |
| | (5) Incontrolabilidade com estimulação aversiva | (5) Retirar o indivíduo imediatamente do ambiente de incontrolabilidade |

crastinação ou a tomada de decisão impulsiva. Muitos desses comportamentos ocorrem como esquiva de atividades desafiadoras realmente importantes. A intervenção na esquiva passiva consiste em levar o cliente a tentar comportamentos alternativos, de acordo com a análise funcional e a conscientização dos prejuízos causados em curto, médio e longo prazo (Abreu & Abreu, 2020).

Durante essa avaliação um cuidado especial deve ser tomado. Muitos terapeutas de BA acabam por classificar os problemas apresentados por seus clientes como esquivas passivas, sob uma investigação rasa, impulsionada pela semelhança topográfica desses comportamentos com os sintomas critério-diagnósticos descritos nos manuais. Embora uma rápida análise possa indicar uma consequência aparente de reforçamento negativo de curto prazo, convém sempre investigar antes o esquema de reforçamento em que o comportamento-problema acontece, conforme expõe Dygdon e Dienes (2014).

Dygdon e Dienes (2014) argumentam que esquemas de reforçamento que demandam muitas respostas ao longo do tempo e em que o reforçador é produzido raramente, podem induzir o engajamento em comportamentos de baixo custo de resposta, com reforçadores de curto prazo. Esses desempenhos são chamados comportamentos induzidos por esquema ou comportamentos adjuntivos (Falk & Kupfer, 1998). Quando um cliente interrompe repetidamente uma longa e desafiadora resolução de um problema no trabalho, epicentro do seu sofrimento, mexendo no celular, comendo guloseimas ou jogando na internet, ele pode estar emitindo comportamentos adjuntivos.

Assim também acontece muitas vezes no caso das preocupações excessivas no TAG. Normalmente elas ocorrem durante o curso do sofrimento psicológico. Por trazerem topografias muito próximas das topografias das esquivas passivas, podem induzir o terapeuta a intervenções equivocadas, por vezes precipitadas. Recomenda-se, nesses casos, que o terapeuta dê ênfase direta à resolução do problema principal em curso, concentrando seus esforços no "epicentro" do problema – e não na expressão verbal das preocupações. As estratégias mencionadas de resolução de problemas da BA-IACC serão de grande utilidade.

## EFEITO CRUZADO DO AUMENTO DE RESPOSTA CONTINGENTE AO REFORÇAMENTO POSITIVO E DE RESPOSTA ATIVA CONTINGENTE AO REFORÇAMENTO NEGATIVO

Os dois tipos de comportamentos que são alvos das intervenções da BA-IACC comumente produzem também efeito cruzado, ou seja, um aumento na taxa de RCRP também contribui para aumentar a taxa de RACRN e vice-versa.

No primeiro caso de aumento de RCRP, conforme já descrito, ao produzir um ambiente com maior densidade de reforçadores positivos, cria-se um contexto antecedente que estabelece reforçadores e evocadores para comportamentos alternativos, entre os quais comportamentos de resoluções de problemas. Assim um cliente que, sob a agenda diária, passa a sair mais com os amigos, a estar mais com a família ou a visitar parques, pode se sentir novamente "renovado" e com isso corajosamente empreender a resolução de um problema ainda pendente.

De outro modo, quando a pessoa resolve um problema com base no aumento da RACRN, uma diversidade de possibilidades de novas e antigas interações se abre. Assim um cliente que já não tinha contato com toda sua família em decorrência de uma séria briga com um irmão pode agora novamente voltar a frequentar os eventos familiares conjuntos, como festas de fim de ano, aniversários ou almoços de domingo.

## PROBLEMAS DE SONO

Os problemas de sono têm um *status* especial na caracterização e na intervenção na BA-IACC. No TAG, normalmente coexiste dificuldade em conciliar ou manter o sono ou sono insatisfatório e inquieto, comportamentos vistos sobretudo na insônia. Basicamente o cliente deverá reportar seus comportamentos relacionado ao sono em um diário de sono semanal, no qual descreve a hora em que foi dormir, horário em que acordou, número de despertares noturnos, sonecas diurnas etc. Essas informações são analisadas conjuntamente com as informações levantadas pela agenda diária de atividades da semana. Acrescido a isso ensinamos a técnica de controle de estímulos e o relaxamento progressivo para que o cliente possa exercitar em casa. Todas as intervenções potencializam uma melhora da qualidade do sono. Sobre isso, discorremos com mais detalhes em Abreu e Abreu (2020).

## A BA-IACC PODE SER UMA ALTERNATIVA PARA O TAG?

O tratamento com antidepressivos é a terapêutica mais bem estabelecida para o TAG, o que evidencia efeitos sobre bases fisiopatológicas comuns da depressão (*e.g.*, eixo hipotálamo-pituitária-adrenal). O tratamento psicossocial de escolha vem sendo a terapia cognitivo-comportamental (TCC). Contudo ambos acumulam índices modestos de eficácia que variam muito, em que somente de 40 a 60% dos pacientes alcançam melhora (Santiago et al., 2020). Somado a isso aproximadamente 15 a 25% dos casos obtêm remissão em um ano, indicando um prognóstico pobre (Hollon et al., 2006).

Quando se olha para a TCC aplicada a outros transtornos de ansiedade, em geral, observa-se que o componente de exposição é crítico para a melhora clínica dos pacientes. Desse modo, as concepções etiológicas com base nos comportamentos de esquiva ansiosa provaram utilidade prática. Indivíduos com TOC evitam situações com potencial contato com objetos contaminantes (Rachman, 2015), pacientes com transtorno do estresse pós-traumático evitam memórias negativas intrusivas (Brewin & Holmes, 2003; Williams & Moulds, 2007) e fóbicos sociais esquivam-se dos compromissos grupais (Bögels et al., 2010;

Schneier et al., 2011). Curiosamente nesses transtornos de ansiedade, via de regra, a experiência traumática reside no passado da pessoa.

Não causa surpresa, portanto, que no TAG somente a exposição pouco tenha acrescentado a eficácia da TCC. Isso porque os inúmeros eventos temidos estão vivos, são dinâmicos, estão em ação e envolvem pessoas e instituições no presente com quem o cliente interage no dia a dia, e em que seus comportamentos são, por exemplo, repetidamente punidos ou literalmente ignorados. Assim seria de esperar um alcance limitado da técnica de exposição.

A resolução de problemas conforme funcionalmente operacionalizada na BA-IACC, por sua vez, oferece alternativa coerente de procedimento terapêutico. Entende-se que o cliente ansioso necessita explorar, desenvolver consciência, testar e, por vezes, contracontrolar comportamentos nocivos e limites institucionais que normalmente têm consequência em seus esforços diários de sobrevivência.

E não somente a sobrevivência é importante. O enriquecimento de agenda também ganha destaque. Nessa outra frente, ampla de mudança, definir, descobrir e explorar fontes alternativas de prazer e realização (e de valor pessoal) devolvem o gosto pela vida, roubado pelo sofrimento causado pela ansiedade.

## REFERÊNCIAS


1. Abreu, P. R., & Abreu. J. H. S. S. (2015). Ativação comportamental. In: J. P. Gouveia, L. P. Santos, & M. S. Oliveira (Eds.). *Terapias comportamentais de terceira geração: Guia para profissionais* (pp. 406-439). Sinopsys.
2. Abreu, P., & Abreu, J. (2017). Ativação comportamental: Apresentando um protocolo integrador no tratamento da depressão. *Revista Brasileira de Terapia Comportamental e Cognitiva, 19*(3), 238-259.
3. Abreu, P. R., & Abreu, J. H. S. S. (2020). *Ativação comportamental na depressão.* Manole.
4. Abreu, P. R., & Abreu, J. H. S. S. (2021a). Ativação comportamental-IACC no tratamento da depressão: Evolução da concepção comportamental funcional. In: P. R. Abreu, & J. H. S. S. Abreu (Eds.). *Transtornos psicológicos: Terapias baseadas em evidências* (pp. 1-14). Manole.
5. Abreu, P. R., & Abreu, J. H. S. S. (2021b). Ativação comportamental (BA-IACC): Avaliação e formulação de caso. In: C. K. B. Oshiro, & T. A. S. Ferreira. (Eds.). *Terapias contextuais comportamentais: Análise funcional e prática clínica* (pp. 284-295). Manole.
6. Abreu, P. R., & Abreu, J. H. S. S. (2022). Ativação comportamental IACC no tratamento do transtorno depressivo maior. In: P. R. Abreu, & J. H. S. S. Abreu (Eds.). *Psicopatologia: Tratamento comportamental contextual* (pp. 1-10). Manole.
7. Abreu, P. R., & Santos, C. (2008). Behavioral models of depression: A critique of the emphasis on positive reinforcement. *International Journal of Behavioral and Consultation Therapy, 4*, 130-145.
8. American Psychiatric Association (1987). *Diagnostic and statistical manual of mental disorders* (3rd ed., rev.). American Psychiatric Association.
9. American Psychiatric Association (1994). *Diagnostic and statistical manual of mental disorders* (4th ed.). American Psychiatric Association.
10. American Psychiatric Association (2022). *Diagnostic and statistical manual of mental disorders* (5th ed., text rev.). American Psychiatric Association.
11. Andrade, L. H., Wang, Y. P., Andreoni, S., Silveira, C. M., Alexandrino-Silva, C., et al. (2012). Mental disorders in megacities: Findings from the São Paulo megacity mental health survey, Brazil. *PLOS ONE, 7*(2), e31879.

12. Barnhill, J. W. (2015). *Casos clínicos do DSM-5.* Artmed.
13. Bögels, S. M., Alden, L., Beidel, D. C., Clark, L. A., Pine, D. S., Stein, M. B., & Voncken, M. (2010). Social anxiety disorder: questions and answers for the DSM-V. *Depression and Anxiety, 27,* 168-189.
14. Brewin, C. R., & Holmes, E. A. (2003). Psychological theories of posttraumatic stress disorder. *Clinical Psychology Review, 23,* 339-376.
15. Cunha, J. A. (2001). *Manual da versão em português das escalas Beck.* Casa do Psicólogo.
16. Dygdon, J. A., & Dienes, K. A. (2014). Generalized anxiety disorder and depression: A learning theory connection. *Journal of Depression and Anxiety, 3*(1), 1-6.
17. D'Zurilla, T. J., & Goldfried, M. R. (1971). Problem solving and behavior modification. *Journal of Abnormal Psychology, 78*(1), 107-126.
18. D'Zurilla, T. J., & Nezu, A. (1982). Social problem solving adults. In: P. C. Kendall (Ed.). *Advances in cognitive-behavioral research and therapy* (pp. 202-275). Academic Press.
19. Falk, J. L., & Kupfer, A. S. (1998). Adjunctive behavior: Application to the analysis and treatment of behavior problems. In: W. O'Donohue (Ed.). *Learning and behavior therapy* (pp. 334-351). Allyn and Bacon.
20. Ferster, C. B. (1973). A functional analysis of depression. *American Psychologist, 28,* 857-870.
21. Hancock, S., & McKim, A. (2017). *Drugs and behavior: An introduction to behavioral pharmacology.* (4nd ed). Pearson.
22. Hayes, S. C.; Strosahl, K. D., & Wilson, K. G. (1999). *Acceptance and commitment therapy: an experiential approach to behavior change.* Guilford.
23. Heppner, P. P., & Petersen, C. H. (1982). The development and implications of a personal problem-solving inventory. *Journal of Counseling Psychology, 29*(1), 66-75.
24. Heppner, P. P., & Petersen, C. H. (1982). The development and implications of a Personal Problem-Solving Inventory. *Journal of Counseling Psychology, 29,* 66.
25. Hollon, S. D., Stewart, M. O., & Strunk, D. (2006). Enduring effects for cognitive behavior therapy in the treatment of depression and anxiety. *Annual Review of Psychology, 57,* 285-315.
26. Hopko, D. R., Lejuez, C. W., & Hopko, S. D. (2004). Behavioral activation as an intervention for coexistent depressive and anxiety symptoms. *Clinical Case Studies, 3*(1), 37-48.
27. Hopko, D. R., Robertson, S. M. C., & Lejuez, C. W. (2006). Behavioral activation for anxiety disorders. *The Behavior Analyst Today, 7*(2), 212-224.
28. Kobasa, S. C. (1979). Stressful life events, personality, and health: An inquiry into hardiness. *Journal of Personality and Social Psychology, 37*(1), 1-11.
29. Kohlenberg, R. J., & Tsai, M. (1991). *Functional analytic psychotherapy: A guide for creating intense and curative therapeutic relationships.* Plenum.
30. Korte, K. J., Allan, N. P., Gros, D. F., & Acierno, R. (2016). Differential treatment response trajectories in individuals with subclinical and clinical PTSD. *Journal of Anxiety Disorders, 38,* 95-101.
31. Lejuez, C. W., Hopko D. R., Acierno, R., Daughters, S. B., & Pagoto, S. L. (2011). Ten years revision of the brief behavioral activation treatment for depression: revised treatment manual. *Behavior Modification, 35*(2), 111-61.
32. Lejuez, C. W., Hopko, D. R., & Hopko, S. D. (2001). A brief behavioral activation treatment for depression: treatment manual. *Behavior Modification, 25*(2), 255-286.
33. Leite, M. F., & Faro, A. (2022). Evidências de validade da GAD-7 em adolescentes brasileiros. *Psico-USF, 27*(2).
34. Lewinsohn, P. M., Biglan, A., & Zeiss, A. S. (1976). Behavioral treatment of depression. In: P. O. Davidson (Ed.). *The behavioral management of anxiety, depression and pain* (pp. 91-146). Brunner/Mazel.
35. Libet, J. M., & Lewinsohn, P. M. (1973). Concept of social skill with special reference to the behavior of depressed persons. *Journal of Consulting and Clinical Psychology, 40,* 304-312.
36. Mangolini, V. I., Andrade, L. H., & Wang, Y.P. (2019). Epidemiologia dos transtornos de ansiedade em regiões do Brasil: uma revisão de literatura. *Revista de Medicina, 98*(6), 415-422.

37. Martell, C. R.; Addis, M. E., & Jacobson, N. S. (2001). *Depression in context: Strategies for guided action*. W. W. Norton.
38. Martell, C. R., Dimidjian, S., & Herman-Dunn, R. (2022). *Behavioral activation for depression: A clinician's guide* (2nd ed.). Guilford Press.
39. Meichenbaum, D. (1977). *Cognitive-behavior modification: An integrative approach*. Plenum Press.
40. Michael, J. (2000). Implications and refinements of the establishing operation concept. *Journal of Applied Behavior Analysis, 33*(4), 401-410.
41. Moffitt, T. E., Caspi, A., Harrington, H., Milne, B., Melchior, M., Goldberg, D., & Poulton, R. (2010). Generalized anxiety disorder and depression: Childhood risk factors in a birth cohort followed to age 32 years. In: D. Goldberg, K. S. Kendler, P. J. Sirovatka (Eds.) & D. A. Regier. *Diagnostic issues in depression and generalized anxiety disorder: Refining the research agenda for DSM-V* (pp. 217-239). American Psychiatric Association.
42. Moreno, A. L., Sousa, D. A. de, Souza, A. M. F. L. P., Manfro, G. G., Salum, G. A., Koller, S. H., et al. (2016). Factor structure, reliability, and item parameters of the Brazilian-Portuguese version of the GAD-7 questionnaire. *Trends in Psychology/Temas em Psicologia, 24*(1), 367-376.
43. Rachman, S. (2015). The evolution of behaviour therapy and cognitive behaviour therapy. *Behaviour Research and Therapy, 64*, 1-8.
44. Rippere, V. (1976). Antidepressive behaviour: A preliminary report. *Behaviour Research and Therapy, 14*(4), 289-299.
45. Rosenbaum, M. (1980). A schedule for assessing self-control behaviors: Preliminary findings. *Behavior Therapy, 11*(1), 109-121.
46. Sadock, B. J., Sadock, V. A., & Ruiz, P. (2015). *Kaplan & Sadock's synopsis of psychiatry: Behavioral sciences/clinical psychiatry* (11th ed.). Wolters Kluwer.
47. Santiago, J., Akeman, E., Kirlic, N., Clausen, A. N., Cosgrove, K. T., McDermott, T. J., Mathis, B., Paulus, M., Craske, M. G., Abelson, J., Martell, C., Wolitzky-Taylor, K., Bodurka, J., Thompson, W. K., & Aupperle, R. L. (2020). Protocol for a randomized controlled trial examining multilevel prediction of response to behavioral activation and exposure-based therapy for generalized anxiety disorder. *Trials, 21*(1), 17.
48. Schneier, F. R., Rodebaugh, T. L., Blanco, C., Lewin, H., & Liebowitz, M. R. (2011). Fear and avoidance of eye contact in social anxiety disorder. *Compreensive Psychiatry, 52*, 81-87.
49. Sidman, M. (1989). *Coercion and its fallout*. Authors Cooperative.
50. Skinner, B. F. (1972). *Tecnologia do ensino*. Tradução de R. Azzi. (Trabalho original publicado em 1968).
51. Stein, A. T., Carl, E., Cuijpers, P., Karyotaki, E., & Smits, J. A. J. (2021). Looking beyond depression: A meta-analysis of the effect of behavioral activation on depression, anxiety, and activation: Addendum. *Psychological Medicine, 51*(9), 1505-1506.
52. Sunderland, M., Mewton, L., Slade, T., & Baillie, A. (2010). Investigating differential symptom profiles in major depressive episode with and without generalized anxiety disorder: True co-morbidity or symptom similarity? *Psychological Medicine, 40* (7), 1113-1123.
53. Turner, J. S., & Leach, D. J. (2010). Experimental evaluation of behavioral activation treatment of anxiety (BATA) in three older adults. *International Journal of Behavioral Consultation and Therapy*, 6(4), 373-394.
54. Zbozinek, T. D., Rose, R. D., Wolitzky-Taylor, K. B., Sherbourne, C., Sullivan, G., Stein, M. B., Roy-Byrne, P. P., & Craske, M. G. (2012). *Diagnostic overlap of generalized anxiety disorder and major depressive disorder in a primary care sample. Depression and anxiety, 29*(12), 1065-1071.
55. Wichers, M. C., Barge-Schaapveld, D. Q., Nicolson, N. A., Peeters, F., de Vries, M., Mengelers, R., & Van Os, J. (2009). Reduced stress-sensitivity or increased reward experience: the psychological mechanism of response to antidepressant medication. *Neuropsychopharmacology, 34*(4), 923-931.
56. Williams, A. D., & Moulds, M. L. (2007). Cognitive avoidance of intrusive memories: recall vantage perspective and associations with depression. *Behavior Research and Therapy, 45*, 1141-1153.

# 2
# A psicoterapia analítica funcional hoje: ênfase interpessoal, desenvolvimento técnico e ferramentas essenciais

Rodrigo Nunes Xavier

A psicoterapia analítica funcional (FAP) é uma derivação de uma análise funcional skinneriana do ambiente terapêutico típico, um tipo de terapia comportamental que se diferencia por se alinhar com as expectativas do cliente e por conduzir a um tipo de interação que torna o tratamento adequado a pessoas com problemas interpessoais difusos (Kohlenberg & Tsai, 1991). A FAP é ideográfica e experimentada diferentemente por quem se expõe a ela, seja como cliente, terapeuta, supervisor, professor, seja como treinador. Trata-se de uma sistematização da prática de seus criadores como terapeutas cognitivos que observavam resultados melhores com seus clientes ao incluírem intervenções baseadas em uma compreensão comportamental da relação terapêutica nos tratamentos que conduziam, enfatizando sua natureza interpessoal (Tsai et al., 2008). A FAP oferece um pequeno conjunto de orientações claras para ajudar o terapeuta a permanecer atento aos elementos da relação terapêutica que predizem os melhores resultados (Holman et al., 2017).

Este capítulo traz uma apresentação dos aspectos teóricos fundamentais da ênfase interpessoal na FAP. Segue com uma revisão da tecnologia desenvolvida ao longo da sua história e que está disponível contemporaneamente, com destaque à evolução da descrição da FAP em cinco regras para o modelo *awareness, courage, and love* (*ACL*, em tradução livre, consciência, coragem e amor), incluindo um texto criado para a introdução na prática de consciência plena. Finalmente, são elencadas ferramentas consideradas úteis para a condução da terapia, descrevendo o procedimento de conceituação de caso auxiliado pelo formulário introduzido em Tsai et al. (2008), apresentando uma versão da Escala de Consciência, Coragem e Responsividade (Kuczynski et al., 2020) para avaliação do cliente e da terapia, e o formulário de Avaliação Cotidiana do Cliente do *Functional Ideografic Assessment System* (Callaghan, 2006) como instrumento para o procedimento de monitoração de comportamentos-alvo e generalização de resultados.

## ÊNFASE INTERPESSOAL

Na FAP, há uma ênfase nos processos interpessoais presentes no tratamento. Isso converge com o conhecimento de que essas dinâmicas são inerentes a uma intervenção psicossocial e que a aliança de trabalho de boa qualidade é um fator comum para a eficácia das terapias (Tsai et al., 2008).

O principal conceito a ser compreendido pelo terapeuta FAP para utilizar a relação terapêutica de forma a beneficiar seu cliente é o de intimidade, conforme definido por Cordova e Scott (2001), que operacionalizaram o termo de maneira coerente com o behaviorismo radical. Para eles, é caracterizada por episódios em que ocorre um processo de dois passos, iniciando com um indivíduo emitindo um comportamento vulnerável a uma punição interpessoal e se encerrando com outra pessoa respondendo de maneira reforçadora.

Nessa visão, a intimidade se desenvolve com base em uma coleção histórica de eventos que incluem esse processo. Esses eventos consistem em vários tipos de comportamentos abertos e privados, incluindo compartilhar pensamentos e sentimentos, memórias, segredos e proximidade física. Assim, por essa definição, o comportamento íntimo incorre se houver risco de vulnerabilização a experiências aversivas de vergonha, humilhação, constrangimento ou rejeição. Porém, controversamente, é o engajamento em processos de intimidade que promove o acesso a experiências de validação, compreensão e cuidado.

Assim, aplica-se essa contingência nas sessões de FAP, a fim de desenvolver repertórios do cliente capazes de melhorar seu funcionamento social íntimo. Especificamente, entende-se que quanto mais houver consciência, coragem e amor no atendimento, maior a influência para ampliar as habilidades para se vincular com qualidade. Compreende-se o papel fundamental do autoconhecimento, em termos da capacidade de se tranquilizar e atentar a si mesmo e ao outro na interação para atingir essa meta.

## O DESENVOLVIMENTO TÉCNICO DA PSICOTERAPIA ANALÍTICA FUNCIONAL

Originalmente, a técnica da FAP foi apresentada como um conjunto de cinco regras para as intervenções do terapeuta contingentes aos comportamentos clinicamente relevantes (CCR) do cliente. Em resumo, tratavam-se dos seguintes conceitos: Regra 1 ou observar os CCR; Regra 2 ou evocar os CCR; Regra

3 ou apresentar consequências aos CCR; Regra 4 ou observar os efeitos potencialmente reforçadores do comportamento do terapeuta; e Regra 5 ou desenvolver análises funcionais e implementar estratégias de generalização. Os CCR seriam problemas, progressos ou interpretações (respectivamente, 1, 2 e 3) do cliente relacionados com sua queixa ou demanda para a terapia (Kohlenberg & Tsai, 1991).

Essa formulação tem sido cada vez menos utilizada em favor do modelo *ACL* por causa de uma série de razões, como maior facilidade de compreensão e preferência dos terapeutas a esse formato (Kanter, Holman & Wilson, 2014). Trata-se de uma especificação de comportamentos-alvo relacionados ao bom funcionamento social a serem exibidos tanto pelo terapeuta, como técnica, quanto pelo cliente, como resultado do tratamento (Holman et al., 2017). A sociabilidade aprimorada funciona como um mediador da recuperação da saúde mental para diversos quadros clínicos psiquiátricos e de demanda psicológica (Wetterneck & Hart, 2012).

Para Holman et al. (2017), consciência na FAP se refere a um estado geral de alerta e a manter o olho vivo para o que acontece durante uma situação social. Isso significa estar atento a si mesmo, ao outro e ao que está acontecendo entre os dois. A falta de consciência se trata de estar no piloto automático, desligado do momento presente e com mais engajamento na própria mente que sendo flexível e presente.

Uma função central dessa consciência é a habilidade de notar e de agir de acordo com as oportunidades para se engajar em comportamentos de coragem ou de amor com os outros. Outra função é verificar se esses movimentos aumentam a proximidade e, então, fazer os ajustes necessários. Os aspectos centrais da consciência são as sensações físicas, os pensamentos, os sentimentos no momento presente e os valores, as necessidades, os objetivos, a identidade da própria pessoa e dos outros com quem se está interagindo (Holman et al., 2017).

Coragem se refere à autorrevelação vulnerável, que pode assumir diferentes formas em diferentes relacionamentos e em diferentes momentos. Em todos estes contextos, o comportamento corajoso envolve escolher se engajar em uma experiência vulnerável, autorrevelar pensamentos, sentimentos ou acontecimentos de que participou e verbalizar o que precisa, principalmente por proximidade, limites, apoio e *feedback*.

O amor se refere à forma como se corresponde aos outros quando interagem corajosamente, estando sensíveis e atentos, respondendo com gentileza e agindo para seu bem. Envolve oferecer segurança e aceitação, expressar entendimento, validação, empatia e autorrevelação responsiva e oferecer o que é necessário e possível (Holman et al., 2017).

A Figura 1 exibe uma descrição do modelo ACL em processo, conforme apresentada por Haworth et al. (2015). No painel A, é possível observar as funções dos comportamentos do terapeuta, que fornece antecedentes evocativos para a autorrevelação do cliente (A). Perguntas simples, por exemplo, "Como você está se sentindo?" ou pedidos por respostas específicas do cliente são exemplos de topografias de resposta dessa categoria.

Após o comportamento do cliente (B) ocorrer, no caso desse exemplo, uma autorrevelação corajosa, deve ser aplicada a principal intervenção da FAP, que se trata de fornecer consequências respondendo ao comportamento do cliente de forma reforçadora (C). Assim, clinicamente, pode-se dizer que a tarefa terapêutica é responder à coragem do cliente com amor.

A seta de C para A sugere que esse processo é replicado várias vezes ao longo de uma sessão de terapia e ao longo do tratamento (análises de processos sobre a FAP sugerem aproximadamente 10 ciclos por sessão em um protocolo de pesquisa com um cliente com resultados positivos; Busch et al., 2009). Se o processo é realmente responsivo/reforçador, então é previsto que tanto a frequência da autorrevelação vulnerável do cliente (B) aumentará na sessão como (D) haverá aumento na experiência das sensações de proximidade, intimidade e conexão na relação terapêutica. É importante ressaltar que a previsão de que a autorrevelação vulnerável aumentará em frequência durante a sessão está baseada no mecanismo de ação proposto pela FAP – o reforçamento. O aumento da proximidade e intimidade vivenciada (D) que é previsto no modelo pode ser visto como importante respondente produzido durante essa interação.

Uma previsão fundamental do modelo *ACL* é que o comportamento do cliente se generalizará para os relacionamentos fora da terapia (B no painel B na Figura 1). Para ajudar nessa generalização, um importante elemento é aumentar a consciência do cliente sobre as oportunidades de conexão (A no painel B), o que facilita a ocorrência do comportamento. Quando os outros indivíduos nesses relacionamentos respondem bem às autorrevelações (B), aumentos em sua frequência e melhoras na sensação de proximidade e conexão experimentadas devem ocorrer também (E). As mudanças imediatas de aprimoramento da conexão social com os outros podem se generalizar mesmo na ausência de respostas reforçadoras no contexto cotidiano, provavelmente porque o cliente fica mais sensível e atento ao próprio comportamento como resultado do tratamento.

Uma questão recorrente é se, na antiga formulação, orientava-se o terapeuta a responder ao comportamento problemático em sessão com processos punitivos ou de extinção, o modelo *ACL* seria incompleto ao não abordar essa questão diretamente? É importante lembrar que as primeiras orientações foram revistas, seja pela pesquisa empírica, seja pela prática dos profissionais, orientada por sua formação mais ampla em princípios comportamentais e em conhecimentos sobre a relação terapêutica.

Sabe-se que os efeitos da punição e da extinção podem ser contraterapêuticos no sentido de resultar em esquiva do cliente diante das intervenções ou indução dele a um estado de supressão condicionada ou ansiedade em sessão. Assim, diversos outros treinadores e terapeutas FAP consideram mais adequado aplicar o modelo *ACL* contingente ao comportamento problemático ocorrido em sessão.

Assim, por exemplo, se um cliente deprimido com pensamentos paranoicos se recusa a fazer uma autorrevelação em função de temer o julgamento do terapeuta, dizendo "Você não vai me entender", o terapeuta pode aplicar uma solicitação corajosa de engajamento em progresso, pedindo ao cliente que fale mais sobre essa expectativa e, após qualquer expressão aparentemente sincera e genuína do cliente, responder de forma reforçadora, validando as experiências do cliente e demonstrando entendimento.

Acredita-se que seja útil para o cliente ter a consciência sobre seus comportamentos problemáticos aumentada, ser acolhido pelo terapeuta quando se engaja neles e ser direcionado para o crescimento com amor e empatia, mais que ser alvo de punição ou de estratégias baseadas em ignorar com a intenção de talvez promover uma extinção. O repertório novo que surge pode substituir os problemáticos sem a necessidade de criar efeitos negativos dos processos para sua supressão. Essa abordagem é coerente com a visão behaviorista radical da relação terapêutica desenvolvida para a FAP (Follette et al., 1996).

Além de aplicar o modelo *ACL* de maneira técnica nas sessões de FAP, o repertório de consciência pode ser trabalhado com exercícios de consciência plena. Diversos modelos para a orientação da prática com os clientes podem ser encontrados na literatura especializada (Germer et al., 2015), porém será apresentado a seguir um desenvolvido com base na experiência do autor e conhecimento de diversos modelos, o qual pode ser lido pelo terapeuta para os clientes.

"Você pode fechar os olhos e se tranquilizar, eu vou permanecer em minha cadeira e você apenas seguirá os comandos que conseguir e concordar. Vá trazendo sua atenção e concentração para sua respiração, tentando perceber o que acontece conforme você respira (pausa). Repare nas mudanças nas narinas, na garganta e no tronco (pausa). Tente se manter concentrado por um pequeno tempo (pausa). Perceba que naturalmente você se distrai e começa a prestar atenção em pensamentos. Está tudo bem, apenas traga sua atenção novamente para sua respiração e tente mais uma vez se manter atento a ela (pausa). Perceba que o movimento de se distrair e recuperar a concentração pode ser feito sem autocrítica e sem nenhuma culpa (pausa).

Muito bem, podemos seguir para um próximo passo. Peço agora que tente utilizar seus pensamentos para relaxar partes de seu corpo. Pode ser mais fácil para você tentar imaginar que está derretendo em direção ao chão. Comece tentando relaxar pés, panturrilhas e coxas (pausa). Continue relaxando quadril, área pélvica e períneo (pausa). Tente soltar abdome, estômago e lombar (pausa). Agora peito, costelas e cervical (pausa). Ombros, braços e mãos (pausa). E, para terminar, pescoço, rosto e cabeça.

Agora vamos ao passo final do exercício e eu gostaria que você tentasse prestar atenção a seus pensamentos (pausa). Veja e ouça tudo o que surge para você neste momento, sem tentar controlar ou fugir de nenhuma lembrança, imagem, palavra ou sensação (pausa). Caso tenha algum pensamento que não goste, está tudo bem, apenas permaneça em sua presença e tente sentir sua respiração e relaxar seus músculos (pausa). Muito bem, vá se preparando agora para abrir os olhos e me contar como foi sua experiência."

Esse texto pode ser utilizado para conduzir um exercício inicial durante as sessões, para o cliente levar uma cópia e tentar praticar em casa ou em qualquer

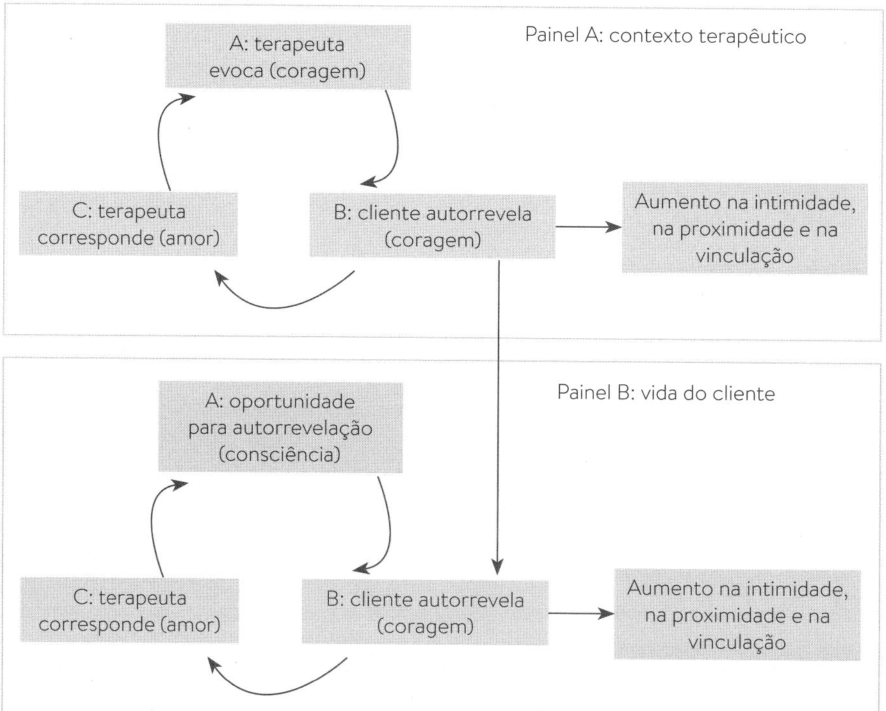


**Figura 1** Modelo de vinculação social para a psicoterapia analítica funcional (FAP) ou modelo consciência, coragem e amor.

momento que o terapeuta julgar adequado em termos de praticar o autoconhecimento ou induzir um estado físico de relaxamento e tranquilidade.

## FERRAMENTAS ESSENCIAIS

No Apêndice A do segundo manual (Tsai et al., 2008), há uma ferramenta fundamental para o registro durante as sessões de FAP. É o Formulário de Conceituação de Caso (FCC) para a FAP, que dispõe de alguns itens para conduzir o tratamento. Conforme sugerido pelos próprios autores, o formulário não deve ser utilizado de maneira engessada, sendo possível selecionar itens de acordo com o caso, alterar sua ordem de disposição, bem como modificar as respostas aos itens conforme surjam novas informações, o cliente tenha atingido objetivos propostos inicialmente ou por qualquer outra razão.

Além disso, as perguntas utilizadas por Holman et al. (2017) em seu capítulo sobre conceituação de caso são muito úteis. Assim, a Figura 2 consta de uma tabela com uma versão do FCC do autor deste capítulo, em que, na primeira coluna, a disposição dos itens foi reorganizada tendo em vista a ênfase em metas (ou comportamentos de progresso), em vez dos comportamentos problemáticos.

Na segunda coluna, foram adicionados comentários e perguntas para facilitar seu preenchimento, baseados na elaboração de Holman et al. (2017).Ainda, foi incluída uma terceira coluna com dados derivados de um caso real (o cliente concordou com a publicação, e os nomes foram substituídos por siglas aleatórias para preservar a identidade dos envolvidos).

Outra ferramenta considerada fundamental é a Escala de Consciência, Coragem e Responsividade (ECCR, Kuczynski et al., 2020), destinada à avaliação dos comportamentos-alvo da FAP, permitindo classificar o repertório para criação e manutenção de relacionamentos íntimos do respondente. Possibilita ainda um acompanhamento dos progressos do cliente se usado repetidas vezes ao longo do tratamento. O questionário apresenta 24 itens a serem respondidos, assinalando-se uma alternativa disposta em escala *Likert* de 7 pontos, variando entre nunca (1) a sempre (7). Os itens 1 a 5 correspondem ao construto *Consciência Sobre o Outro*, de 6 a 11, *Consciência Pessoal*, de 12 a 17, *Coragem* e de 18 a 24, *Responsividade*. O resultado da aplicação pode variar entre 0 e 168, quanto maior o valor, mais habilidades para relações íntimas reporta o respondente. A pontuação refere-se à soma dos valores assinalados na escala, de acordo com um construto específico ou o total de itens. Também pode ser útil verificar as respostas do cliente item por item, discutindo com ele formas de aumentar a frequência de respostas correspondentes na interação terapêutica e no cotidiano.

| Formulário de Conceituação de Caso da Psicoterapia Analítica Funcional | | |
|---|---|---|
| Dados demográficos | Nome, idade, profissão, filhos, gênero, orientação sexual | H, 40 anos, psicólogo, doutor, casado (M), pai de C (3 anos), curitibano, residente em São Paulo capital, possui diagnóstico e faz tratamento psiquiátrico para TDAH tipo combinado |
| Qualidades positivas e metas atuais do cliente | O que essa pessoa mais precisa fazer na vida agora? (Seja o mais específico possível em termos de comportamento. Lembre-se de que o comportamento inclui coisas aparentemente insubstanciais, como aceitar, acreditar, ter uma visão e assim por diante.)<br>O que é mais importante para essa pessoa praticar, no momento da terapia, para obter o máximo da sessão? | 1. Destravar a produtividade laboral; 2. Sentir-se bem; 3. Tranquilizar-se; 4. Analisar entraves; 5. Concentrar-se; 6. Diminuir autocrítica; 7. Reestruturação econômica; 8. Melhorar situação conjugal; 9. Manter calma e assertividade constantes; 10. Autocompaixão; 11. Ouvir o outro (inclusive o terapeuta) |
| História relevante | Como esse comportamento faz sentido dada a história do cliente? | O cliente se lembra de ser hiperativo e distraído desde a infância e considera que desenvolveu um repertório de evitar exigências sociais normais a fim de proteger os próprios sintomas. Atualmente, sente-se perdido no casamento, desempregado e com muitas tarefas (trabalho) acumuladas e por fazer/entregar. Evita procurar pessoas e foge delas, as quais estão aguardando os trabalhos que lhe foram solicitados. A esposa é muito bem-sucedida profissionalmente, dispõe dele para apoio em todas as atividades domésticas e para o cuidado do filho de 3 anos do casal. É também bastante irritada e exigente com as dificuldades para as quais H está procurando ajuda. |

**Figura 2** O Formulário de Conceituação de Caso da psicoterapia analítica funcional (FAP) com os itens reorganizados, comentários e exemplo clínico real para facilitar seu preenchimento (*continua*).

| Formulário de Conceituação de Caso da Psicoterapia Analítica Funcional | | |
|---|---|---|
| | | Já foi cliente de outra terapeuta FAP e considerou que o foco nas questões de casal funcionou como esquiva de uma terapia centrada em ajudar com a concentração e a adesão às tarefas laborais |
| Problemas relacionados | Como esta pessoa evita fazer o comportamento-alvo ou o que ela faz que deve ser substituído pelo comportamento-alvo? Como esse comportamento-problema surge em sessão? | No cotidiano, os problemas do cliente aparecem como permanecer assistindo a vídeos de política e economia quando poderia estar dedicando-se ao trabalho laboral. Durante as sessões, distrai-se com diversos assuntos, detalhes não fundamentais e discordâncias/adição de comentários ao que diz o terapeuta |
| Variáveis independentes (antecedentes, mantenedoras e/ou mediadoras) | Qual é a função desse comportamento específico? (Descreva da perspectiva do cliente.) | O cliente acredita que o engajamento nas distrações ocorre porque seu repertório de manter um trabalho contínuo sem o contexto acadêmico de suporte (p. ex., as cobranças de um orientador) não foi trabalhado, isto é, a função corresponde a um déficit comportamental |
| Intervenções e avaliações planejadas | Quais são as coisas mais importantes que você deve fazer em sessão com este cliente? | Consciência plena. Observar e bloquear autocrítica. Apresentação de conceitos de autocompaixão. Dar modelo de flexibilidade laboral<br>Monitoração de comportamentos-alvo do cotidiano. Orientação conjugal |
| Qualidades positivas e metas atuais do terapeuta | O que você deve estar disposto a experimentar e aceitar para implementar essas intervenções? | Eu me vejo como uma pessoa com tolerância alta às dificuldades de comportamento do cliente. Possuo bastante experiência clínica com casos de TDAH. Sou praticante de consciência plena há quatro anos. Estou disposto a conjugar o trabalho de monitoria positiva do desenvolvimento de um repertório laboral com um tratamento com orientação conjugal, cuidando para não me desviar da queixa primária |

**Figura 2** (*continuação*) O Formulário de Conceituação de Caso da psicoterapia analítica funcional (FAP) com os itens reorganizados, comentários e exemplo clínico real para facilitar seu preenchimento.

Embora o trabalho de Kuczynski et al. (2020) não inclua normalização, as estatísticas obtidas com base em sua amostra foram utilizadas para derivar níveis clínicos, limítrofes e positivos de resultados. A Tabela 1 exibe uma classificação de acordo com os resultados na escala, em que os níveis de resultados foram organizados com base na média e no desvio-padrão obtidos. Assim, valores ao redor da média correspondem ao nível limítrofe, enquanto valores pelo menos um desvio-padrão menores que a média correspondem ao nível clínico e pelo menos um desvio-padrão acima da média ao nível positivo.

Na experiência prática, os clientes são avaliados inicialmente com valores em nível clínico e, conforme o tratamento avança e o cliente progride, pontuações mais altas são obtidas, em geral, a alta do tratamento coincide com o momento em que o cliente começa a atingir resultados no nível positivo.

| **Escala de consciência, coragem e responsividade**<br>(Kuczynski et al., 2020; versão em português de Rodrigo N. Xavier) | | | | | | | |
|---|---|---|---|---|---|---|---|
| Identificação: ____________ Pontuação CO: ___ CP: ___ Co:___ Re:___ T:___ | | | | | | | |
| Instruções: para me ajudar a compreender como você tem conduzido seus relacionamentos nesta última semana, incluindo o dia de hoje, leia atentamente cada afirmação e assinale o espaço correspondente à melhor descrição de seu padrão de comportamento atual. | | | | | | | |
| Estou ciente dos momentos em que é apropriado ser cuidadoso, solidário e amoroso com os outros | 1 | 2 | 3 | 4 | 5 | 6 | 7 |
| Sou capaz de compreender profundamente os outros. | | | | | | | |
| Faço perguntas a outras pessoas para que me ajudem a entender exatamente o que está acontecendo | | | | | | | |
| Estou ciente dos momentos em que os outros estão tentando ser cuidadosos, solidários e amorosos comigo | | | | | | | |
| Eu posso antecipar desejos e necessidades das pessoas | | | | | | | |
| Eu percebo a forma como as outras pessoas afetam meus sentimentos | | | | | | | |
| Eu sei quando estou fazendo algo importante para mim | | | | | | | |
| Eu percebo como o que sinto afeta o que faço | | | | | | | |
| Estou ciente do que faz eu me sentir vulnerável | | | | | | | |

**Figura 3** Escala de consciência, coragem e responsividade traduzida livremente para o português (*continua*).

| Escala de consciência, coragem e responsividade | | | | | | | |
|---|---|---|---|---|---|---|---|
| Estou atento às minhas reações ou respostas aos outros enquanto as realizo | 1 | 2 | 3 | 4 | 5 | 6 | 7 |
| Estou atento a meus sentimentos enquanto os sinto | | | | | | | |
| Eu não deixo um conflito me impedir de alcançar aquilo que tem valor para mim | | | | | | | |
| Se há um bom motivo para encarar algo que me é desconfortável, eu encaro | | | | | | | |
| Arrisco-me a sentir desconforto para melhorar minhas relações com os outros | | | | | | | |
| Ajo por aquilo em que acredito mesmo sentindo medo ou dúvida | | | | | | | |
| Eu persevero mesmo quando está difícil continuar | | | | | | | |
| Estou disposto a ser vulnerável nos relacionamentos | | | | | | | |
| Eu ajo compassivamente para com os outros quando estão em necessidade | | | | | | | |
| Eu expresso amor para com quem eu me importo | | | | | | | |
| Eu apoio os outros quando precisam | | | | | | | |
| Eu crio momentos de calor e conexão com os outros | | | | | | | |
| Eu demonstro para as pessoas que eu entendo como elas se sentem quando estão passando por lutas | | | | | | | |
| Quando as pessoas próximas a mim me demonstram amor, eu também demonstro | | | | | | | |
| Eu sou capaz de demonstrar amor e carinho aos outros apenas com meu olhar, minhas expressões faciais e na hora certa | | | | | | | |

**Figura 3** (*continuação*) Escala de consciência, coragem e responsividade traduzida livremente para o português.

Kuczynski, A. M., Kanter, J. W., Wetterneck, C. T., Olaz, F. O., Singh, R. S., Lee, E. B., Stowe, T. J., Mazzucchelli, T. G., Mier-Chairez, J., Maitland, D. W. M., Manbeck, K. E., & Corey, M. D. (2020). Measuring intimacy as a contextual behavioral process: Psychometric development and evaluation of the Awareness, Courage, and Responsiveness Scale. *Journal of Contextual Behavioral Science, 16*, 199-208.

Um último comentário sobre a ECCR envolve sua utilização em conjunto com o FCC e o formulário de Avaliação Cotidiana do Cliente (descrito a seguir), pois os itens da escala podem ser selecionados e incluídos nesses outros instrumentos como metas a serem trabalhadas com o cliente. Assim, é possível acompanhar os progressos do cliente de maneira bem alinhada com os objetivos delineados na escala.

**Tabela 1** Normalização para a Escala de consciência, coragem e responsividade

| | Consciência sobre o outro | Consciência pessoal | Coragem | Responsividade | Total |
|---|---|---|---|---|---|
| Nível clínico | ≤ 22 | ≤ 26 | ≤ 23 | ≤ 30 | ≤ 100 |
| Nível limítrofe | 23-30 | 27-35 | 24-33 | 31-43 | 101-144 |
| Nível positivo | ≥ 31 | ≥ 36 | ≥ 34 | ≥ 44 | ≥ 145 |

Finalmente, uma ferramenta que também considero essencial é o formulário de Avaliação Cotidiana do Cliente (ACC) do sistema *Functional Ideographic Assessment Template* – FIAT (Callaghan, 2006). Com ela, pode-se tentar promover a generalização dos objetivos para o ambiente cotidiano do cliente, como também registrar e avaliar os progressos.

O ACC foi desenvolvido para monitorar algum dos comportamentos descritos no sistema FIAT, porém pode ser utilizado para monitorar qualquer objetivo clínico definido com o cliente. Assim, após selecionar qual comportamento-alvo vale a pena ser generalizado e avaliado, ele deve ser descrito claramente, de maneira que o cliente saiba exatamente a que o formulário se refere, no campo "Meta". Segue-se anotando as demais informações conforme solicitadas no próprio texto do ACC. Ao trazer as anotações para a próxima sessão, terapeuta e cliente podem discutir as dificuldades e os progressos, dando especial ênfase aos processos em sessão provocados pelo relato sobre os objetivos do cotidiano, como sentimentos do cliente ao relatar reações emocionais do terapeuta ao ouvir etc.

As ferramentas aqui revistas podem ser úteis para a aplicação dos princípios comportamentais, objetivando uma ênfase interpessoal, principalmente quando se está iniciando no trabalho como terapeutas ou que se tenha aderido à FAP recentemente.

**Avaliação Cotidiana do Cliente**

Identificação: ______________________________ Data: ________________

Você irá preencher este formulário dependendo do que foi acordado com seu terapeuta. Então, por favor, marque "Sim" se sua meta surgiu de alguma forma neste dia, ou "Não" em caso contrário.

Por favor, preencha cada caixa para cada dia. Escreva a data em frente ao dia, começando com a data de hoje.

Em cada caixa, circule "D" se você teve alguma dificuldade com sua meta, "P" se você foi capaz de fazer algum progresso ou circule ambas se teve tanto uma dificuldade como um progresso. Se não houve mudanças, circule "NHM".

No espaço à frente de cada dia, comente brevemente sobre o que ocorreu com esta meta.

Traga este formulário preenchido para sua próxima sessão com seu terapeuta.

**Meta:**

| | | | |
|---|---|---|---|
| Dia 1 (hoje) | Data:<br>__/__/__ | Sim? Não?<br>D P NHM | ____________________<br>____________________ |
| Dia 2 | Data:<br>__/__/__ | Sim? Não?<br>D P NHM | ____________________<br>____________________ |
| Dia 3 | Data:<br>__/__/__ | Sim? Não?<br>D P NHM | ____________________<br>____________________ |
| Dia 4 | Data:<br>__/__/__ | Sim? Não?<br>D P NHM | ____________________<br>____________________ |
| Dia 5 | Data:<br>__/__/__ | Sim? Não?<br>D P NHM | ____________________<br>____________________ |
| Dia 6 | Data:<br>__/__/__ | Sim? Não?<br>D P NHM | ____________________<br>____________________ |
| Dia 7 | Data:<br>__/__/__ | Sim? Não?<br>D P NHM | ____________________<br>____________________ |

**Figura 4** Formulário de Avaliação Cotidiana do Cliente.

## REFERÊNCIAS


1. Busch, A. M., Kanter, J. W., Callaghan, G. M., Baruch, D. E., Weeks, C. E., & Berlin, K. S. (2009). A micro-process analysis of functional analytic psychotherapy's mechanism of change. *Behavior Therapy*, *40*(3), 280-290.
2. Callaghan, G. M. (2006). The Functional Idiographic Assessment Template (FIAT) System: For use with interpersonally-based interventions including Functional Analytic Psychotherapy (FAP) and FAP-enhanced treatments. *The Behavior Analyst Today*, *7*, 357-398.
3. Cordova, J. V., & Scott, R. L. (2001). Intimacy: A behavioral interpretation. *The Behavior Analyst*, *24*(1), 75-86.

4. Follette, W. C., Naugle, A. E., & Callaghan, G. M. (1996). A radical behavioral understanding of the therapeutic relationship in effecting change. *Behavior Therapy*, *27*, 623-641.
5. Germer, C. K., Siegel, R. D., & Fulton, P. R. (2005). *Mindfulness and psychotherapy*. Guilford.
6. Haworth, K., Kanter, J. W., Tsai, M., Kuczynski, A. M., Rae, J. R., & Kohlenberg, R. J. (2015). Reinforcement matters: A preliminary, laboratory-based component-process analysis of Functional Analytic Psychotherapy's model of social connection. *Journal of Contextual Behavioral Science*, *4*(4), 281-291.
7. Holman, G., Kanter, J., Tsai, M., & Kohlenberg, R. (2017). *Functional Analytic Psychotherapy made simple*: A practical guide to therapeutic relationships. New Harbinger.
8. Kanter, J. W., Holman, G., & Wilson, K. G. (2014). Where is the love? Contextual behavioral science and behavior analysis. *Journal of Contextual Behavioral Science*, *3*(2), 69-73.
9. Kohlenberg, R. J., & Tsai, M. (1991). *Functional Analytic Psychotherapy*: A guide for creating intense and curative therapeutic relationships. Plenum.
10. Kuczynski, A. M., Kanter, J. W., Wetterneck, C. T., Olaz, F. O., Singh, R. S., Lee, E. B., Stowe, T. J., Mazzucchelli, T. G., Mier-Chairez, J., Maitland, D. W. M., Manbeck, K. E., & Corey, M. D. (2020). Measuring intimacy as a contextual behavioral process: Psychometric development and evaluation of the Awareness, Courage, and Responsiveness Scale. *Journal of Contextual Behavioral Science*, *16*, 199-208.
11. Tsai, M., Kohlenberg, R.J., Kanter, J., Kohlenberg, B., Follette, W., & Callaghan, G. (2008). *A guide to Functional Analytic Psychotherapy*: Awareness, courage, love and behaviorism. Springer.
12. Wetterneck, C., & Hart, J. M. (2012). Intimacy is a transdiagnostic problem for Cognitive Behavior Therapy: Functional Analytical Psychotherapy is the solution. *Journal of Behavioral Consultation and Therapy*, *7*(2-3), 167-176.

# 3

# Valores com crianças e adolescentes: uma discussão à luz da ACT e do desenvolvimento

Tauane Paula Gehm
Fátima Cristina de Souza Conte

As psicoterapias comportamentais têm estado cada vez mais atentas ao alcance que elas deveriam e poderiam ter, assim como empenhadas em afetar positivamente a qualidade de vida daqueles que as buscam. Sabe-se que o que é qualidade de vida ou o que é valoroso para alguém, para além do que é necessario à sobrevivência, é idiossincraticamente definido. Esse aspecto tem sido bastante ressaltado com base na chegada das terapias contextuais, especialmente a Terapia de Aceitação e Compromisso (ACT).

A ACT surgiu no final da década de 1980 e foi bastante influenciada pelas descobertas então recentes sobre linguagem e cognição (embora não relacionadas diretamente na época pelos autores), que vieram a organizar-se como Teoria das Molduras Relacionais (RFT) (O'Brian et al., 2008). Na visão da ACT, processos verbais e linguísticos podem ser determinantes no estabelecimento de um padrão psicológico inflexível, o que dificultaria ao individuo estabelecer e manter compromisso com ações que lhe possibilitariam construir uma vida significativa e valorosa (O'Brian et al., 2008). Esses processos comportamentais inflexíveis seriam responsáveis por boa parte do sofrimento humano psicológico. Assim, o foco da abordagem está na promoção de *flexibilidade psicológica*, definida como a habilidade de estar em contato com o momento presente (de maneira completa, consciente e sem esquivas disfuncionais), de forma a estar sensível às contingências presentes e ciente dos comportamentos possíveis e, então, fazer escolhas comportamentais que contemplem os valores propostos (Hayes et al., 2006). Dito de outra forma, a flexibilidade psicológica está relacionada às escolhas de ações que possibilitem àquele indivíduo caminhar em direção àquilo que lhe é caro, valoroso, significativo.

Valores, assim, foram propostos como um dos pilares da ACT e referem-se, como descrito por Luoma et al. (2007), a direções de vida que são livremente escolhidas (i.e., sem uso de controle aversivo), almejadas e verbalmente construídas. É comum as pessoas se referirem aos valores como aquilo que dá sentido à sua existência, faz seus olhos brilharem e que, metaforicamente, configura-se como a seta da bússola que lhes indica para onde devem caminhar. Valorizar, valorar, identificar, descrever o que se valoriza e agir em direção a valores são comportamentos.

Ferreira et al. (2019) propõem uma aproximação à operacionalização do conceito, definindo valores como "qualidades estáveis e abrangentes do comportamento, descritas pelo sujeito em termos de *augmentals*, que estabelecem função reforçadora positiva para seu próprio comportamento" (p.184). O aspecto estável e abrangente sugere que um mesmo valor (por exemplo, gentileza ou ser gentil) tende a manter-se constante ao longo do tempo e a permear diferentes campos da vida da pessoa (ser gentil com a família, com os colegas de trabalho, com os animais etc.). Enquanto *augmentals*, por sua vez, alteram ou estabelecem a função do próprio comportamento, de forma que seja possível torná-lo intrinsecamente reforçador, dada a relação que é verbal e arbitrariamente estabelecida entre ele e o valor especificado, isto é, ao incluir aquele comportamento em uma classe funcional relacionada àquele valor. Portanto, uma vez que alguém estabelece "gentileza/ser gentil" como valor, os comportamentos a ele associados (por exemplo, ajudar um idoso a atravessar a rua seria "ser gentil") podem se tornar intrinsecamente reforçadores, mesmo que antes fossem neutros ou aversivos. Comportar-se em direção aos valores configura-se, portanto, como regra que, além de descrever uma relação entre o comportamento e as consequências, favorece a discriminação e estabelece uma operação motivacional (OM) verbal.

Valores, nesse caso, são distintos de metas. Metas possuem fins específicos – "ajudar a mãe a fazer as compras mensais de supermercado" pode ser uma meta alcançada ou não. Valores não são "alcançáveis", mas, sim, contínuos. Ainda que a mãe, por exemplo, se recuse a ter a ajuda do filho e a meta seja inviabilizada, o simples ato de oferecer ajuda seria uma ação intrinsecamente reforçadora por sua associação com o valor de ser gentil, a despeito do comportamento da mãe de aceitar ou não a ajuda. Assim, os valores indicam direções comportamentais para o indivíduo e tornam as respostas que ele emite e que o aproximam de seus valores intrinsecamente reforçadoras positivas (a despeito de serem antes neutras ou negativas). Assim, são regras que adquirem tanto funções discriminativas como motivacionais.

Agir sob controle de valores, então, da forma como proposto na ACT, seria uma classe comportamental de ordem superior complexa, que tem componentes verbais e não verbais e podem ser discriminados por estarem imbrincados nas ações do indivíduo, mesmo antes de serem verbalmente especificados por ele. Podem adquirir funções motivacionais, tornando determinados comportamentos intrínseca e arbitrariamente reforçados por meio de processos verbais. O trabalho do terapeuta com valores não é, portanto, tarefa simples e pressupõe que o cliente tenha um repertório linguístico sofisticado, uma linguagem suficientemente desenvolvida para aprender a identificar e descrever os valores em termos de regras verbais que, então, passem a funcionar como *augmentals*, alterando o valor reforçador de determinados comportamentos.

Adaptações da ACT para crianças e adolescentes, populações em franco processo de desenvolvimento do repertório verbal, têm sido propostas nos últimos anos (Swain et al., 2015; Fang & Ding, 2020). Porém, como mencionado por Hayes (2008, p.11), "o trabalho sobre aceitação e atenção plena com crianças ainda está em sua infância". E completou dizendo "o trabalho com crianças levará terapeutas e pesquisadores a novos modos de intervenção. [...] Isso só pode expandir nosso campo, se princípios científicos não forem deixados para o lado de fora" (p. 16). Quando se trabalha com crianças ou adolescentes, os aspectos que devem nortear as intervenções dos terapeutas precisam ser associados não apenas à teoria psicoterápica ou suas bases estritas, mas também devem respeitar as particularidades dessa população, considerando, sobretudo, aspectos relacionados a seu desenvolvimento. Como trabalhar, então, "valores" com crianças e adolescentes, respeitando tanto os princípios da ACT como os distintos momentos de seu desenvolvimento? Discutir esses aspectos é o objetivo deste capítulo.

## DESENVOLVIMENTO DOS VALORES

Whittingham e Coyne (2019) sugerem que os valores se desenvolvem de acordo com alguns elementos envolvidos em sistemas motivacionais inatos – ou seja, próprios de nossa espécie. Nas palavras delas:

> muitos dos valores mais comuns agrupam-se em torno de elementos-chave dos nossos sistemas motivacionais evoluídos – valores em torno de estar presente para nossos filhos, ser compassivo e cuidadoso, agir com integridade, senso de justiça ou equidade, por exemplo, estão relacionados ao nosso sistema afiliativo evoluído em termos de parentesco e vínculos afiliativos que envolvem reciprocidade (Gilbert, 2009). Valores em torno da exploração e da aprendizagem se relacionam ao nosso sistema de acionamento evoluído. (p.260)

Para as autoras, portanto, mesmo os bebês carregam as sementes para o desenvolvimento de valores, derivados desses sistemas motivacionais filogeneticamente determinados para a espécie. Ou seja, apesar de não se conseguir identificar neles valores enquanto processos verbais complexos, tal como definido pela ACT, elas sugerem que pode haver, desde o início da vida, um tipo rudimentar desse conceito de valor, chamado protovalores, sobre os quais os valores podem se desenvolver posteriormente no decorrer da história de vida de cada um e, em especial, em paralelo com o desenvolvimento da linguagem.

Trata-se de uma teoria interessante, porém, que não explica de que forma esses sistemas motivacionais evoluídos se manifestam (ou se desenvolvem ou atuam) na ontogênese. Também seria plausível pensar que valores, enquanto processos verbais complexos, são construídos fortemente influenciados por contingências socioverbais e culturais, sem que haja, necessariamente, para isso, mais que a presença da "semente" relacionada aos estímulos reforçadores incondicionados.

A despeito dos questionamentos levantados, é possível pensar que, enquanto processo comportamental verbal, os repertórios de "valorizar", "discriminar o que é valorizado", "agir sob a gerência desses" podem ser modelados ao longo da história de vida de cada pessoa, o que nos permite pensar em contingências que podem favorecer aproximações sucessivas a esses comportamentos. Inclusive, em decorrência de processos socioculturais típicos, é provável que algumas dessas contingências, de forma não necessariamente programada, ocorram com mais frequência ao longo de determinadas faixas etárias. E, ainda que possa parecer simples, lançar luz e descrever essas contingências, favoráveis ao desenvolvimento dos citados repertórios, pode ajudar, e muito, a planejar pelo menos uma forma de ensino desses repertórios a pessoas que não foram expostas às mesmas situações (por exemplo, adultos com história de negligência na infância, pessoas com atrasos no desenvolvimento etc.) e, especialmente, a crianças e adolescentes.

O início do processo de aquisição da linguagem começa antes mesmo do nascimento, com a familiarização aos estímulos verbais. Por meio de um processo chamado de aprendizagem por familiarização, que ocorre nos primeiros meses de vida pré e pós-natal, estímulos a que o bebê/feto é exposto com frequência acabam por adquirir valor reforçador – a língua de origem é um desses estímulos, com estudos mostrando que os bebês, já ao nascimento, reagem mais à língua materna que a outras línguas (Mehler et al., 1988; Moon et al., 1993), bem como têm seus padrões sonoros de choro alterados em função da língua de origem (Mampe et al., 2009). Por volta dos 9 meses, espera-se que o bebê apresente atenção compartilhada, repertório que favorecerá a nomeação de objetos e o estabelecimento de relações de coordenação entre sons (palavras) e objetos concretos e lançará a criança para dentro do mundo simbólico, no qual o significado dos sons passará, então, a ter importância. Conforme o desenvolvimento da linguagem ocorre, a criança se torna capaz de estabelecer relações verbais cada vez mais complexas, e essas relações adquirem controle sobre os comportamentos da própria criança. Por exemplo, diante da emissão sonora da frase "a mamãe vai trabalhar e volta na hora do jantar", algumas crianças podem começar a ter comportamentos como chorar, reagindo a esse som como a ausência (ou a iminência da ausência) real da mãe, mesmo sem entender o conteúdo de sua fala ponto a ponto. A Teoria das Molduras Relacionais auxilia muito na compreensão desses processos (Dymond & Roche, 2012).

Desde o princípio, é comum (em condições desejáveis) que os pais ou outros cuidadores comecem a descrever para o bebê/a criança as preferências que observam neles – "olha só, você adora frutas", "parece que você gosta de escuro, ficou mais calminho quando eu fechei a janela", "que sorriso lindo, também senti saudade de você!". Algumas dessas descrições podem ser mais ou menos precisas, a depender da discriminação dos cuidadores das reações que o bebê/a criança externaliza diante de determinados eventos – por exemplo, sorrisos, gritos de alegria, frequência/intensidade da movimentação corporal, cessação do choro etc. Muitas crianças, contudo, aprendem a responder mais fortemente sob controle daquilo que o adulto quer ouvir e/ou ensinar para ela que sob controle de estimulação interna relevante. Por exemplo, imagine um pai ou uma mãe que tenha medo de que o segundo filho seja diagnosticado com transtorno do espectro do autismo (TEA) tal como o primeiro, e, diante de qualquer aproximação física do segundo filho a alguém, afirme para ele "você adora interagir com as pessoas, não é mesmo?". Na tentativa de afastar a possibilidade do diagnóstico, em vez de se basear apenas nos sinais de satisfação da própria criança, acaba sendo pouco sensível aos sinais que ela emite. É possível que essa criança cresça e reproduza a regra ensinada pelos pais, definindo-se como uma profunda adoradora de interações sociais, ainda que suas reações fisiológicas diante de encontros sociais não sejam compatíveis com aquelas que ocorrem em situações prazerosas.

Assim, a precisão da auto-observação e das descrições sobre o próprio comportamento aberto e encoberto e das contingências envolvidas por parte da criança e do adolescente depende da estimulação que os cuidadores e os demais membros de sua comunidade verbal promovem e do quanto consideram os eventos contextuais e os comportamentos que ela apresenta. Quanto mais precisas e relacionadas à estimulação relevante, melhor para a criança e para o adolescente. E, por vezes, o trabalho do terapeuta com o cliente, visando a modelagem de valores, começa por aqui.

Com o tempo, a criança/o adolescente passa a emitir também frases como "eu gosto de frutas", "eu sinto saudades de você", "eu adoro o escuro". A depender dos processos de aprendizagem que ocorreram, essas frases podem estar predominantemente sob controle de eventos internos (sensações orgânicas, sentimentos de "gostar", "adorar" ou de "saudade") ou predominantemente sob controle social (quando ela reproduz uma fala por ter aprendido que esse comportamento gera consequências sociais positivas ou evita punições). É importante que o terapeuta identifique sob controle de que estimulação estão as falas e ajude o cliente a colocá-las sob controle daquilo que é apropriado. Aprender a descrever preferências (gosto, não gosto, prefiro etc.) sob controle de estímulos internos é um repertório-chave para formação de um *self* seguro e, mais à frente, para conseguir descrever ou formular verbalmente seus valores, em conexão com seus encobertos e não sob controle coercitivo.

Outro papel importante dos cuidadores é incentivar a exploração do bebê, da criança e do adolescente, para que, assim, ele possa ter a oportunidade de viver diferentes experiências e entender o impacto delas sobre si mesmos. Conforme pontuado por Whittingham e Coyne (2019), "durante a infância e a adolescência, as crianças não estão apenas no processo de descobrir o que valorizam, mas também estão aprendendo a rastrear seus próprios comportamentos consistentes com valores de seus mundos sociais em rápida expansão" (p.261). Para rastrear, é necessário explorar diferentes possibilidades. Dessa forma, quando crianças, adolescentes ou mesmo pessoas de outras faixas etárias chegam aos consultórios e dizem que não sabem quais são seus valores, é possível que (1) elas não entendam o que é chamado valores, (2) elas estejam se esquivando de responder a essa pergunta, (3) elas não saibam discriminar e/ou descrever aquilo que valorizam, ou (4) elas tenham um contexto de vida tão empobrecido a ponto de não terem tido a chance de experimentar situações suficientes para, com base nisso, entenderem o que é valoroso para elas.

No início do processo de clarificação de valores, é comum que as crianças aprendam a identificar primeiro as esferas valorosas da vida (família, escola, amigos, espiritualidade, lazer etc.), mas não as qualidades de ações valorosas em si mesmas. Elas podem dizer que amam sua família, seus amigos, seu quarto, mas terão mais dificuldade em discriminar que adoram estar presentes na vida de quem elas amam (o que se aplicaria a amigos e família) ou que gostam da privacidade/do momento consigo mesmas que o quarto proporciona. Inclusive, é comum que mesmo alguns adultos parem por aí no grau de detalhamento da descrição daquilo que valorizam, não tendo, muitas vezes, vivenciado contingências que os ensinassem a discriminar o aspecto comum que integra diversas experiências valorosas, vividas em variadas esferas. Ainda que, com frequência, para muitos, a descrição mais precisa desses padrões só seja ensinada em um contexto mais específico, como o vivido na psicoterapia[1], outros são expostos a contingências favoráveis a essas aprendizagens quando são adolescentes. Nessa fase, é esperado que já haja um bom repertório de abstração e que repertórios de raciocínio dedutivo e formulação de hipóteses estejam em franco desenvolvimento, auxiliando na discriminação e na descrição de relações mais complexas entre eventos, como aquelas envolvidas nos valores (Hayes, 2008).

A adolescência, tal como vivida na sociedade atual, é marcada por uma busca de identidade, sendo comum que os pares reforcem comportamentos do adolescente de questionar aquilo que foi estabelecido como importante até então, sobretudo pela família. Nesse contexto de busca por identidade, o psicoterapeuta pode encontrar maior abertura para questionar o valor por trás de determinados comportamentos. Também se observa uma tendência à maior frequência de comportamento exploratório, o que possibilita a descoberta de novos valores (Siegel, 2016). Conforme pontuado por Whittingham e Coyne (2019, p.294),

> de uma perspectiva evolutiva, a experimentação da adolescência, juntamente com uma maior identificação com os pares em vez de com os pais, desempenha um papel crucial na inovação geracional, por meio da transmissão horizontal dentro dos fluxos evolucionários comportamentais e simbólicos. Nossa flexibilidade como espécie baseia-se na capacidade de cada geração de construir, sobre sua herança cultural, inovando e imaginando o mundo de novo. No final da adolescência, os protovalores emergentes podem se assemelhar cada vez mais aos valores adultos em complexidade e escopo. Eles também podem começar a se estabilizar.

Whittingham e Coyne (2019) sugerem, assim, que, até a adolescência, seja comum que uma pessoa ainda tenha apenas protovalores (i.e., formas rudimentares e incompletas de valores), enquanto os valores, em toda a sua complexidade, só começariam a surgir no final da adolescência/início da idade adulta. De toda forma, é interessante compreender valores como um complexo repertório com classes comportamentais funcionais de ordem superior a serem

---

1 Durante o processo psicoterápico, essas descrições podem ser ensinadas antes mesmo da adolescência. É comum que, após um período de psicoterapia, as crianças aprendam a descrever com precisão aquilo que valorizam em cada momento.

modeladas, em que a velocidade e a adequação desse processo dependerão da estimulação ambiental, incluindo-se aqui a estimulação psicoterapêutica. Assim, não haveria uma idade fixa para o aparecimento de um repertório final que possa ser identificado como "valores", bem como seria possível que mesmo um adulto que não tenha passado por esse processo de aprendizagem não apresente esse repertório.

Outro ponto a ser ponderado é que quanto mais as pessoas estão nos extremos da vida (infância, adolescência e velhice), maiores são as mudanças ambientais pelas quais elas passam. Nesse sentido, é possível que diante de mudanças frequentes nos repertórios/nas limitações e nos ambientes vividos, os valores possam mudar com mais frequência e sejam, portanto, menos "estáveis" nessas fases que em outras. Ainda que menos estáveis, contudo, pode ser bastante benéfico trabalhar para que a pessoa identifique "valores" e aprenda a identificá-los e a relacioná-los com ações com eles comprometidas, da maneira mais autônoma possível. Na infância e na adolescência, aprender a reconhecer o que é valoroso e a agir sob controle disso será útil e protetivo por toda a vida, ainda que o conteúdo do valor mude. Por sua vez, na velhice, identificar novos valores pode ser extremamente útil na manutenção de uma vida com qualidade, sobretudo por ser esse um contexto em que as mortes das pessoas amadas são mais frequentes, assim como doenças, dificuldades físicas e outros eventos adversos.

Ainda no que tange a valores, é importante ressaltar novamente que a descrição dos valores em termos de *augmentals* (aumentadores), que estabelecem o valor reforçador de alguns comportamentos, dependerá fortemente do desenvolvimento verbal de cada um e da aprendizagem da apresentação de coerência entre o comportamento verbal e não verbal. Assim, mesmo que uma criança tenha clareza verbal de quais são seus valores, talvez não consiga comportar-se sob controle deles, sobretudo fora do contexto psicoterápico. Isso pode ocorrer seja pela dificuldade de associar seus valores a determinadas ações, em contextos distintos, seja pela falta de um treino de coerência entre o dizer e o fazer; ou ainda pela presença de contingências de reforçamento conflitantes. Por exemplo, uma criança pode não se dar conta, sem intermediação de um psicoterapeuta ou de outro adulto treinado, que fofocar sobre os colegas, ridicularizando-os, é algo incoerente com seu valor de "ser respeitoso". Ou, mesmo que se dê conta disso, o comportamento de opor-se ao grupo ou afastar-se dele em momentos de fofoca pode não ter ainda, de fato, se tornado intrínseca e positivamente reforçado. Além disso, mesmo que sua propriedade reforçadora intrínseca tenha se estabelecida, essa pode não ter ainda força suficiente para concorrer com o reforçamento positivo dispensado pelo grupo para os comportamentos de "fofocar".

Dessa forma, dadas as condições impostas por seus desenvolvimentos, é provável que, em geral, as crianças (e mesmo alguns adolescentes) tenham menos possibilidade de estabelecerem sozinhas relações como ser respeitoso e afastar-se dos colegas em momentos de fofoca, pois isso dependeria de discriminação mais acurada e da formação de classes funcionais mais sofisticadas. Esse contexto deve levar o terapeuta que atende esse público a explorar com ele vários exemplares, bem como fortalecer o desenvolvimento de relações causais entre falar e fazer. Dito de outra forma, é preciso um treino extenso, em diferentes contextos, com diferentes exemplares, para que o cliente aprenda a fazer essas relações de forma mais autônoma (sem intermediação do psicoterapeuta ou de outro adulto) e a generalizar ou incluir novos comportamentos em uma classe funcional relativa ao valor em foco. Portanto, embora os repertórios desenvolvidos de discriminar valores, estabelecer relações entre valores e ações comprometidas e estabelecer relações causais arbitrárias entre o falar e o fazer não sejam impossíveis nos menores, são mais frequentemente observados nos adultos. Assim sendo, é comum que as crianças e os adolescentes precisem de mais auxílio do terapeuta. Seja como for, entendendo valores como fenômeno comportamental a ser modelado, enquanto psicoterapeutas, é preciso ir de encontro do repertório de entrada do cliente (crianças, adolescentes ou adultos) para adaptar o processo da modelagem às suas condições e necessidades, sem pressupor padrões etários rígidos.

## ESTRATÉGIAS DE CLARIFICAÇÃO DE VALORES

Como procurou-se destacar, mesmo com indivíduos muito novos e/ou com pouco repertório verbal, é possível realizar o processo de modelagem dos repertórios de discriminar, descrever, escolher e agir sob controle de valores. Pode-se começar o processo de modelagem descrevendo a eles o que se observa e que parece trazer impacto positivo sobre eles mesmos, por exemplo, ao apontar coisas como "eu percebo como você sorri mais quando está com seus amigos", "seu olhar muda quando você está brincando de construir coisas comigo aqui na clínica", "você adora estar com a mamãe, não é mesmo?". O sofrimento psicológico também é um importante indicador daquilo que é valoroso para a pessoa, mesmo no início da vida. As coisas que são mais valorosas, também são aquelas que mais mobilizam sofrimento. Sendo assim, enquanto psicoterapeutas, também é possível a dedicação ao sofrimento da criança, buscando o valor que está ali relacionado. Conte e Gehm (2021) descrevem que uma estratégia útil para isso é o psicólogo

> incluir as metas ou objetivos ou mesmo as falas parciais e simplificadas das crianças sobre valores dentro de classes comportamentais de ordem superior. Por exemplo, uma criança pode dizer que não quer mais que seus pais briguem tanto com ela e o terapeuta pode ajudá-la a ampliar sua proposta para "manter relações com os pais ou com outras pessoas que sejam mais afetuosas, legais etc.", buscando formular uma regra de maneira que ela entenda que o que está sendo proposto é que, ao invés de trocas coercitivas, suas relações com os demais deveriam se dar sob controle de contingências reforçadoras positivas.

Com crianças/adolescentes com repertório verbal de falante/ouvinte já mais avançado, a literatura pontua outras estratégias que podem ser utilizadas (Black, 2022; Hayes & Ciarrochi, 2015): observar a galeria do celular dos clientes e entender o que eles mais fotogram (e talvez valorizam), pedir que os clientes selecionem aquilo que valorizam com base em uma lista de possíveis valores, perguntar o que eles mudariam/fariam se tivessem uma varinha mágica, pedir que desenhem um coração e escrevam as coisas que são importantes dentro dele, solicitar ao cliente que desenhe e/ou descreva a família perfeita, entre outras estratégias. Aqui, serão descritas algumas estratégias que temos adotado na clínica para trabalhar com a clarificação de valores com crianças e adolescentes.

A primeira delas foi baseada em um exercício apresentado por Coyne e Rivera, durante um *workshop* conduzido no pré-congresso da Association for Contextual Behavioral Science (ACBS) de 2022. Trata-se de pedir ao cliente que nomeie para o terapeuta um personagem de livro, filme, desenho, história ou mesmo um personagem criado por ele que o "prenda" (ou prenderia, se existisse) – ou seja, ele passaria horas assistindo a esse personagem, lendo suas histórias ou pensando nele. Em seguida, pede-se que o cliente descreva o máximo de características possíveis desse personagem (por exemplo, é forte, sempre dá a volta por cima, é amoroso, é corajoso etc.) – idealmente, coletam-se pelo menos 10 características. Depois, pede-se que a pessoa selecione, entre as características descritas, duas ou três que escolheria ter (ou manter, caso já tenha) se pudesse. Por fim, pergunte o que o impede de ter as características selecionadas. É muito comum que, ao selecionar essas características, o cliente descreva aquilo que é valoroso para si. Na grande maioria dos casos, os personagens que nos prendem são aqueles que têm características que depõem sobre nós e nossos valores – e ao falar sobre o que nos impede de ter essas características, é comum que sejam descritos os próprios padrões de esquiva experiencial. Com os clientes mais novos também é possível utilizar essa estratégia, adaptando ao objetivo, um livro chamado *O melhor livro do mundo* (Canizales, 2019), que vai conduzindo a criança a descobrir que história gostaria de ter e, ao final, apresenta uma lista de personagens e suas características, sugerindo que a criança escolha algum deles. Ambas as estratégias têm a vantagem de se comunicar com o universo lúdico, de fantasia, no qual as crianças e, muitas vezes, os adolescentes estão imersos, sendo uma atividade frequentemente prazerosa para eles e esclarecedora para terapeutas[2].

Importante considerar, contudo, que essas e outras atividades acabam interferindo na formação de vários repertórios comportamentais propostos pela ACT (como o *self* enquanto contexto, aceitação, desfusão e o estar em contato com o momento presente), além dos próprios repertórios de clarificação de valores e do estabelecimento e seguimento de ações comprometidas, cabendo ao terapeuta selecionar o foco que é relevante naquele momento para o processo daquele cliente. Uma das estratégias usada para trabalhar valores, e que acaba mobilizando vários processos, é o uso da boneca russa (*matrioska*). A ideia é recriar a linha da vida utilizando bonecas russas não pintadas e pedindo que, na menor de todas, a criança/o adolescente pinte a si mesmo(a) quando bebê; na segunda menor, pinte a si mesmo(a) um pouco maior e assim por diante, até que na penúltima boneca (a segunda maior de todas), pinte a si mesmo(a) como se vê atualmente. Na última delas (maior de todas), desenhe, então, como gostaria de ser e/ou estar na vida. Enquanto as pinturas são feitas, o tempo é aproveitado para conversar com o cliente sobre como ele/ela era em cada uma das fases de vida. Pode-se, inclusive, fazer apenas uma boneca em cada sessão, com o intuito de aumentar o tempo de contato com a própria história e seus desejos, suas metas e seus valores. É interessante manter essas bonecas no consultório ao longo do processo psicoterápico, de forma a poder recorrer a esse recurso de tempos em tempos, ao longo das sessões.

A boneca se configura como um recurso concreto com base no qual se pode trabalhar diversos repertórios propostos pela ACT, facilitando, dada essa característica, a compreensão dos processos de flexibilidade com as crianças e adolescentes e mesmo adultos cujos repertórios de abstração não estão completamente desenvolvidos. Para trabalhar a desfusão, por exemplo, pode-se pegar a boneca "atual" (segunda maior) e colocar todas as menores dentro (que representam o passado).

---

2 Considerando o repertório médio observado nas crianças, *O melhor livro do mundo* tem produzido bons resultados na prática clínica com crianças entre 5 e 8 anos. A utilização com crianças a partir de 3 anos de idade foi bem-sucedida, porém, em casos de repertório verbal bastante desenvolvido considerando a média etária.

DIÁLOGO COM PACIENTES

Você vê que quando chacoalhamos a boneca que representa você atualmente, algo dentro dela faz barulho? A voz que fica em nossa cabeça, nos julgando, nos aconselhando, nos intimidando é como esse barulho, que se baseia em todas as experiências que já tivemos, ou em todas as bonecas que já fomos [aqui começa-se a trabalhar desfusão e *self*-como-contexto]. Por incrível que pareça e por mais cruel que a voz soe, é uma voz que tenta nos proteger de reviver algumas dores. Mas sabe qual é o problema? As bonecas do passado, fechadas dentro de nós, não enxergam o momento atual, elas se baseiam naquilo que já vivemos e são muitas vezes insensíveis ao fato de que as coisas mudaram. Cabe à boneca atual, ou, em outras palavras, a nós no aqui e agora, olharmos para o ambiente atual e ficarmos sensíveis a ele [aqui é trabalhado o contato com o momento presente] para fazermos as melhores escolhas. O segundo problema é que, muitas vezes, a voz da nossa cabeça, ou o barulho dentro da boneca, nos dá conselhos que nos afastam daquilo que queremos ser (boneca maior). Então, para tomarmos as melhores decisões, talvez precisemos escutar quem gostaríamos de ser [clarificação de valores] e como adaptar esses valores ao momento atual [ações comprometidas com valores no momento presente]

Considere-se uma cliente fictícia, Maria, de 9 anos, com história de *bullying* e atual mudança de escola. Seria possível imaginar o diálogo a seguir.

DIÁLOGO COM PACIENTES

Maria: Todos são chatos na nova escola. Eu quero ir lá só para estudar e, depois, voltar para casa. Não vale a pena falar com eles.

Terapeuta: Sabe de quem está me parecendo essa voz? Daquela bonequinha que sofreu muito com amizades no ano passado. [Terapeuta trabalha desfusão.]

Maria: É... e daí? Eles não valem a pena...

Terapeuta: E daí que isso te afasta daquilo que você quer ser... Lembra que, na boneca maior, você se desenhou como alguém que tinha amigos e era feliz nessas amizades? [Terapeuta evoca valores, por meio da figura da boneca maior.]

Maria: Sim, mas eles não valem a pena...

*(continua)*

### DIÁLOGO COM PACIENTES (*continuação*)

Terapeuta: O que no comportamento deles faz você pensar que eles não valem a pena? O que você observou eles fazendo? [Terapeuta trabalha contato com o momento presente.]

Maria: Sei lá, eles ficam rindo nas aulas, ficam com cara fechada... sei lá!

Terapeuta: E o que você sente quando eles fazem isso?

Maria: Raiva, muita raiva... quero sair dali e ir pra casa.

Terapeuta: Eu entendo sua raiva. Caras fechadas e risadas já sinalizaram muitas coisas difíceis para você. Parece que essa é a voz da Maria-do-ano-passado-que-sofreu-*bullying* tentando te proteger, não é mesmo? [Terapeuta trabalha aceitação e desfusão.]

Maria: Sim! E ela está certa! Não vou quebrar a cara novamente...

Terapeuta: Se você soubesse que esses colegas se tornariam grandes amigos, valeria a pena correr o risco de quebrar a cara? [Terapeuta trabalha clarificação de valores.]

Maria: Sim, mas não tenho como saber...

Terapeuta: Não... aquilo que é mais valoroso pra gente sempre é o que mais pode nos machucar. Aí fica a escolha: você pode se proteger para sempre e também não ter amigos ou lutar por aquilo que te faz feliz, mesmo com a possibilidade de se machucar.

Maria: Eu queria ter amigos, mas é difícil...

Terapeuta: Eu sei, querida! E se começássemos aos poucos? Podemos pensar em um pequeno passo, respeitando esse medo, mas também nos comprometendo a arriscar um pouquinho para fazer amigos. Não sei, talvez você possa chegar 5 minutos mais cedo para dar a chance de alguém falar com você, ou talvez possa dizer "oi" na chegada, ou simplesmente observar do que eles estão rindo. O que você acha que seria fácil para você fazer? [Terapeuta trabalha compromisso com valores.]

Maria: Nada! [risos] Brincadeira! Ficar na minha cadeira e observar do que eles estão rindo parece algo fácil de fazer. Posso tentar...

Terapeuta: Fechado!

Ao final do exercício, é possível observar que já está planejada uma ação comprometida com valores. Quando se começa a modelagem desse repertório, é preciso pensar em respostas que não tenham um custo muito alto para o cliente e com probabilidade reduzida de punição. A ideia é de que, muito paulatinamente, o custo e o risco sejam aumentados. É importante considerar que mesmo respostas "fáceis" já se configuram como ação comprometida e dirigem o cliente para um caminho valoroso, precisando ser consideradas enquanto tal e positivamente reforçadas.

Outro exemplo de estratégia utilizado para identificar valores com as crianças e os adolescentes é baseada na fantasia descrita por Oaklander (1980), em que o terapeuta propõe à criança a realização de uma viagem para explorar uma caverna. Nessa aventura, ao identificar uma caverna distante e de difícil acesso, a criança tem o desejo de ter asas e voar como um pássaro até lá e, surpreendentemente, tem seu desejo atendido! Ao adentrar a caverna, encontra dentro dela um corredor com muitas portas, cada com um nome de alguma pessoa. Finalmente, encontra uma com seu nome. Nesse momento tem a perceção de que, ao abrir essa porta, encontrará seu lugar, o mundo que deseja. A criança é então estimulada a abrir a porta, observar esse espaço, com todos os seus detalhes e, depois, sem falar nada, desenhar o que viu, de sua forma e sem críticas e, só então, descrevê-lo ao terapeuta[3]. No caso de exploração de valores, em parceria com a criança e pautados em seu desenho e em sua descrição, procuram-se aspectos que permitam ajudá-la a identificar e descrever valores e que, posteriormente, possam adquirir funções motivacionais e discriminativas para ações comprometidas.

Muitas vezes, também são encontrados, a partir dessa viagem fantasiosa, elementos que ajudam a ter mais clareza sobre os sofrimentos da criança e seus determinantes. Esse foi o caso de Sofia (nome fictício), de 10 anos de idade, filha única e que morava com seus pais; as queixas apresentadas por eles sobre ela, no início da terapia, estavam relacionadas à ansiedade, comportamento opositor a seus comandos e dificuldades para fazer e manter amigos. Sofia, já em processo terapêutico, aceitou a proposta de realizar essa fantasia e o fez de maneira bastante cooperativa. Ao final, apresentou à terapeuta um desenho que continha três ilhas bem separadas: a primeira estava ligada à segunda por uma ponte, e a segunda estava ligada à terceira da mesma forma, mas a primeira e a terceira não tinham uma ponte de ligação direta.

Na ilha maior e central, ela se desenhou com um grupo de amigos, um cachorro, brinquedos e, mais destacados, televisão, celular e *videogame*. Sua ilha tinha também flores, árvores e uma casa. Em cada um dos dois outros círculos, desenhou, alternativamente, cada um dos pais, cujas ilhas não se conectavam diretamente. À medida que foi explicando e respondendo às perguntas da terapeuta, feitas após seu relato espontâneo inicial, disse que não gostaria de morar com nenhum de seus pais, que eles brigavam frequentemente e muitas vezes por conta de sua "desobediência", o que a fazia sentir-se culpada. Contu-

3 Oaklander (1980) traz uma descrição minuciosa desse procedimento, que tem se mostrado muito útil para evocar e eliciar muitos comportamentos clinicamente relevantes, assim como cuidados que o terapeuta deve ter no fazer uso de fantasias na terapia infantil.

do, muitas vezes não conseguia se controlar, não obedecia ou respondia mal e explosivamente a eles. Achou que seus pais não brigariam se cada um ficasse em sua ilha, sem pontes para ligação direita e só podendo comunicar-se por meio de sua ilha. Interessantemente, as pontes tinham portas que só ela poderia abrir, colocando seu contato com cada um deles e o contato entre eles sob seu controle.

Aqui, as contingências vivenciadas pela criança/pela família e a perspetiva da criança sobre seu contexto familiar se tornaram mais claras. Mais especificamente, ela descreveu um contexto familiar no qual presenciava muitas brigas entre os pais e era acusada de causá-las em vários momentos. Além disso, descreveu os pais como bastante inconsistentes em sua conduta com ela, dando-lhe ordens incessantemente, por vezes, incoerentes. Também, segundo ela, eles lhe faziam restrições excessivas quanto aos encontros com amigos fora do ambiente escolar e ao uso de telas, inclusive, muitas vezes, retirando o pouco acesso que tinha como forma de punição. A família era bastante isolada socialmente. Raramente valorizavam suas ações e, embora dissessem muitas vezes que a amavam, essa fala costumava seguida por "mas não aproveita, não realiza o que poderia" ou por descrições do quanto eles precisaram "lutar com ela" para que realizasse suas obrigações e apresentasse o desempenho esperado.

Esse foi um momento de alta exposição da criança, carregado de muita emoção, no qual a terapeuta procurou acolher e validar com ternura e compaixão (muito emocionada também) o relato, muito importante para todo o processo terapêutico, uma vez que trazia "ganchos" para encaminhá-lo em várias direções. No caso em questão, várias outras sessões se deram em que foi possível, de forma lúdica, ajudar a criança a analisar as relações entre seus comportamentos opositores e determinantes ambientais, seus limites e suas responsabilidades, tanto na ocorrência de conflitos entre os pais como na solução desses conflitos. Aos poucos, também foi sendo introduzido um questionamento reflexivo em direção a "valores".

Inicialmente, essa abordagem teve como propósito ajudá-la a entender que poderia construir um mundo não exatamente como aquele que desenhou, mas parecido: um mundo no qual pudesse ter um pouco mais dos ingredientes principais presentes ali. Posteriormente, como "detetives espertas", era possível descobrir como isso poderia se tornar factível. A seguir, é descrito o relato de momentos iniciais da introdução dessa etapa.

DIÁLOGO COM PACIENTES

Terapeuta: Vamos olhar seu desenho e o que você colocou nele?

Sofia: Amigos, minha cachorrinha, eu... eu não tenho muitos amigos...

Terapeuta: Parece que sua carinha mudou quando falou de não ter muitos amigos... ficou um pouquinho mais séria... triste, talvez? Mas me fale você, como se sente tendo menos amigos que você gostaria?

Sofia: Como você sabe dessas coisas? Descobre tudo... [risos] [Seria uma esquiva experiencial?]

Terapeuta: [risos] Aos poucos, você vai descobrir meus "truques". Mas, me conte, como se sente para eu ver se adivinhei dessa vez... [Terapeuta bloqueia uma possível esquiva.]

Sofia: Não gosto... Às vezes, fico triste... Às vezes, com raiva...

Sofia segue falando sobre o assunto, contando quem se aproxima dela e vice-versa, de quem não gosta e o porquê, de momentos difíceis etc. A terapeuta considera suas falas com respostas que tentam demonstrar interesse, empatia, compreensão. Por fim diz:

Terapeuta: Bem, parece que ter amigos é um ingrediente importante para colocarmos no mundo que você quer construir, não é? A amizade... [Terapeuta clarifica valores.]

Sofia: Hum-hum [concordando]

Terapeuta: Vamos escrever aqui então, aqui do lado do desenho "amizade"?

Sofia: Sim...

Terapeuta: Amizade está aqui, então, e o que mais?

E assim segue-se a interação que finaliza relacionando os "ingredientes", valores, que foram "amizade", "relacionamento legal com pais" (baseado em interações positivamente reforçadoras), "liberdade" (poder de escolha e autonomia). O passo seguinte foi levantar ações que pudessem ajudar a colocar esses ingredientes no seu mundo. Curiosamente, de pronto Sofia começou pelo relacionamento com os pais, dizendo que poderia obedecer mais a eles, embora muitas vezes não o fizesse "porque dava raiva" ou porque eles eram "muito chatos, toda hora mandando ela fazer uma coisa". Essas descrições ajudaram a terapeuta a perceber de maneira mais clara a supervisão estressante e aversiva que os pais faziam. Diante disso, a terapeuta propôs pegarem duas caixas e escreveram as ordens que os pais davam, separando as "importantes" das "não tão importantes", segundo seus valores. Assim, Sofia percebeu que, entre elas, tinha classificado como relevantes as relacionadas a "ir bem na escola" e que ela poderia querer coisas que os pais também queriam. Assim, ir bem na escola também ganhou o *status* de "ingrediente importante, valoroso" para ela. Dessa forma, quando ela "fizesse as tarefas, estudasse para avaliações, organizasse seu material para o dia seguinte, dormisse o tempo necessário para aprender etc.", por mais chato que fosse e mesmo que os pais continuassem muito "mandões" e achassem que ela estava "apenas" obedecendo a eles, ela saberia que ela fazia porque tinha escolhido. Isso levou à ampliação do conceito de "liberdade", especificando que seria próximo de "fazer o que a gente escolhe sem que alguém obrigue a gente" (sem coerção).

Sofia tinha também a expectativa de que se "obedecesse" ou fizesse o que era importante com mais independência, as brigas em casa diminuiriam e os pais ficariam "mais legais", deixando ela usar mais as telas e estar com os amigos. A terapeuta seguiu com intervenções que a ajudassem a perceber que isso poderia não acontecer, até mesmo porque eles estavam "acostumados" a dar muitas ordens e o quanto, mesmo assim, seria importante e difícil (se eles não mudassem muito) seguir na direção de seus sonhos. Em contrapartida, perguntou se ela acreditava que os pais também achavam importantes as direções que ela havia escolhido, ao que ela respondeu que sim. Então, a terapeuta se comprometeu a verificar com os pais e motivá-los a ajudarem a construir um mundo com os "ingredientes" que ela escolheu, fazendo "a parte deles", como esperar ela fazer o que ela se comprometeu, torcerem para ela conseguir, mostrando que ficaram felizes quando ela conseguia e dizendo, por exemplo "que pena que você não conseguiu isso, como a gente pode te ajudar a conseguir?", sem dar castigos quando ela não conseguia. Evidentemente, após essa etapa de identificação de valores e de ações comprometidas, foi preciso realizar um processo de modelagem do comportamento de seguir essas autorregras, apresentando o comportamento descrito mesmo na presença de impulsos contrários; do repertório de habilidades sociais para fazer amigos; de lidar mais assertivamente com os pais em vez de explodir ou ficar passiva com eles; entre outras ações. Para isso, inicialmente, a terapeuta trouxe para si a responsabilidade de consequenciar seus avanços, semanalmente, dispensando lembrancinhas e explicando que a função era ajudá-la a "lembrar-se de que está conseguindo" e a "não desistir".

No que se refere à tomada de ações comprometidas, Conte e Gehm (2021) esclarecem que é necessário que o terapeuta construa um planejamento especialmente cuidadoso de contingências, sobretudo, em casos em que os repertórios linguísticos do cliente ainda não estão suficientemente desenvolvidos. Com crianças e adolescentes, esse planejamento pode envolver o uso, inicialmente, de consequências arbitrárias e mesmo tangíveis para ações comprometidas com valores, muitas vezes mediadas por adultos, terapeutas e/ou cuidadores.

Agir sob controle de valores, com frequência, é ficar sob controle de consequências não palpáveis, intangíveis, atrasadas, de longo prazo (ou intrínsecas) e arbitrariamente estabelecidas. As crianças não têm ainda desenvolvimento suficiente para agir dessa maneira sem um processo de aprendizagem que tende a ser bastante longo e complexo, mas os terapeutas que com elas trabalham podem, ao lado dos pais, estruturar procedimentos para que isso se torne possível gradualmente.

## CONCLUSÃO

É possível trabalhar "valores" (ou o desenvolvimento de protovalores) com crianças e adolescentes adotando-se estratégias de modelagem compatíveis com seu desenvolvimento global e com os diferentes níveis de aquisição prévia desse repertório específico e de seus pré-requisitos. Contudo, não se pode esperar que essa população apresente um repertório final, nesse momento, com o mesmo nível de complexidade que adultos verbalmente competentes poderiam apresentar. Isso implica, sobretudo, numa flexibilização dos critérios de estabilidade e de descrição em termos *augmentals*, tal como na definição de Ferreira et al. (2019), bem como planejamento e apoio para manutenção dos valores declarados e das ações comprometidas.

Levando em consideração esse aspecto, é preciso que o terapeuta da criança e do adolescente esteja atento à participação dos pais no processo psicoterapêutico. Sabe-se que o repertório para lidar com o sofrimento psicológico que se está buscando desenvolver na ACT é bastante diferente do que é geralmente desenvolvido pelos indivíduos na comunidade socioverbal vigente. A tendência é que se aprenda como membros dessa cultura a se esquivar e a fugir de encobertos desagradáveis indiscriminadamente, ou seja, a realizar a esquiva experiencial generalizada e disfuncional. Essa esquiva, que, em princípio, é incompatível com valores e ação comprometida com valores, tende a aumentar cada vez mais esse sofrimento, tanto pelos efeitos do reforçamento negativo presente, como também por afastar cada vez mais a pessoa de contextos reforçadores positivos e, portanto, da construção de uma vida valiosa e significativa. Assim, pais provavelmente precisem também desenvolver um repertório pessoal que vá de encontro àquele que está sendo proposto a seu filho no processo terapêutico. Quanto mais eles aderirem e conseguirem atuar na situação cotidiana em apoio à modelagem, à manutenção e à generalização dos ganhos comportamentais de seu filho, melhor!

Ainda que se precise flexibilizar o grau de exigência quanto à complexidade do repertório com crianças e adolescentes e que se tenha de estar atentos a mais esses repertórios específicos dos pais, é importante trabalhar com o desenvolvimento de valores com essa população por diferentes motivos, alguns dos quais serão destacados. Em primeiro lugar, não por ordem de importância, esse repertório dificilmente se desenvolverá sem uma comunidade verbal que estabeleça contingências que o modelem. Inclusive, é possível que, em alguns casos, como se pode concluir pelo que foi mencionado, a psicoterapia seja o único ambiente da vida do cliente que providencie essas contingências. Em segundo lugar, porque esse repertorio é protetivo de várias maneiras, por exemplo, por ser incompatível com o desenvolvimento da esquiva experiencial generalizada e disfuncional. É protetivo, ainda, pelo processo de desenvolvimento de subclasses comportamentais que estão implicadas nele, como o desenvolvimento de um *self* saudável, do autoconhecimento, do autocontrole e do autogoverno, entre outros, colocando crianças e adolescentes em uma postura ativa e consciente (não passiva e automática) diante de contingências e do contexto que os cercam, o que pode estender-se para outros momentos da vida.

Ainda em relação a esse segundo ponto, é importante destacar que desenvolver valores tem relação com sonhar com a vida que se quer ter e com buscar caminhos para realizar esses sonhos. Nesse sentido, torna-se fator de proteção, principalmente em casos de maior negligência ambiental, presença de ambientes adversos e história com experiências traumáticas, ao dar à criança/ao adolescente um norte, uma direção para construção de uma vida mais significativa. Paralelamente, pode promover mais resiliência e esperança no enfrentamento de seus desafios, à medida que essa criança/esse adolescente se vê atuando, caminhando passo a passo, em direção a seus valores.

Em terceiro lugar, pautar a terapia nos valores tende a tornar o processo psicoterápico ainda mais interessante para a criança, permitindo que os objetivos e as intervenções sejam mais entendidos e consentidos por ela e não apenas pela família, além de facilitar a convergência de metas e objetivos entre eles.

Finalizando, cabe agora aos terapeutas e/ou aos pesquisadores, encontrar os caminhos para, na clínica, realizar essa proposta de psicoterapia com crianças e adolescentes e com seus cuidadores com propriedade. Também é preciso encontrar meios de avaliar o quanto, de fato, as estratégias respondem às necessidades dessa população e aproxima dos terapeutas os valores que regem e dão sentido à prática, enquanto analistas do comportamento.

## REFERÊNCIAS

1. Black, T. D. (2022). *ACT for treating children*: The essential guide to acceptance and commitment therapy for kids. New Harbinger.
2. Canizales, E. (2019). O melhor livro do mundo. Telos.
3. Conte, F. C. S., & Gehm, T. P. (2021). ACT com crianças: desafios e possibilidades. In: Oshiro, C. K. B., & Ferreira, T. A. S. *Terapias contextuais comportamentais*: análise funcional e prática clínica. Manole. E-book.

4. Dymond, S., & Roche B. (2012). *Advances in relational frame theory and contextual behavioral science*. New Harbinger.
5. Fang, S., & Ding, D. (2020). A meta-analysis of the efficacy of acceptance and commitment therapy for children. *Journal of Contextual Behavioral Science, 15,* 225-234. https://doi.org/10.1016/j.jcbs.2020.01.007
6. Ferreira, T. A. S., Simões, A. S., Ferreira, A. R., & Dos Santos, B. O. S. (2019). What are values in clinical behavior analysis? *Perspect Behav Sci, 43*(1), 177-188. doi: 10.1007/s40614-019-00219-w.
7. Hayes, L. L., & Ciarrochi, J. V. (2015). *The thriving adolescent*: Using acceptance and commitment therapy and positive psychology to help teens manage emotions, achieve goals, and build connection. New Harbinger.
8. Hayes, S. C. (2008). Third-wave behavior therapies for children and adolescents: progress, challenges, and future directions. In: L. A. Greco, S. C. Hayes, editores. *Acceptance & mindfulness treatments for children & adolescents*: a practioner guide. Harbinger, 11-19.
9. Hayes S. C., Luoma, J. B., Bond, F. W., Masuda, A., & Lillis, J. (2006). Acceptance and commitment therapy: model, processes and outcomes. *Behaviour Research and Therapy, 44*(1), 1-25.
10. Luoma, J. B., Hayes, S. C., & Walser, R. D. (2007). *Learning ACT: An acceptance and commitment therapy skills-training manual for therapists.* New Harbinger.
11. Mampe, B.; Friederici, A. D.; Christophe, A., & Wermke, K. (2009). Newborns' cry melody is shaped by their native language. *Current Biology, 19*(23), 1994-1997. https://doi.org/10.1016/j.cub.2009.09.064
12. Mehler, J.; Jusczyk, P.; Lambertz, G.; Halsted, N.; Bertoncini, J., & Amiel-Tison, C. (1988). A precursor of language acquisition in young infants. *Cognition, 29,* 143-178.
13. Moon, C., Cooper, R., & Fifer, W. (1993). Two-day-olds prefer their native language. *Infant Behavior and Development, 16,* 495-500.
14. Oaklander, V. (1980). Descobrindo crianças. Sumus.
15. O'Brian, K. M., Larson, C. M., & Murrel, A. (2008). Acceptance and mindfulness for youth: It's time. In: Greco L. A., Hayes, S. C., editores. *Acceptance & mindfulness treatments for children & adolescents:* a practioner guide. New Harbinger, 20-38.
16. Siegel, D. J. (2016). *Cérebro adolescente*: o grande potencial, a coragem e a criatividade da mente dos 12 aos 24 anos. Versus.
17. Swain, J., Hancock, K., Dixon, A., & Bowman, J. (2015). Acceptance and commitment therapy for children: A systematic review of intervention studies. *Journal of Contextual Behavioral Science, 4,* 73-85.
18. Whittingham, K., & Coyne, L. W. (2019). *Acceptance and commitment therapy*: The clinician's guide for supporting parents. Elsevier Academic.

# 4

# Considerações técnicas sobre a terapia de aceitação e compromisso

Michaele Terena Saban-Bernauer

Neste capítulo, serão apresentados algumas questões técnicas a respeito da condução clínica da terapia de aceitação e compromisso (ACT, da sigla em inglês de *Acceptance Commitment Therapy*, Hayes et al., 1999) como uma proposta alinhada aos princípios filosóficos do contextualismo funcional e da Teoria das Molduras Relacionais (RFT, da sigla em inglês *Relational Frame Theory*, Hayes et al., 2001).

A filosofia e a teoria não são apenas norteadores na clínica. São a forma de ver exercícios e metáforas, intervir na relação terapêutica e considerar a interação que ocorre dentro e fora do consultório.

O objetivo deste capítulo é apresentar a prática clínica da ACT de forma comportamental, contextual e relacional.

## SOBRE O CONTEXTUALISMO FUNCIONAL E A CLASSE DE ESTÍMULOS

O contextualismo funcional é uma filosofia que observa o fenômeno sempre em relação a seu contexto. O contexto é atual e histórico (Pepper, 1942). Isso significa que uma ação do cliente que acontece, por exemplo, dentro do consultório em uma dada sessão, ocorre porque ele está no contexto de terapia, na presença do psicólogo, naquele dia específico. O conjunto de estímulos presente nesse arranjo é ocasião para uma dada ação do cliente (contar algo específico, chorar, ser simpático ou agressivo etc.). Mas o contexto também é histórico, isso significa que a ação do cliente teve uma história de aprendizado até chegar nesta edição particular: muitas ocasiões semelhantes (com um conjunto de estímulos da mesma classe funcional) nas quais o cliente veio emitindo uma resposta que foi sendo reforçada, mantida e construída no decorrer de sua vida.

Por exemplo, o caso da moça P. (nome fictício), diante de situações desafiadoras no trabalho que ela precisa assumir iniciativas, fica agressiva e na defensiva (não quer ouvir a opinião dos outros, para de se comunicar, responde de forma ríspida). Esse comportamento também aparece dentro da clínica, na interação com a psicóloga, opondo-se a comentários, sendo seca e irredutível. Considerando o contexto atual, seu comportamento pode parecer desproporcional, mesmo trazendo dificuldades para P. Porém o contexto histórico é bem elucidativo. P. viveu em um contexto familiar de abuso de álcool por parte do padrasto e vivenciou cenas de agressão dele perante seus irmãos, sua mãe e até ela própria. A cena simbólica é o padrasto alterado na mesa de jantar, espancando o meio-irmão, ela tensa querendo protegê-lo e sendo aconselhada por sua mãe a ficar quieta para não ser agredida ou "piorar as coisas". De certa forma, o contexto de trabalho mais hostil apresenta características semelhantes à agressividade vivenciada por anos na infância e o comportamento requerido de iniciativa conflita com seu histórico de se fechar, de ficar quieta, de não querer ouvir o que o outro está dizendo e de agressividade.

Para entender como essa transposição de cenas acontece, volta-se ao conceito de classe de estímulos. O comportamento humano, segundo a análise do comportamento, é a relação entre o indivíduo e o ambiente (Sério et al., 2004). O indivíduo age, as consequências de sua ação determinam se essa ação ocorrerá ou não em situações semelhantes no futuro. Por exemplo, uma criança conta algo a sua mãe, ela ouve com atenção e responde, em outras situações em que a criança está perto de sua mãe, provavelmente ela falará com a mãe. A atenção da mãe é a consequência que reforçou positivamente a ação de falar da criança, na presença da mãe. A presença da mãe é então um estímulo, ou um conjunto de estímulos, para a criança. O estímulo é uma alteração no ambiente, e não um objeto. No exemplo, a presença da mãe é um estímulo, não a mãe em si. E a relação com essa alteração produz a ação de falar da criança (ver a mãe e ir conversar).

A criança conhece outras pessoas e provavelmente engajará em uma conversa baseada na história que tem com a mãe, e caso obtenha atenção, a classe de estímulos "pessoas para conversar" vai crescendo, e a ação de falar vai aparecendo em outros ambientes. Claro que a resposta "conversar" vai se alterando, a forma como a criança fala, o que fala e os assuntos vão se moldando conforme a consequência que ela recebe em cada ambiente. Na escola falará sobre determinados assuntos, com amigos, outros, com a mãe, outros etc. Mas a classe de resposta "conversar" vai criando seu contexto histórico até chegar ao consultório. O cliente falará com o psicólogo dentro desse fluxo de respostas que no passado foi reforçado. A presença do terapeuta será um conjunto de estímulos que podem ser: aspectos físicos da sala, características físicas do terapeuta, gênero, idade, tom de voz etc. Muitas vezes a presença do terapeuta será o conjunto de estímulos que sinaliza alguém que cuidará do cliente, equivalendo a figuras maternas ou paternas, ou a médicos ou cuidadores. Ou mesmo outros estímulos como as situações difíceis que o cliente vem enfrentando antes de chegar no consultório. Todas essas alterações podem exercer influência na forma como o cliente falará. O que determinará o conjunto de estímulos que o cliente fica sob controle é sua história de reforçamento e de punição e as relações que a pessoa aprendeu a fazer.

Assim, a primeira vez que o cliente fala e age na clínica é o espelho mais claro de como sua história vem sendo. Conforme a interação cliente e terapeuta ocorre, o terapeuta reforçará determinadas falas, assuntos e ações do cliente e sua ação levemente se enviesará aos reforços do terapeuta. Essa alteração é leve, pois o contexto histórico e atual da vida do cliente geralmente exerce mais influência que o terapeuta. A ponto da cliente P., que geralmente é simpática com a terapeuta, chega agressiva e na defensiva quando vivencia na semana uma situação que contém algumas características dos estímulos de sua história com violência. Emerge então a classe de respostas "falar de forma agressiva e na defensiva" com a terapeuta. Nesse sentido, é uma oportunidade de ver a raiz de parte de um comportamento que é como se a cliente estivesse interagindo na mesa de jantar com seu padrasto muitos anos atrás.

Segundo a análise do comportamento, sempre há emissão de respostas que foram já reforçadas. O "motivo" de se agir de determinada forma é porque no passado, em situações semelhantes, nossas ações foram reforçadas. Nesse sentido, sempre há reações a situações do passado, agindo como se as situações anteriores "funcionaram". Assim aspectos relevantes de nossas histórias, como a forma de criação, os contextos culturais, como foi o aprendizado de amar e ser amado, relacionamentos e produtividade, tudo isso ecoa em situações novas, as quais tenham de alguma forma elementos e características das alterações ambientais do passado. Da mesma forma, eventos traumáticos, punições, supressões, perdas, abandonos, negligências, desamores e outras dores geram comportamentos de fuga e esquiva e certas sensibilidades emocionais.

Pode-se observar que as pessoas geralmente sofrem de forma semelhante em diferentes contextos de acordo com sua raiz de sofrimento, de como "aprenderam a sofrer". A situação hostil de trabalho de P. poderia caracterizar um contexto de desafio para alguém com outra história de medo ou de revolta. Por isso, as classes de estímulo são as alterações ambientais e não os objetos ou as situações concretas. A situação concreta é o ambiente hostil no trabalho, essa alteração na vida de pessoas com histórias diferentes ocasionará a percepção de aspectos diferentes da situação concreta e reação de forma diferente e emocional e em termos de ações abertas. Porque a situação é, na verdade, uma janela destravada pelo conjunto de alterações no ambiente que revela uma raiz de comportamento e sua história, uma janela para o passado.

E como abrir essa janela? Como entrar e trabalhar quando essa janela se abre? Como trabalhar quando P. aparece brava e defensiva? Segue neste capítulo o instrumento conceitual que é a RFT e suas chaves para janelas.

## TEORIA DAS MOLDURAS RELACIONAIS (RFT)

Todos os animais formam classes de estímulos. Sem essa possibilidade, um organismo iria interagir com o ambiente e em seguida seria como se tivesse "esquecido tudo", começando sua interação do zero. Porém os animais não humanos formam classes de estímulos com propriedades físicas semelhantes. Isto é, as classes são formadas nos processos de reforçamento considerando as características físicas das situações. O ser humano tem a possibilidade de fazer as classes de estímulos com propriedades físicas, bem como arbitrárias (simbólicas). Isso significa que nossos organismos têm maior capacidade de relacionar eventos. Essa capacidade foi selecionada filogeneticamente e está relacionada à sobrevivência do ser humano por meio de sua convivência em grupo, necessidade de fala, comunicação, proteção e controle do ambiente. Nas palavras de Villatte et al. (2016):

> Em algum momento nos últimos cem mil anos, os seres humanos modernos começaram a criar relações simbólicas que lhes permitiam juntar coisas e separá-las mentalmente; reconhecer semelhanças e detectar diferenças; para criar analogias e prever resultados. De origens humildes em simples atos de nomeação, emergiu uma coleção de capacidades surpreendentes e exclusivamente humanas – para analisar e planejar, atribuir e comparar valores, imaginar futuros que nunca foram experimentados, ser autoconsciente e adotar o ponto de vista dos outros, visualizar. Esses comportamentos são referidos em outras tradições como comportamentos simbólicos, processos cognitivos de ordem superior ou funções executivas. Nós os chamamos de linguagem (p.26).

Linguagem ou a formação de classes de estímulos com propriedades arbitrárias foi estudado por Sidman, na área de equivalência de estímulos, quando ensinava um garoto a falar e escrever (1994). Em seus estudos, Sidman observou que um objeto, a palavra correspondente dita e escrita, fazia parte de uma mesma classe de estímulos funcionais. Isso é tão evidente que, quando uma palavra é falada, "entendemos" o que ela quer dizer naturalmente. Quando se lê a palavra "cachorro", compreende-se instantaneamente o que quer dizer. Mas esse estímulo "cachorro" não tem nada de semelhante fisicamente a um animal. O estímulo "cachorro" fisicamente são riscos. O som da palavra "cachorro" são ondas sonoras, vibrações. Riscos, vibrações e animal não têm propriedades físicas semelhantes, o que aconteceu é que fomos treinados a responder de forma similar a esses estímulos. Por isso o termo arbitrário. Foi convencionado que chamaríamos essa espécie de animal de cachorro, e que riscos dessa forma significaria "cachorro". Em outra língua tem outros sons e outras formas para retratar o mesmo animal. Na área de equivalência de estímulos, foi estudada essa possibilidade de relacionar diferentes estímulos físicos como equivalentes e esse é o princípio da linguagem.

A RFT chama este tipo de relação entre estímulo coordenação e descreve outros tipos de relação entre estímulos que os serem humanos podem fazer. Por exemplo, relações de oposição, de diferença, de comparação, espaciais, temporais, hierárquicas, de causas e dêiticas ou de perspectiva (Hayes et al., 2001). Essa categorização é a seleção de relações que nossa sociedade treina e tem implicações clínicas.

As relações de coordenação são a base da nomeação, da linguagem e do simbolismo. É o primeiro tipo de relação que os seres humanos fazem.

As relações de diferença são aquelas treinadas complementando as relações de coordenação. Quando se ensina que um "cachorro" ou "auau" é determinado tipo de animal, a criança começa a emitir "auau" para vários tipos de animal, como para um gato. Então os cuidadores corrigem a criança ensinando que aquele outro tipo de animal é um "gato" ou "miau". Assim a criança aprende que o "cachorro" é diferente do "gato". É importante para o desenvolvimento da linguagem as relações de igualdade/coordenação como as de diferença.

As relações de oposição são mais uma relação de diferença, porém específica. Essa relação indica que o estímulo possui propriedades em um espectro oposto do estímulo relacionado, por exemplo, claro e escuro, perto e longe, dia e noite.

As relações de comparação relacionam dois estímulos com base em uma propriedade, como maior, menor (tamanho), melhor (qualidade), mais rápido (velocidade) etc.

As relações temporais relacionam os estímulos perante o tempo, como antes, depois, ontem e mais tarde; e as relações espaciais relacionam eventos no espaço, como em cima, abaixo, do lado, ali etc.

As relações causais indicam relações de causa e consequência, por exemplo, "se você comer toda a comida poderá ter sobremesa", "quando chove, as plantas gostam", "preste atenção que você entenderá a tarefa".

As relações hierárquicas referem-se a pertencimento, por exemplo, "os dedos fazem parte da mão", "Minas Gerais é um estado do Brasil" e "pensamentos e sentimentos são eventos que acontecem dentro de uma pessoa". Esta última frase sintetiza um uso da relação hierárquica na terapia de estabelecer pensamentos e sentimentos como eventos que vêm e vão, pertencem à pessoa, mas não a define.

As relações de perspectivas são as últimas a serem aprendidas, pois envolvem relações de diferença entre "eu" e o "outro", relações espaciais "aqui" e "lá" e relações temporais "agora" e "então". A união desses três tipos de relação é a perspectiva única de um indivíduo em determinado local e tempo.

Essas relações são treinadas em diversas situações na vida de uma pessoa, assim uma criança aprende após várias tentativas o "significado" de igual, diferente e oposto e relaciona eventos com base nessas relações. Em termos técnicos, diz-se que a criança aprendeu a emitir uma resposta relacional arbitrariamente aplicada, isto é, responder a uma relação, que pode ter propriedades físicas ou simbólicas que são relacionadas e podem ser aplicadas a qualquer conjunto de estímulos. Por simbólico ou arbitrário, significa que os estímulos não estão relacionados por suas propriedades físicas, e, sim, atribuídas e construídas pela comunidade verbal. Ensina-se que o som "cachorro" é coordenado com o animal cachorro, que o time Corinthians é melhor que o Santos, mesmo que isso não corresponda a um desempenho específico, e diz-se que só haverá felicidade se determinada situação acontecer, mesmo que a pessoa não tenha nunca passado por isso. Essas relações são aprendidas e transpostas para novas situações, formando uma rede de classe de estímulos, que altera suas funções e se molda a cada interação com estímulos pertencentes a essa rede. Se uma pessoa teve uma experiência muito satisfatória com um cachorro, haverá aproximação de outros cachorros, tenderá a ler histórias de cachorro. Se tiver aprendido que gato é o oposto de cachorro, então criará uma antipatia a gatos, se cavalos for diferente de cachorro, não saberá o que achar deles, e assim por diante para as outras classes de estímulos presentes na rede dessa pessoa. Essa nossa possibilidade de aprender tornou as pessoas muito aptas a interagir com o mundo, assim como trouxe dificuldades relacionadas à felicidade e a viver no momento presente.

A RFT tem inúmeras implicações para a compreensão do sofrimento humano e para o manejo clínico. Este capítulo explicitará uma possível utilização entre muitas.

## NA PRÁTICA CLÍNICA

Agora com alguns conceitos da RFT e dos tipos de relações, será discutida a janela para o passado. Quando se olha para um cliente e um terapeuta conversando, a cena parece de duas pessoas falando. A proposta aqui é enxergar essa interação de forma bem específica.

## O respondente

Imagine que o(a) cliente chegue e irá começar a emitir vários comportamentos (cumprimentar, começar a contar fatos da semana, fazer comentários). O terapeuta observa esses comportamentos e, com sua análise do caso, observa respondentes. Respondentes são alterações emocionais que sinalizam um assunto importante para a pessoa. Podem aparecer como mudança no tom de voz, desviar o olhar, mexer-se ou qualquer alteração física. Às vezes, quem chora muito para de chorar ou quem não chora lagrimeja. Outras vezes a mudança corpórea pode ser bem sutil, como uma pausa na fala ou um tremor nos olhos. O comportamento respondente é um grande guia na observação das emoções e, consequentemente, em indicar o que é relevante para aquela pessoa.

No caso de P., a agressividade ao falar, a mudança de foco de visão desviando o olhar da terapeuta e a postura corporal sentada de lado indicavam uma grande janela para o passado. Mas qual passado? Como acessar a história desse comportamento? E o que fazer depois?

## As palavras como estímulos

O terapeuta então começa a investigar. Porém, a proposta é que essa investigação considere as palavras como estímulos, para que evoquem um tipo de resposta precisa. A seguir uma sequência de perguntas que são estímulos com dicas contextuais para evocar determinado tipo de relação, em um trecho de sessão.

### DIÁLOGO COM PACIENTES

Terapeuta: **O que aconteceu**? (Relação de coordenação: busca evocar o evento do contexto atual que gerou a agressividade.)

P: Estou com situações no trabalho e percebendo que aquela P. ativa e confiante está indo embora, e a P. que questiona, julga, coloca a métrica de suas ações na opinião dos outros está voltando.

Terapeuta: Mas **quando** foi isso? **Quando começou** a sentir-se assim? (Relação temporal: busca identificar o estímulo específico que gerou a mudança.)

*(continua)*

DIÁLOGO COM PACIENTES (*continuação*)

P: Desde a semana passada que estou assim... (P. discorre sobre a semana passada, porém sem sinais de respondentes significativos.)

Terapeuta: **Como é quando** você fica confiante e **quando fica** dessa outra forma que se questiona, julga? (Relações de coordenação para descrever as características dos dois estados que estão em relação de oposição.)

P: Quando estou ativa, só faço as coisas, não fico medindo se estou acertando ou errando, vou resolvendo, trabalhando. Quero ser assim, construir a empresa assim e conduzir esta nova forma de trabalhar com as pessoas, de ser gentil, de dar apoio, ajudar, **o que eu não tive**.

Terapeuta: Você quer dar aos outros **o que você não teve**? (Explicitação do possível valor, unindo a frase dita com a característica do valor de agir da forma valorosa para os outros e para si mesma.)

P: Sim, é isso que eu quero fazer. Mas por que eu fico voltando para essa P. que se questiona, que fica perdida?

Terapeuta: Essa P. perdida, ela **é familiar**? (Relação temporal, se P. já vivenciou isso antes no passado – adaptação do exercício de identificação de funcionamento de Hayes et al., 1999, p. 144)

P: Sim, me senti assim muitas vezes na minha vida, na minha adolescência (pausa, cliente acessando memórias) muitas situações com minha mãe... Aconteceu uma coisa no Natal, que eu fiz como minha mãe, fiquei incomodada com as pessoas, julgando, e nada a ver, é como minha mãe fica criticando as pessoas e eu fiz igual. (P. voltou para a situação do Natal na qual ficou criticando e na defensiva. Relacionou as características deste *self* conceitual com a mãe, e essa relação facilita a desfusão pela mãe ser diferente dela, logo esse modo de agir é algo diferente dela, é um conjunto de ações, de sentimentos e de pensamentos que ficam por determinado tempo.)

Terapeuta: É como se às vezes você voltasse para aquela cena do jantar (cena simbólica descrita em outra sessão sobre agressividade) em que uma versão sua quer agir, fazer algo pelo outro, construir sua empresa, que era sua vontade de agir defendendo seu irmão, e outra parte obedece a sua mãe, fica quieta e confusa, não age porque é perigoso, só julga os outros. (Relação com a cena simbólica descrita na outra sessão, relações de comparação entre os dois *selfs* conceituais.)

(*continua*)

DIÁLOGO COM PACIENTES (*continuação*)

P: É isso, como isso é difícil! (P. segue falando de outros assuntos, a interpretação foi de certa forma aversiva.) Mas queria te contar outras coisas também. Eu e V. vamos assinar os papéis da união estável e me reparei estranha. Eu achei bem estranho, pois quero realmente fazer isso, mas pensei um pouco em meu pai (que é falecido há 3 anos), que ele não estará comigo. E que V. também nem chegou a conhecê-lo, ter essa vivência. (P. chora.) É isso, nem reparei no meio da semana, mas é isso, acho que estou realmente triste com isso, até percebi muito rapidamente, mas tinha que fazer outras coisas e acabou passando. Porque eu faço isso comigo, não me ouço.

Terapeuta: **Você está ouvindo agora**, converse com seu pai. (De forma simbólica, ela vai ao cemitério e conversa com ele.) Você está passando por um momento muito especial, conte para ele. ("Se ouvir" faz parte de seus valores, e conversar com o pai envolve tanto aversividade da perda e saudades como seu valor de compartilhar e ser amorosa.)

P: Vou fazer isso. (Lágrimas nos olhos.)

Esse trecho de sessão constitui uma possível condução terapêutica, utilizando a RFT e a ACT. Embora pareça uma conversa, a condução baseia-se em princípios e métodos bem específicos. É uma dança de palavras/estímulos que vai evocando memórias, pensamentos, sentimentos e novas relações. Segue a explicitação de um caminho geral de condução, e o tipo de relação que evoca determinados comportamentos:

- Relações de coordenação: com perguntas como "o que é isso?", "o que aconteceu?", "como é isso?", "como é quando você fica assim?", evocam memórias de quando determinada situação aconteceu e a descrição das características do comportamento ou do contexto. Tem a função de proporcionar respostas de observação. Mesmo quando a pessoa não sabe responder, a pergunta pode gerar uma observação nas situações futuras que a pessoa vivenciará na semana seguinte, por exemplo. É aconselhável fazer esse tipo de pergunta sempre que aparece comportamento respondente.
- Relações espaciais e temporais: com perguntas como "quando isto aconteceu?", "onde isto acontece?", "com quem você estava?", evocam memórias. Memórias são mais úteis que descrições. Geralmente descrições costumam ser pensamentos que a pessoa teve nas situações concretas, enquanto memórias são relatos de cenas, de vivências, e contêm estímulos mais específicos que evocam emoção.

- Relações de perspectiva: uma vez acessada a emoção, as relações de perspectiva são especialmente úteis para explorar a emoção e conduzir o processo de aceitação. A pergunta de perspectiva "como foi para você?" pode simbolicamente viajar no tempo para o passado, o presente e o futuro combinada com relações temporais e espaciais "como é para você me contar isto agora?" (perspectiva do evento do passado no presente), "se você de agora estivesse lá, o que você faria/como seria para você?" (relação temporal da perspectiva do presente no passado), e "quando você passar por isso de novo, como será para você?" (relação de perspectiva do presente com relação temporal do futuro). Esses são exemplos de combinações de relação de perspectiva e temporais que costumam evocar perspectiva das situações e autocompaixão. Aparecem em muitos exercícios como no "monstro de lata" (Hayes e Smith, 2005), em que na parte das memórias volta-se para a infância e a pessoa interage com a própria criança, dando aquilo que precisa no momento difícil.

Quando altera a relação espacial e de diferença "eu" e "outro", tem-se também exercícios de perspectiva em que a pessoa se coloca no lugar do outro, por meio de perguntas como "se você fosse a pessoa X ouvindo você falar isso, como você ficaria?". Nesse tipo de pergunta, pode gerar empatia por mudança de posição. O terapeuta pode inclusive propor que a pessoa visualize a cena e mude de lugar para a posição que ela estava, depois para a posição da outra pessoa e depois para uma terceira posição de observador.

Relações de hierarquia: dando continuidade ao processo de aceitação, as relações hierárquicas exploram diretamente os eventos privados e facilitam também processos de desfusão. As perguntas evocam a relação hierárquica entre pensamentos, sentimentos, sensações, memórias e predisposições, como pertencentes ao indivíduo, em oposição à relação de coordenação, em que o indivíduo é o pensamento, ou o pensamento é uma verdade literal na fusão cognitiva, ou o indivíduo é tomado pela emoção no sentido que ela pode destruí-lo. Na relação de hierarquia, o indivíduo é o local onde esses eventos acontecem, o *self* como contexto. As perguntas que treinam essa relação são "quais pensamentos/sentimentos/sensações/memórias/predisposições estão presentes?", "você consegue notar quais sentimentos estão presentes agora?", e "que pensamentos/sentimentos/sensações/memórias/predisposições estavam presentes naquele momento". A composição com as relações temporais possibilita a viagem no tempo para acessar vivências do passado, do presente e do futuro, e as relações de diferença trazem a possibilidade de explorar pensamentos e sentimentos dos outros. Repare que na frase "você consegue notar quais sentimentos estão presentes agora?", "você", logo nota algo diferente de "você", então estabelece a relação de diferença entre "eu" e "sentimentos". A pergunta "quais sentimentos estão presentes" indica que eles estão presentes dentro da pessoa, indicando a relação de hierarquia, e o pedido em "notar quais sentimentos estão presentes agora" é o comportamento de observação das emoções que compõe o processo de aceitação.

Em especial no trecho descrito da sessão, as perguntas de coordenação aumentaram as respostas de observação tanto do comportamento problema, composto de esquivas experienciais (que envolve um conjunto de respostas: sentir insegurança, ter pensamentos de confusão, esquivar-se julgando, buscando referência externa, demonstrando medo, ficando inerte nas situações, procrastinando e ficando agressiva), e a observação do comportamento alternativo guiado por valores pessoais (ajudar os outros, ser gentil e ativa na empresa, se ajudar/ouvir suas necessidades e suas vontades).

As perguntas de relação temporal que trazem o contexto histórico dos comportamentos vêm a seguir. Trazer o contexto histórico do comportamento é buscar a raiz daquele sofrimento; são várias memórias, como se fossem várias janelas se abrindo, uma atrás da outra, das diversas versões daquele comportamento. Nesse ponto, além das memórias trazidas por P., a terapeuta trás a memória do relato da outra sessão, a cena da infância simbólica. A cena é simbólica, pois ela é uma memória que corresponde a muitas outras parecidas que ocorreram e tem uma intensidade emocional maior, por isso é lembrada. Essa cena serve como uma metáfora para as outras versões desse comportamento e facilita a observação do padrão comportamental. Por ser usualmente muito aversiva, a cena simbólica trás consigo o processo de aceitação, pois acessá-la envolve entrar em contato com eventos privados também aversivos. Uma vez treinado/lembrado o processo de aceitação, P. acessa também a memória da semana que é mais aversiva, seu mal-estar em casar-se sem a presença do pai. Então o processo de mudança do padrão de ações guiadas por valores para o padrão de esquivas experienciais fica explícito quando ela se esquiva da tristeza e da dor da perda do pai, e a ação valorosa desse contexto é facilmente evocada de volta – falar com o pai, lembrar-se dele, sentir saudades dele, abrir-se para o amor que sente por ele e sentir a dor da perda.

Existem inúmeras possibilidades de evocar conteúdos muito importantes em uma pequena conversa, aumentar a percepção e treinar e facilitar processos. A compreensão da RFT e do contextualismo funcional abre o leque para aplicar exercícios, metáforas e outras intervenções da ACT de forma livre, ampla e precisa. O objetivo deste capítulo não foi passar uma receita de bolo de perguntas para evocar relações, mas fornecer um vislumbre das possibilidades dessa dança de estímulos e relações e incitar o olhar técnico-filosófico que um terapeuta ACT pode ter.

## REFERÊNCIAS

1. Hayes, S., Barnes-Holmes, D., & Roche, B. (2001). Relational Frame Theory: A post-skinnerian account of human language and cognition. Kluwer Academic/Plenum. 2001.
2. Hayes, S. C., & Smith, S. (2005). Get out of your mind get & into your life (Saia da sua mente e entre na sua vida). New Harbinger.
3. Hayes, S., Strosahl, K., & Wilson, K. (1999/2012). Acceptance and commitment therapy: an experiential approach to behavior change. Guilford.
4. Pepper, S. (1942). World hypotheses: A study in evidence. University of California Press.
5. Sério, T. M. A. P., Andery, M. A., Goia, P. S., Micheletto, N. (2004). Controle de estímulos e comportamento operante: Uma (nova) introdução. Educ.
6. Sidman, M. (1994). Equivalence relations and behavior: a research story. Authors Cooperative.
7. Villatte, M., Villatte, J. L., Hayes, S. C. (2016). Mastering the clinical conversation: language as intervention. Guilford

# 5

# Psicoterapia analítica funcional: panorama atual e aplicação clínica

Joana Figueiredo Vartanian
Claudia Kami Bastos Oshiro

Parte da ciência comportamental contextual (CBS), a psicoterapia analítica funcional (*functional analytic psychotherapy,* FAP – Kohlenberg & Tsai, 1991) se debruça sobre a relevância dos relacionamentos interpessoais para o bom funcionamento psicológico e para a qualidade de vida. Em linhas gerais, o raciocínio clínico dessa psicoterapia está embasado na lógica de que o repertório do cliente que ocorre em seu cotidiano também ocorrerá com o terapeuta em sessão. São comportamentos-alvo dessa psicoterapia os chamados comportamentos clinicamente relevantes, sendo um deles o comportamento problema (CCR1) e o outro o comportamento de melhora (CCR2).

Nessa psicoterapia, a relação terapêutica é parte da formulação de caso, bem como instrumento central para a condução das intervenções. É compreendido que são as contingências presentes dentro da sessão, utilizadas e manejadas pelo terapeuta FAP, que produzem mudanças clínicas nos clientes para o atingimento de metas terapêuticas.

#### DIÁLOGO COM PACIENTES

Agatha buscou a psicoterapia por causa de um quadro depressivo duradouro. Tinha 18 anos, morava com os pais e apresentava enorme dificuldade em iniciar tarefas, estabelecer vínculos sociais e, até mesmo, sair de casa. Estava em terapia com Sofia havia cerca de um ano, e diversos ganhos clínicos já tinham sido constatados, entretanto, a queixa principal com relação ao quadro depressivo ainda permanecia. Além

*(continua)*

DIÁLOGO COM PACIENTES (*continuação*)

disso, as sessões passaram a demandar emocionalmente da terapeuta, que começou a se sentir muito frustrada em sessão, questionando-se se existiam dificuldades de natureza diferente que estivessem impedindo o andamento do processo. Nesse contexto, Sofia se via em uma encruzilhada e trouxe o caso para supervisão, compreendendo que havia algo importante a ser trabalhado na relação terapêutica.

O caso da cliente Agatha conduzido pela terapeuta Sofia (nomes fictícios) será utilizado como ilustração dos principais elementos e do raciocínio clínico da FAP (Kohlenberg & Tsai, 1991). Esse caso clínico foi parte da pesquisa de doutorado da autora deste capítulo (Vartanian, 2022). A terapeuta e sua cliente aceitaram participar de uma pesquisa para investigar o ensino dessa psicoterapia, e, assim, trechos e informações aqui trazidos são tanto das sessões de atendimentos como das supervisões clínicas conduzidas com a terapeuta. Dessa maneira, é possível abordar tanto as conduções das sessões em FAP como o papel das variáveis do terapeuta nessa psicoterapia, o que é também central ao se falar em relação terapêutica. Assim, ao longo deste capítulo, serão apresentados alguns trechos ilustrativos dos temas teóricos abordados, e, ao final, o caso será discutido na íntegra com maior profundidade.

Os dados aqui registrados são algumas fotografias de momentos ilustrativos tanto de uma sessão de FAP como da permanente construção do terapeuta para atuar nessa psicoterapia. Os chamados comportamentos-problema dos terapeutas (T1) são em certo nível uma exposição, ainda que aqui eticamente preservada, então, é importante destacar a leitura desses trechos com empatia. Todos passam por um processo de aprendizagem, e cada cliente traz um desafio diferente e, muitas vezes, doloroso seja no nível profissional seja no pessoal.

Esse será o caso da querida Sofia e sua cliente Agatha. Quaisquer dados que pudessem identificar as participantes foram alterados a fim de se preservar o sigilo ético.

## PRESSUPOSTOS E PILARES DA PSICOTERAPIA ANALÍTICA FUNCIONAL

### DIÁLOGO COM PACIENTES

No início do processo de supervisão, Sofia possuía algumas fortes hipóteses sobre as dificuldades de sua cliente. Sentia grande empatia e tinha um manejo corajoso e despojado, além de uma relação de muita proximidade e cuidado com Agatha. Entretanto, de alguma forma seu olhar ainda não estava "treinado" para atentar a elementos que falavam sobre o processo interpessoal. Esse foi um dos principais focos do processo de ensino dessa terapeuta para que ela começasse a atuar efetivamente na FAP.

Somos seres sociais. Para as analistas do comportamento, isso significa compreender que a mediação social permeia grande parte da esfera de construção e manutenção do repertório individual (Darrow et al., 2012; Follette & Bonow, 2009). Essa comunidade é responsável pela liberação de reforçadores, e sua ausência, ou mesmo relações pobres em qualidade, é fonte de significativos estressores sociais. Para além disso, também as fontes de reforçamento do ser humano se constituem em grande parte por reforçadores sociais. São as pessoas do convívio que ensinam a discriminar e descrever sentimentos, solicitar auxílio quando é preciso, buscar acolhimento e amparo e reconhecer responsabilidades e limitações na forma de agir no mundo.

Por causa da importância dessas relações, é que sua ausência é algo tão prejudicial. No âmbito da conexão social, diversos estudos embarcaram em investigações sobre sua relevância para qualidade de vida e, inclusive, seus impactos sobre o aumento do risco de mortalidade. Esses estudos trouxeram dados robustos destacando que a ausência, a limitação ou a qualidade empobrecida de relacionamentos interpessoais com maior conexão produzem efeitos negativos nos sistemas imune e cardiovascular (Kiecolt-Glaser et al., 2010), aumento do risco de mortalidade para níveis comparáveis ao excesso de bebida (Holt-Lunstad et al., 2010) e riscos à vida em níveis maiores que fumar 15 cigarros diariamente (Holt-Lundstad & Smith, 2012). Uma metanálise identificou que a solidão aumenta o risco de morte prematura, sendo ela real ou percebida pelo sujeito (Holt-Lunstad et al., 2015). Outras investigações, observando respostas neurais, levantaram dados afirmando que estar com pessoas íntimas está relacionado a uma melhor resposta neural a perigos iminentes (Coan et al., 2004) e que as chamadas “dores sociais”, como a rejeição, apresentaram resposta similar a dores físicas nos indivíduos (Eisenberger, 2012).

Dessa maneira, inúmeros estudos constituíram um robusto corpo de evidências, indicando que ter conexões sociais possui influência expressiva na longevidade e que, inversamente, relações sociais empobrecidas ou sua ausência aumentam o risco de mortalidade (Holt-Lunstad, 2018). À luz da FAP, Holman et al. (2017) e Oshiro et al. (2021) discutiram essas conclusões, pontuando a relevância de uma psicoterapia desenvolvida dentro desse panorama e que carregue uma coerência teórica e empírica com relação a esse olhar sobre os relacionamentos humanos. Compreendendo-se a relevância do fator interpessoal, também faz sentido que as intervenções em psicoterapia se deem nesse nível, ou seja, dentro da própria relação terapêutica.

No que diz respeito a relacionamentos com conexão social, o modelo de intimidade traz uma definição comportamental que sistematiza esse fenômeno de forma objetiva e, portanto, se constitui em um modelo de importância para a FAP. Em 1996, Reis e Patrick descreveram um processo interpessoal em que um dos membros da díade se engaja em determinado comportamento vulnerável e esse comportamento é reforçado pelo outro membro da díade. Esse processo de intimidade envolve, então, a emissão de um comportamento que possui grande probabilidade de ser punido (de acordo com a história de vida do indivíduo), mas que recebe como consequência compreensão, acolhimento, escuta etc. Dessa maneira, pode-se falar em um processo de intimidade ocorrendo quando estão presentes essas duas etapas na relação entre duas pessoas. Essas pessoas podem se relacionar no nível amoroso, de amizade, familiar, profissional ou mesmo na relação terapêutica. É neste último contexto que a intimidade se faz presente dentro da FAP.

Em 2021, Oshiro e colaboradores sistematizaram os quatro pilares que compõe a FAP como uma psicoterapia com proposta específica e diferenciada das demais terapias comportamentais: bases filosóficas, formulação de caso, modelo de psicopatologia e modelo de saúde mental. Assim, partindo da filosofia do behaviorismo radical (Skinner, 1953) e da compreensão acerca da relevância dos relacionamentos interpessoais para a construção de uma vida saudável, a FAP propõe um olhar direcionado a esses elementos. Esse olhar norteia a formulação de caso e, mais ainda, para como a relação terapêutica enquanto um contato humano representativo de intimidade é também o instrumento central da intervenção clínica em psicoterapia.

## SIMILARIDADE FUNCIONAL E OS COMPORTAMENTOS-PROBLEMA

O primeiro ponto e um dos mais desafiadores para o terapeuta de FAP é que seu olhar e foco principal será primordialmente o que ocorre no aqui e agora, no momento da sessão (*e.g.*, Kohlenberg & Tsai, 1991; Tsai et al., 2009; Holman et al., 2017). E esse pode ser um obstáculo difícil para terapeutas, porque seus sentimentos e seus comportamentos tornam-se peça fundamental dentro do processo. Trabalhar dentro da relação terapêutica significa muitas vezes confrontar elementos que podem ser desgastantes ou produzir intensidade emocional. Durante uma sessão terapêutica, o terapeuta está diante de inúmeros elementos potencialmente importantes para o manejo clínico e, por vezes, direcionar o processo na direção importante para o cliente requer enfrentar as próprias dificuldades pessoais.

### DIÁLOGO COM PACIENTES

Sofia: A sessão com a Agatha foi esquisita demais. Então... foi hoje de manhã. Eu não sei se eu acordei muito mal-humorada, o que que estava acontecendo, mas eu já tava meio sem paciência logo no início da sessão e com dificuldade de empatizar. Eu acho que tem a ver... porque semana passada eu tava mandando mensagem pra ela sobre FIAT, pra ela responder e tudo mais... Aí ela respondeu "ah, eu tô muito mal, porque eu tô numa inércia, não dá vontade de fazer nada, aí eu fico aqui o dia inteiro sem fazer nada, não sei quê"... E eu não sei se naquela hora eu tava sentindo como se ela tivesse jogando a responsabilidade em mim, pra eu fazer alguma coisa ou algo assim.

Supervisora: Ou fazer a sessão por ela, né?

Sofia: É. Eu comecei a ficar irritada já naquele dia que ela mandou mensagem.

Os impactos que o cliente produz sobre o terapeuta são utilizados como termômetros para levantar possíveis contingências que estavam presentes dentro da sessão e que podem ser indicadores importantes de comportamentos-problema e de melhora (Holman et al., 2017). Nesse trecho, percebe-se que a irritação da terapeuta parecia ter surgido de uma sinalização da cliente: ela deixou de fazer uma tarefa combinada entre as duas e, quando questionada, justificou "estar mal", o que provavelmente diminuiria a probabilidade de que a terapeuta reagisse de forma negativa. A terapeuta Sofia tinha uma história de vida de grande cobrança e se responsabilizava em excesso na relação com as outras pessoas, o que a tornava mais sensível em perceber e sentir os impactos emocionais desse tipo de contingência. Esses impactos trouxeram fortes hipóteses sobre as dificuldades da cliente Agatha em sua vida e na relação com outras pessoas.

Com relação a como esses comportamentos podem ocorrer das mais variadas formas (topografias) dependendo do contexto, o fato é que importa menos para as intervenções terapêuticas uma única resposta em si e mais um conjunto de respostas que são funcionalmente semelhantes. As chamadas classes de respostas são constituídas por respostas com as mais variadas topografias, mas que são agrupadas em um mesmo conjunto por possuírem uma semelhança: as consequências que as mantém (Catania, 1999). Como o foco da intervenção é a função dos comportamentos do cliente, são inúmeras as respostas que podem ser alvo do terapeuta.

Em outras palavras, a análise funcional molar é o foco para a formulação de caso na FAP (Follette & Bonow, 2009; Oshiro et al., 2021). Se um cliente adolescente sai pisando firme e bate com raiva a porta do quarto quando diante de demandas ou pedidos dos pais, quais tipos de respostas ocorreriam com o terapeuta em sessão? Provavelmente levantar e sair batendo a porta do consultório não estaria no topo das possibilidades, mas seria possível que ele se calasse diante de um assunto que não quisesse falar? Usasse um tom de deboche quando fosse solicitado falar de seus sentimentos? Simplesmente mudasse de assunto ou começasse a mexer no celular? Essas possíveis respostas seriam, portanto, parte de uma mesma classe com função de esquiva.

É essa a base da FAP no que se refere à similaridade funcional: diferentes contextos são capazes de evocar respostas de uma mesma classe molar. O terapeuta atento em sessão a esses chamados paralelos funcionais, ou seja, respostas que ocorrem no dia a dia do cliente e aquelas que ocorrem diante dele (*e.g.*, Weeks et al., 2012). Os comportamentos-problema (CCR1) podem ocorrer na relação terapêutica, e, igualmente, os comportamentos de melhora (CCR2) podem ser fortalecidos pelo próprio terapeuta para depois planejar que eles ocorram em seu cotidiano.

Assim, pode-se dizer que o terapeuta FAP se estabelece para o cliente como importante fonte de reforçadores sociais e se utiliza de processos básicos comportamentais para promover mudanças nos comportamentos do cliente conforme eles ocorrem (Follette & Bonow, 2009). É importante destacar que a psicoterapia se dá em um contexto de muita segurança e intimidade, favorecidas pelo terapeuta (Darrow et al., 2012; Follette & Bonow, 2009; Kohlenberg & Tsai, 1991; Krasner, 1971; Waltz & Follette, 2009). A maior parte desses processos encontra-se em evocar e prover consequências para os comportamentos-alvo, que serão discutidos adiante. Entretanto, como a FAP parte sempre de uma análise idiográfica, é impossível prever ou planejar quaisquer intervenções sem que a formulação de caso esteja definida.

## O MODELO ACL E O FIAT

Em 1991, Robert Kohlenberg estudava as sessões conduzidas por Mavis Tsai para compreender quais elementos ela favorecia em seus atendimentos que trazia efeitos tão expressivos com seus clientes. Embasando-se na análise do comportamento, os autores descreveram e propuseram uma sistematização da FAP: a aplicação dos princípios analítico-comportamentais produzia mudanças nos comportamentos-alvo dos clientes de forma contingente, ou seja, dentro da própria sessão de psicoterapia. Esse foi o primeiro livro lançado sobre a FAP.

No segundo livro (Tsai et al., 2009), os autores trouxeram uma proposta que, utilizando-se de *middle-level terms* (os chamados termos intermediários), pudesse facilitar a apreensão dos clínicos com relação aos processos comportamentais descritos na base da FAP, bem como a ampla disseminação dessa psicoterapia. Essa proposta foi o Modelo ACL, do inglês *awareness, courage and love* (consciência, coragem e amor).

O modelo ACL surgiu e é utilizado na University of Washington (Seattle, EUA) e possui muitos adeptos de sua utilização ao redor do mundo, inclusive no Brasil. Em contrapartida, suscitou também críticas com relação à sua precisão conceitual e aplicação, as quais ainda vêm sendo ponto de debate. Enquanto se argumenta que os *middle-level terms* consciência, coragem e amor trariam um nível menor de precisão teórico-conceitual, mas ainda se relacionariam com processos básicos comportamentais presentes nessa psicoterapia, os críticos ao ACL propõem que esses termos seriam uma ruptura com relação a esses princípios, o que na verdade traria prejuízos para a área (Muñoz-Martinez & Follette, 2019). Nesse sentido, outros laboratórios optaram por um afastamento do Modelo ACL, como é o caso da University of Nevada (Reno, EUA) e San Jose State University (San Jose, EUA), atendo-se aos princípios básicos, tal qual descrito no primeiro livro da FAP.

Como alternativa, esses laboratórios dos Estados Unidos em conjunto com os da Universidade de São Paulo (USP) e da Universidade Federal do Paraná (UFPR) vêm-se debruçando sobre o sistema Modelo de Avaliação Funcional e Idiográfica (*Functional Idiographic Assessment Template*, FIAT – Callaghan, 2006b). Alinhado com a proposta de uma formulação de caso com foco total na análise funcional, o FIAT propõe a organização do repertório interpessoal em cinco grandes classes de respostas:

- Classe A (asserção de necessidades): identificação e asserção de necessidades e de valores.
- Classe B (comunicação bidirecional): responsabilidade, responsividade e sensibilidade relativamente ao outro nas relações interpessoais.
- Classe C (conflitos interpessoais): aspectos relacionados à identificação e ao manejo de conflitos.
- Classe D (autorrevelação e intimidade): expressão de vulnerabilidade e repertório voltado à construção de relacionamentos íntimos.
- Classe E (expressão e experiência emocional): identificação, descrição e expressão de experiências emocionais.

Ferreira et al. (2021) discutiram que a vantagem do FIAT está na sistematização do repertório de ordem interpessoal, o que organiza o caso clínico para atuação na FAP e facilita, portanto, a definição de metas terapêuticas de forma mais objetiva. Além de ganhos para o atendimento clínico, também traz, assim, vantagens para o ensino de terapeutas e produção de pesquisas nessa psicoterapia.

Tanto o modelo ACL como o FIAT servem de norte para a formulação de caso e o planejamento e a condução de intervenções na FAP. Independentemente do modelo utilizado, o ponto de consenso é que as análises dos casos são individualizadas (idiográficas) e que o repertório do terapeuta é essencial para o trabalho com essa psicoterapia. Isso significa que identificar, compreender e trabalhar as dificuldades no nível interpessoal do terapeuta é fator essencial para promover o andamento do caso (Callaghan, 2006a). Essa é a questão do T1 e T2 na FAP.

## O REPERTÓRIO DO TERAPEUTA NA SUA RELAÇÃO COM O CLIENTE: T1 E T2

Imagine duas relações importantes em sua vida. Em uma delas você se sente confortável para expressar o que sente, para pedir o que precisa e falar sobre seus desconfortos sem receio de rompimentos. Na outra, apesar de ser uma pessoa de grande importância para você, sente que precisa pensar antes de falar, comporta-se como se estivesse "pisando em ovos" e espera o momento certo para se abrir sobre incômodos difíceis. Você é uma mesma pessoa nas duas relações. Contudo, cada uma delas evoca sentimentos e comportamentos diferentes. Dependendo de sua história de vida, em alguns relacionamentos você pode perceber ser mais difícil manter a proximidade com o outro. E isso pode ter relação com sua própria história de aprendizagem na relação com outras pessoas.

Isso também é verdade no relacionamento com nossos clientes. O que ocorre quando uma dificuldade do cliente "esbarra" em uma dificuldade do terapeuta no nível interpessoal? O que ocorre quando o terapeuta não consegue atentar ao comportamento do cliente em sessão, aos impactos que ele produz sobre si ou mesmo assumir alguns riscos? Essas dificuldades do terapeuta existem, podem ser evocadas mais ou menos a depender de quem é o cliente em atendimento e são levadas em consideração a todo ponto do processo (Callaghan, 2006a). São considerados os chamados comportamentos-problema do terapeuta (T1) aqueles que são impeditivos do bom andamento de determinado caso. Nem todos os casos envolverão os mesmos T1 e, por esse motivo, eles têm relação direta com a formulação do caso de cada cliente específico. Ao se desenvolver o repertório do terapeuta FAP, o objetivo é mapear e identificar esses T1 que ocorrem na relação com cada cliente e promover a ocorrência e o fortalecimento de comportamentos de melhora do terapeuta (T2).

### DIÁLOGO COM PACIENTES

Sofia: Então eu tava irritada, e eu não sei por que eu tava tão irritada, mas eu tava. E aí eu me percebi sendo muito mais diretiva, que é aquele T1 de resolução de problemas, que acabei de perceber agora (riso), mas tudo bem (riso).

Supervisora: (riso.) É difícil, Sofia, não resolver?

Sofia: Acho que antes tava mais fácil (pausa) acho que agora foi uma resolução de problemas atendendo a um discriminativo diferente. Então antes tava assim (pausa) "nossa, ela precisa melhorar, eu preciso arranjar um jeito dela melhorar, eu preciso dar alguma resposta pra essa pessoa" (pausa) vou na resolução de problemas.

Assim, percebe-se que da mesma maneira que a relação terapeuta-cliente é utilizada para o atingimento de metas, também para o desenvolvimento de repertório do terapeuta a relação com seu supervisor clínico é mecanismo importante. A proposta da supervisão FAP parte também do princípio de que o comportamento problema (T1) do terapeuta ocorrerá com o supervisor, que terá a oportunidade de manejar e favorecer os T2 (Callaghan, 2006a). Vale mencionar que estudos recentes com delineamento de caso único demonstraram a eficácia da supervisão FAP em promover comportamentos de melhora do terapeuta (Sartor, 2022; Vartanian, 2022).

## INTERVENÇÕES EM FAP: PROCESSOS E EVIDÊNCIAS

Em 1991, Kohlenberg e Tsai propuseram cinco regras para atuação: atentar aos CCR (regra 1), evocar CCR (regra 2), prover consequências (regra 3), verificar o efeito sobre o cliente (regra 4) e favorecer estratégias de generalização (regra 5). Contudo, para além das definições em termos de regras, é importante discutir processos e procedimentos conduzidos no manejo das contingências presentes dentro de sessão (Holman et al., 2017; Kohlenberg & Tsai, 1991; Kohlenberg et al., 1999; Tsai et al., 2009). Conforme discutido, a FAP é uma terapia comportamental, e seus pressupostos filosóficos são os do behaviorismo radical. Dessa maneira, o olhar do terapeuta estará voltado à instalação e ao fortalecimento de repertórios-alvo que, no caso, envolvem o enfraquecimento de CCR1 e fortalecimento de CCR2.

Em muitas situações, principalmente nos primeiros contatos com essa psicoterapia, percebe-se que é mais comum que o terapeuta fique atento aos CCR1, como discutido por Fonseca (2016). Inclusive, os comportamentos-problema estiveram no holofote em diversos momentos no primeiro livro da FAP (Kohlenberg & Tsai, 1991). Contudo, com o passar do tempo, foi-se discutindo a importância do enfoque nos comportamentos de melhora.

Em 2012, Weeks et al. abordaram esse tema ao falar sobre o chamado *looping* de CCR2. De acordo com os autores, esse *looping* possibilita que o terapeuta se mantenha reforçando esses comportamentos e, dessa forma, fortaleça-os no repertório do cliente. Para tanto, os dois tipos principais de intervenções são a evocação e a consequenciação de comportamentos, equivalentes às regras 2 e 3 da FAP, respectivamente. Essas estratégias envolvem procedimentos e processos descritos na literatura em análise do comportamento (*e.g.*, Skinner, 1953; Catania, 1999) e podem ser didaticamente divididos com relação ao manejo de estímulos consequentes e de estímulos antecedentes.

No que se refere à consequenciação de comportamentos (estímulos consequentes), o reforçamento positivo pode ocorrer em duas principais situações: quando o cliente emite CCR2 ou algum comportamento que se assemelhe ao CCR2-alvo. Se o CCR possui alguma propriedade que tenha relação ou "esteja no caminho" daquele CCR2 que se pretende instalar, a consequência do terapeuta envolverá reforço positivo. Essa lógica está relacionada ao reforçamento diferencial por aproximações sucessivas (Catania, 1999): se o cliente parte de um repertório fortalecido de CCR1 (como nossos clientes comumente chegam buscando atendimento), esperar o CCR2-alvo para, então, reforçá-lo seria inviável e contraproducente. Na FAP, Holman et al. (2017) chamam isso de "ver o 2 no 1".

Todo comportamento possui uma função. Se ele foi selecionado e se mantém ocorrendo, é porque tem valor de sobrevivência. E como psicoterapeutas, é importante lembrar disso. O comportamento de nosso cliente, por mais "problemático" que seja e por mais impactos negativos que exerçam sobre os outros é aquilo que de melhor o cliente consegue fazer naquele momento. Ou seja, é o melhor recurso que ele possui para lidar com determinada situação. E, compreendendo isso, pode-se ajustar as expectativas e os procedimentos de manejo com os clientes para atingir algumas metas na direção da emissão de comportamentos de melhora de forma empática, cuidadosa e efetiva.

Vamos imaginar um cliente cuja dificuldade seja a de expressar sentimentos. Quando o terapeuta entra nesse tema, ele se retrai e muda de assunto ou então continua a falar sobre o que estava falando anteriormente. O CCR2-alvo é ele descrever e expressar seus sentimentos em sessão. Contudo, o comportamento final está muito distante do que o cliente conseguiria fazer no momento. Nesse sentido, o que seriam respostas suficientes para o momento para esse cliente? Quais seriam as respostas intermediárias que, com o tempo, levariam ao CCR2 final? Poderia, por exemplo, ser suficiente que esse cliente ficasse alguns segundos "mapeando" suas emoções, se mantivesse no tema proposto pelo terapeuta mesmo que respondesse "não sei" às suas perguntas ou mesmo que descrevesse sua dificuldade em falar sobre sentimentos.

Essas respostas intermediárias são essenciais para o andamento do processo terapêutico e fazem o terapeuta reforçar positivamente muito do que o cliente faz em sessão. O reforçamento, portanto, é realizado de forma diferencial e se configura no procedimento de modelagem de uma resposta-alvo. Isso é favorecido pela própria variabilidade comportamental: essa favorece a emissão de respostas diferentes a cada sessão, possibilitando que o terapeuta as reforce diferencialmente de forma a fortalecer o repertório-alvo (Catania, 1999; Follette & Bonow, 2009; Skinner, 1953; Waltz & Follette, 2009).

Outro ponto importante é que o próprio fortalecimento de uma classe de respostas é favorecedor para o enfraquecimento de outras. Enquanto o terapeuta mantém o cliente emitindo CCR2 e reforçando esse comportamento, respostas incompatíveis que atualmente estão fortalecidas em seu repertório (CCR1) são enfraquecidas (Waltz & Follette, 2009). Isso implica que, ao manter o foco nos comportamentos de melhora, o atingimento de metas com relação aos comportamentos-problema também está sendo encaminhado.

Apesar disso, ainda é possível pensar em intervenções de consequenciação voltadas aos CCR1. Popovitz e Silveira (2014) discutiram a punição e a extinção como alternativas e destacaram o que também foi pontuado por outros autores da FAP acerca da importância de a punição dever ser utilizada com parcimônia a fim de se evitar o controle aversivo. A punição se refere a consequências providas que diminuam a probabilidade de emissão de determinada resposta, e a extinção, a suspensão do reforço. Em sessão, para consequência de CCR1, essas autoras pontuam que o terapeuta pode realizar bloqueios de fuga/esquiva, por exemplo reapresentando a pergunta, descrevendo o comportamento emitido pelo cliente ou então solicitando diretamente que o próprio cliente o descreva.

No que se refere ao manejo de estímulos antecedentes, o enfoque do terapeuta FAP será prover contexto para a emissão de comportamentos de melhora do cliente (Darrow et al., 2012; Follette & Bonow, 2009; Vartanian, 2017; Weeks et al., 2012). Compreendendo-se quais os CCR2 que se pretende que o cliente emita, o terapeuta pode criar o contexto que favoreça esses comportamentos, seja apresentando uma pergunta, solicitando diretamente a emissão de um comportamento, descrevendo algo que o cliente fez ou um padrão importante ou mesmo expressando os próprios sentimentos, pensamentos ou algo de sua própria vida.

Após o evocar e consequenciar que resulta na emissão de CCR2, segue-se a promoção de estratégias para que o cliente emita esse comportamento em seu cotidiano, o que corresponde à regra 5. Isso pode se dar por meio de paralelos de dentro para fora ("Como transpor o que você fez diferente comigo hoje em sua vida com outras pessoas?"), tarefas de casa, proposição de reflexões etc.

Estudos que embasam o aumento de comportamentos de melhora em sessão quando da utilização da FAP são muitas e robustas. Por se embasar teórica e filosoficamente com a análise do comportamento e o behaviorismo radical, suas pesquisas buscam a preservação de análises idiográficas e a observação dos efeitos de determinada intervenção sobre os comportamentos dos indivíduos. Nesse sentido, existe forte alinhamento metodológico com a utilização de delineamentos de caso único e com a proposta de Hayes e Hofmann (2018 e 2020) da terapia baseada em processos. De forma sucinta, essa se trata de centralizar a identificação de processos de mudança que sejam definidos de forma funcional nos modelos de psicoterapia.

Podem ser aqui destacados dados de eficácia da FAP em relação a outros tipos de tratamento (Holman et al., 2012; Kanter et al., 2006; Oshiro et al., 2012; Pedersen et al., 2012) e, especificamente, no que se refere a evidências que surgiram de estudos utilizando os delineamentos experimentais de caso único (Sidman, 1960), autores, por exemplo, Aranha et al. (2020), Geremias (2014), Lima (2017), Lizarazo et al. (2015), Lovo (2019), Moreira e Oshiro (2021), Muñoz-Martinez et al. (2022) e Oshiro et al. (2012) manipularam a FAP enquanto variável independente. Nesses, foi demonstrado de forma consistente o aumento de comportamentos de melhora quando introduzida à FAP.

Para além disso, naqueles estudos que tiveram fases em que a FAP foi retirada do tratamento, registrou-se tanto o aumento de CCR1 como a diminuição de CCR2 (Geremias, 2014; Moreira & Oshiro, 2021; Oshiro et al., 2012). Vartanian (2017) também manipulou experimentalmente a evocação e encontrou dados demonstrando o aumento de CCR2 e a diminuição de CCR1 quando essa evocação estava presente e, quando retirada, o imediato aumento de comportamentos-problema e a diminuição de comportamentos de melhora. Esse dado levantou a importância da evocação dentro da FAP.

Já em 2022, Muñoz-Martinez et al. conduziram delineamento de caso único com três clientes em pesquisa de processo para resultado (*process-to-outcome*). Realizando análise sequencial (Bakeman & Gottman, 1986), analisaram a probabilidade de que determinado CCR se seguisse a cada intervenção do terapeuta. Esse tipo de análise foi um marco importante na demonstração da relação entre respostas de terapeuta e de cliente em sessões FAP, encontrando-se relações entre a consequenciação e as emissões de CCR2.

## CASO CLÍNICO – SOFIA E AGATHA

Agatha,18 anos, relatava ter dificuldade generalizada em iniciar quaisquer tarefas. Em sessão, contava sobre inúmeras situações em que permanecia inerte, sem desempenhar suas atividades acadêmicas e como isso produzia sofrimento. Morava com os pais e, com ambos, descrevia sempre muitas cobranças e grande invalidação de sentimentos, estes últimos somente sendo percebidos quando Agatha já estava em um momento muito extremo. Em suas relações, mantinha pouca profundidade e tinha, assim, dificuldades em se relacionar de forma íntima.

Em sessão, a cliente se queixava de seu dia a dia e embarcava em descrever muitos planos para realizar tarefas ou atingir metas, seja para a semana seja para sua vida. Os planos eram sempre bem pensados e bem elaborados, e ela trazia, ainda, análises importantes sobre o próprio comportamento, refletindo sobre seus "porquês". Contudo, nenhum desses comportamentos tão frequentes em sessão parecia favorecer mudanças práticas no dia a dia da cliente.

Sua postura em sessão era de grande fragilidade, com tom de voz infantil e muitas respostas "não sei" às perguntas de Sofia. No caso dessas respostas, a terapeuta passou a sentir grande frustração e desamparo. Diante desse beco sem saída, acabava que a terapeuta assumia, então, o controle da sessão e ao final se percebia conduzindo excessivamente o processo. Após tentativas frustradas de sair desse ciclo, em diversos momentos, caia na resolução de problemas com Agatha, planejando metas para a semana ou caminhos para solução de dificuldades. Esses caminhos resultavam em novos becos sem saída, e, na semana seguinte, a cliente chegava contando como não conseguiu novamente sair de dentro de casa, ter uma conversa difícil ou estudar da forma planejada.

Em conjunto com Sofia, foi identificando que a terapeuta se responsabilizava em excesso por suas relações. Uma pessoa extremamente sociável e que buscava pensar sempre nos outros, isso se traduzia em tentativas constantes de fazer o processo terapêutico caminhar em direção a uma melhora para a cliente. Contudo, no caso de Agatha, isso representava sua maior "zona familiar", ou seja, era contexto evocativo de seu repertório mais fortalecido de comportamentos-problema.

Por conta de uma história de vida que "ensinou pouco" a cliente a identificar suas necessidades, seus valores e seus sentimentos, ela também não conseguia direcionar tanto o rumo de sua vida quanto o rumo de sua terapia. Ficava à deriva e, quando isso ocorria, esbarrava no T1 de Sofia de "puxar a responsabilidade" para si, reforçando esse CCR. Outra dificuldade da terapeuta se referia ao estabelecimento de paralelos funcionais entre comportamentos da cliente fora e dentro da sessão, o que também impedia uma análise clara sobre a similaridade entre a inércia em seu dia a dia e seu movimento de deixar a sessão por responsabilidade da terapeuta.

O fato de os planos elaborados pela cliente nunca serem colocados em prática trouxe à tona a hipótese de que houvesse uma função de esquiva de cobrança. Ao elaborar planos e fazer análises, a terapeuta deixaria de demandar certas mudanças da cliente. Ao mesmo tempo, havia uma postura de fragilidade na cliente que evocava em Sofia um receio de arriscar em suas intervenções e uma grande vontade de cuidar de Agatha. Em casa na relação com sua mãe, essa esquiva aparecia com Agatha muitas vezes se mantendo trancada no quarto.

Como metas terapêuticas para esse momento, foram considerados CCR2-alvo as descrições de Agatha com relação a valores e identificação de necessidades, bem como discriminação e expressão de sentimentos. Por sua história não ter favorecido que ela atentasse e agisse de forma coerente a seus próprios sentimentos, muitas de suas escolhas diárias e para sua vida eram fonte de grande sofrimento ou mesmo não traziam um sentido de importância para ela. A construção desse repertório foi, assim, importante como um primeiro passo para que a cliente passasse a discriminar o que queria e, então, pudesse se engajar em comportamentos nessa direção. Quando Sofia passou a descrever e atentar aos comportamentos, tanto seus T1 como os CCR de sua cliente, pôde começar a implementar estratégias de evocação e consequenciação mais eficazes. Esse é um trecho significativo que representa mudanças importantes para a cliente:

DIÁLOGO COM PACIENTES

Agatha: E aí o motivo seria isso, eu poder conhecer todas essas coisas. Mas, na minha cabeça, isso é uma coisa que fica bem forte no plano das ideias, não no concreto, sabe (pausa) mas aí é porque a inércia toma conta (pausa) e a gente vai pra terceira questão que seria... A análise da rotina da inércia. Não sei. Será que dá tempo de eu pegar a tabela aqui rapidinho e a gente (pausa) porque o negócio da inércia seria... Ai, eu não lembro dos quadrantes. (CCR1: desvia do tópico principal para analisar a inércia.)

Sofia: Tá. Antes de a gente parar pra fazer isso. Como é que cê tá se sentindo agora? (Evocação: traz o foco para o momento presente.)

Agatha: Eu tô meio anestesiada, e aí (pausa) assim, pensar em todas essas coisas que eu tô pensando... É como se fosse eu tentar ler... Uma página que foi apagada com borracha, mas que antes tava escrito algo? Muito forte? (CCR2: a cliente começa uma descrição um pouco mais precisa.)

Sofia: Eu tô pensando o que que te fez querer responder essas perguntas agora. (Evocação: traz novamente para a contingência da sessão.)

Agatha: Pera, eu não ter feito antes? Hum... Esse senso de tentar compensar o que eu falhei com você, porque... E... É como se eu já tivesse desistido de mim? No sentido de... "Tá, se eu não fiz por mim, tudo bem... Nada de novo sob o sol", mas o fato de falhar com você. E aí isso me deixou um pouco em choque, assim. E aí eu tô tentando compensar isso agora. (CCR2: refina a descrição sobre seus sentimentos com relação à terapeuta.)

Sofia: Não, achei uma boa. Eu queria que a gente entrasse em contato com esse sentimento, dessa culpa, dessa sensação de falhar com outra pessoa. Ao invés da gente fugir dela fazendo os exercícios. Como que é pra você sentir essa culpa? (Consequenciação e evocação.)

[...]

Sofia: Uhum. Cê acha que, de alguma forma, estar desligada é um jeito de se afastar de mim então (Consequenciação.)

Agatha: Sim. (CCR2.)

Sofia: Me conta mais sobre. (Evocação: dá contexto para a cliente emitir mais CCR2.)

*(continua)*

DIÁLOGO COM PACIENTES (*continuação*)

Agatha: Como nessas questões eu penso em sessão com você, a sensação que eu tenho, às vezes, quando você me pergunta algo, é como se eu tivesse que resgatar algo muito, muito, muito profundo – e que essa nem é a resposta, sabe? E aí eu vou meio que no improviso, eu digo o que meu coração vai falando na hora. E aí eu não sei até que ponto isso é sincero, tipo, da minha parte. (CCR2: faz descrição com menor foco no que é esperado dela pela terapeuta.)

Sofia: Nossa, faz muito sentido. (Consequenciação: valida a percepção da cliente.)

Agatha: Não sei. É. Só que ao mesmo tempo (pausa) tipo... Nenhuma das duas opções, eu sinto que sou eu de fato, tipo. (CCR2.)

Sofia: Boa, ok.

[...]

Agatha: Porque mais do que as coisas que eu falo, eu me apego muito às coisas que você fala. Demais. Mas eu fico um pouco decepcionada comigo, porque eu não tinha falado em voz alta até agora... E aí fico com um pouco de medo, assim, sabe? (CCR2: expressão de vulnerabilidade.)

Sofia: Hum... Agora tá doendo um pouco... Eu acho que as coisas que são importantes pra gente doem, assim. (Consequenciação: terapeuta valida o sentimento.) Então, de alguma forma, eu não vou nem... te fazer sair dessa dor ou te ajudar a sair dessa dor, porque ela faz parte do que cê tá sentindo agora. Quase que ao mesmo tempo que a gente abraça aí essa Agatha melancólica, a gente abraça essa Agatha que tá com medo de falar o que tá realmente sentindo, assim. (Evocação: expressão de empatia e cuidado que provê contexto para mais CCR2.)

Agatha: Sim. E tá vindo muito na minha cabeça essa questão de eu negar o que eu tô sentindo, que eu sempre fiz a vida toda. Esse hábito do "não é à toa" e finalmente me abraçar. É simplesmente entender que todas as emoções, sejam elas boas ou ruins, e principalmente as ruins, que são as mais difíceis. Ter esse "tá bom", "deixa elas", assim... "É normal"... (CCR2: expressão de vulnerabilidade.)

Agatha: Sim. Nossa, é muito engraçado que eu te ouço falando isso, e é o mesmo discurso que eu faço (pausa) e me dá vontade de responder "é normal, mas dói pra caramba, não quero sentir nada disso!", sabe? (Consequenciação – autorrevelação e validação.)

## REFERÊNCIAS


1. Aranha, A. S., Oshiro, C. K. B., & Wallace, E. C. (2020). A single-case quasi-experimental design of functional analytic psychotherapy for substance abuse. *Psicologia: Teoria e Prática, 22*(3), 263-286. doi:10.5935/1980-6906/psicologia.v22n3p263-286
2. Bakeman, R., & Gottman, J. M. (1986). *Observing interaction: An introduction to sequential analysis.* Cambridge University Press.
3. Callaghan, G. M. (2006a). Functional analytic psychotherapy and supervision. *International Journal of Behavioral and Consultation Therapy, 2*, 416-431.
4. Callaghan, G. M. (2006b). The Functional Idiographic Assessment Template (FIAT) System. *The Behavior Analyst Today, 7*(3), 357-398.
5. Catania, A. C. (1999). *Aprendizagem: comportamento, linguagem e cognição.*Artmed.
6. Coan, J. A., Schaefer, H. S., & Davidson, R. J. (2006). Lending a hand: social regulation of the neural response to threat. *Psychological Science, 17*(12), 1032-39.
7. Darrow, S. M., Dalto, G., & Follette, W. C. (2012). Equifinality in Functional Analytic Psychotherapy: Different strokes for different folks. *International Journal of Behavioral Consultation and Therapy, 7*(2-3), 38-44. https://doi.org/10.1037/h0100935
8. Eisenberger, N. I. (2012). The pain of social disconnection: examining the shared neural underpinnings of physical and social pain. *Nature Review. Neuroscience, 13*(6), 421-34.
9. Ferreira, A. R., Favati, J. C., & Oshiro, C. K. B. (2021). Avaliação e formulação de caso clínico na FAP: a análise funcional orientando o processo terapêutico. In: Oshiro, C. K. B., & Ferreira, T. A. S. *Terapias contextuais comportamentais: análise funcional e prática clínica*, Manole.
10. Follette, W. C., & Bonow, J. T. (2009). The challenge of understanding process in clinical behavior analysis: The case of functional analytic psychotherapy. *The Behavior Analyst, 32*(1), 135-148.
11. Fonseca, N. M. (2016). *Efeitos de Workshop de Psicoterapia Analítica Funcional sobre habilidades terapêuticas.* Dissertação de Mestrado. Instituto de Psicologia, Universidade de São Paulo, São Paulo.
12. Geremias, M. C. G. (2014). *Manejo de esquivas emocionais na psicoterapia analítica funcional: delineamento experimental de caso único.* Dissertação de Mestrado. Instituto de Psicologia, Universidade de São Paulo, São Paulo.
13. Hayes, S. C., & Hofmann, S. G. (2018). *Process-based CBT: the science and core clinical competencies of cognitive-behavioral therapy.* New Harbinger.
14. Hayes, S. C., & Hofmann, S. G. (2020). *Beyond the DSM: toward a process-based alternative for diagnosis and mental health treatment.* New Harbinger.
15. Holman, G., Kohlenberg, R. J., Tsai, M., Haworth, K., Jacobson, E., & Liu, S. (2012). Functional analytic psychotherapy is a framework for implementing evidence-based practices: the example of integrated smoking cessation and depression treatment. *International Journal of Behavioral Consultation and Therapy, 7*(2-3), 58-62.
16. Holman, G., Kanter, J. W., Tsai, M., & Kohlenberg, R. (2017). *Functional analytic psychotherapy made simple: A practical guide to therapeutic relationships.* New Harbinger.
17. Holt-Lunstad, J., Smith, T. B., & Layton, B. (2010). Social relationships and mortality risk: a meta-analytic review. *PLoS Medicine, 7*(7), e100016.
18. Holt-Lunstad, J., & Smith, T. B. (2012). Social relationships and mortality. *Social and Personality Psychology Compass, 6*(1), 41-53.
19. Holt-Lunstad, J., Smith, T. B., Baker, M., Harris, T., & Stephenson, D. (2015). Loneliness and social isolation as risk factors for mortality: a meta-analytic review. *Perspectives on Psychological Science: A Journal of the Associationa for Psychological Science, 10*(2), 227-37.
20. Holt-Lunstad, J. (2018). Why social relationships are important for physical health: A systems approach to understanding and modifying risk and protection. *Annual Review of Psychology, 69*, 437-458.

21. Kanter, J. W., Landes, S. J., Busch, A. M., Rusch, L. C., Brown, K. R., & Baruch, D. E. (2006). The effect of contingent reinforcement on target behavior in outpatient psychotherapy for depression: an investigation of Functional Analytic Psychotherapy. *Journal of Applied Behavior Analysis, 39*, 463-467.
22. Kiecolt-Glaser, J. K., Gouin, J. P., & Hantsoo, L. V. (2010). Close relationships, inflammation and health. *Neuroscience and Biobehavioral Reviews, 35*(1), 33-38.
23. Kohlenberg, R. J., & Tsai, M. (1991). *Functional analytic psychotherapy: A guide for creating intense and curative therapeutic relationships*. Plenum.
24. Kohlenberg, R. J., Tsai, M., Parker, C. R., Bolling, M. Y. & Kanter, J. W. (1999). Focusing on the client-therapist interaction, Functional Analytic Psychotherapy: a behavioral approach. *European Psychotherapy, 1*, 15-25.
25. Krasner, L. (1971). Behavior Therapy. *Annual Review of Psychology, 22*, 483-532.
26. Lima, G. de O. (2017). *Delineamento experimental de caso único: A psicoterapia analítica funcional em casos de abuso sexual*. Dissertação de Mestrado. Instituto de Psicologia, Universidade de São Paulo, São Paulo.
27. Lizarazo, N. E., Muñoz-Martinez, A. M., Santos, M. M. & Kanter, J. K. (2015). A within-subjects evaluation of the effects of Functional Analytic Psychotherapy on in-session and out-of-session client behavior. *Psychological Record, 65*, 463-474.
28. Lovo, A. R. B. R. (2019). *Psicoterapia analítica funcional como tratamento de transtorno de ansiedade social*. Dissertação de Mestrado. Universidade de São Paulo, São Paulo.
29. Moreira, F. R., & Oshiro, C. K. B. (2021). A aplicação da FAP em um caso de abuso sexual infantil. In: C. K. B. Oshiro, & T. A. S. Ferreira (Orgs.), *Terapias contextuais comportamentais: Análise funcional e prática clínica* (pp. 62-76). Manole.
30. Muñoz-Martínez, A. M., & Follette, W. C. (2019). When love is not enough: The case of therapeutic love as a middle-level term in functional analytic psychotherapy. *Behavior Analysis: Research and Practice, 19*(1), 103.
31. Muñoz-Martínez, A. M., Stanton, C. E., Ta, J., Molaie, A. M., & Follette, W. C. (2022). Linking process to outcome in functional analytic psychotherapy: Evaluating the behavioral mechanism of change of a process-based therapy. *Journal of Contextual Behavioral Science, 24*, 102-111. https://doi.org/10.1016/j.jcbs.2022.04.001
32. Oshiro, C. K. B., Kanter, J., & Meyer, S. B. (2012). A single-case experimental demonstration of Functional Analytic Psychotherapy with two clients with severe interpersonal problems. *International Journal of Behavioral Consultation and Therapy, 7*(2-3), 111-116.
33. Oshiro, C. K. B., Vartanian, J. F., Sartor, M.S., & da Silva, E. F. (2021). Psicoterapia analítica funcional (FAP). In: Oshiro, C. K. B., & Ferreira, T. A. S. *Terapias contextuais comportamentais: análise funcional e prática clínica*. Manole.
34. Pedersen, E. R., Callaghan, G. M., Prins, A., Nguyen, H. & Tsai, M. (2012). Functional Analytic Psychotherapy as an adjunct to cognitive-behavioral treatments for posttraumatic stress disorder: theory and application in a single case design. *International Journal of Behavioral Consultation and Therapy, 7*, no 2-3, 125-134.
35. Popovitz, J. M. B., & Silveira, J. M. (2014). A especificação do responder contingente do terapeuta na Psicoterapia Analítica Funcional. *Revista Brasileira de Terapia Comportamental e Cognitiva, 16*(1).
36. Reis, H. T., & Patrick, B. C. (1996). Attachment and intimacy: component processes In: Higgins, E. T., & Kruglanski, A. W. *Social psychology: handbook of basic principles*. Guilford.
37. Sartor, M. (2022). *Supervisão em FAP: caracterização e análise dos efeitos da modelagem dos comportamentos do terapeuta*. Tese de Doutorado. Universidade de São Paulo, São Paulo.
38. Sidman, M. (1960). *Tactics of scientific research: evaluating experimental data in psychology*. Basic Books.
39. Skinner, B. F. (1953). *Science and human behavior*. MacMillan.

40. Tsai, M., Kohlenberg, R. J., Kanter, J. W., Kohlenberg, B., Follette, W. C., & Callaghan, G. M. (2009). *A guide to Functional Analytic Psychotherapy: awareness, courage, love and behaviorism*. Spring.
41. Tsai, M., Yoo, D., Hardebeck, E. J., Loudon, M. P., & Kohlenberg, R. J. (2019). Creating safe, evocative, attuned, and mutually vulnerable therapeutic beginnings: Strategies from functional analytic psychotherapy. *Psychotherapy, 56*(1), 55-61. https://doi.org/10.1037/pst0000203
42. Vartanian, J. F. (2017). *Efeitos da evocação sobre os comportamentos clinicamente relevantes na Psicoterapia Analítica Funcional*. Dissertação de Mestrado. Instituto de Psicologia, Universidade de São Paulo, São Paulo.
43. Vartanian, J. F. (2022). *Efetividade de um pacote multicomponente de ensino em FAP sobre os comportamentos de terapeuta e cliente em sessão*. Tese de Doutorado. Universidade de São Paulo, São Paulo.
44. Waltz, T. J., T. J., & Follette, W. C. (2009). Molar functional relations and clinical behavior analysis: implications for assessment and treatment. *The Behavior Analyst, 32*(1), 51-68.
45. Weeks, C. E., Kanter, J. W., Bonow, J. T., Landes, S. J., & Busch, A. M. (2012). Translating the theoretical into practical: a logical framework of Functional Analytic Psychotherapy interactions for research, training and clinical purposes. *Behavior Modification, 36*(1), 87-119.

# 6

# Uma proposta de terapia de casal por meio de um programa *on-line*

Mara Lins
Marcela Bohn

Intervenções e programas de educação conjugal para melhorar a qualidade das relações entre casais já são utilizados há mais de décadas, tendo benefícios já estudados e comprovados por diversas pesquisas. Essas intervenções são eficazes tanto para o aumento da satisfação com o relacionamento (Fischer, Baucom e Cohen, 2016) como também para a melhora do funcionamento individual e familiar (Lebow et al., 2012). Dessa forma, auxiliar nas dificuldades de relacionamento também pode ter impacto profundo no desenvolvimento de famílias mais funcionais e de melhor qualidade de vida (Bernet, Wamboldt & Narrow, 2016).

A terapia comportamental integrativa de casal (*Integrative Behavioral Couple Therapy* – IBCT) foi organizada com base nas terapias comportamentais contextuais (Hayes, Strosahl & Wilson, 2011), com foco no contextualismo funcional e incorpora o conceito de aceitação, considerado o elo perdido que faltava nas demais terapias conjugais. Além da ênfase no processo de aceitação, foca na mudança na forma de o casal se relacionar. O conceito de aceitação não se trata de um processo de conformismo, resignação ou submissão, e, sim, de uma postura ativa quanto àquela realidade que não pode ser mudada. Cabe ressaltar que essa realidade não se trata de situações inaceitáveis, como violência, mas, sim, de características de personalidade, diferenças entre as pessoas ao lidar com o estresse ou ao manejar suas emoções (Christensen, Doss & Jacobson, 2020; Christensen & Doss, 2017; Christensen & Glynn, 2019).

Possui um protocolo de intervenção específico, principalmente no início do tratamento, no período de avaliação e formulação do caso, o qual é compartilhado com o casal que passa para a fase ativa da terapia com maior conhecimento sobre seu funcionamento. Essa avaliação inicial, denominada DEEP, palavra que em inglês significa "profunda", mas se refere a um acrônimo com cada letra, envolvendo a análise das diferenças do casal em relação ao tema de conflito (D), vulnerabilidades emocionais associadas ao problema conjugal (E), fatores externos ao casal que podem estar contribuindo para o aumento do problema (E) e o padrão comportamental utilizado pelos cônjuges para lidar com os problemas apresentados, geralmente em um movimento de disputa e polarização (chamado armadilha mútua), e, por mais que se caracterize como tentativas de resolver os problemas, acaba gerando um problema maior que dificulta a intimidade e a coesão conjugal (P) (Christensen, Doss & Jacobson, 2020; Lins, 2021).

Na fase ativa da terapia, são utilizadas estratégias de aceitação e estratégias de mudança, de acordo com as necessidades do processo. As estratégias de aceitação são:

A. União empática, a qual objetiva o acesso à vulnerabilidade dos cônjuges e de suas emoções primárias, com base na história de aprendizagem de cada um.
B. Distanciamento unificado que propõe uma tomada de perspectiva caracterizada por entender o problema do casal como um "terceiro" e trabalhar a união do casal para que, em vez de estarem um contra o outro, a luta seja contra o problema.
C. Tolerância em relação ao comportamento do outro, o que for possível administrar e dessensibilizar sem entrar em um padrão de desgaste emocional.

Por sua vez, as estratégias de mudança, semelhantes das da terapia de casal comportamental tradicional, envolvem o desenvolvimento de habilidades de comunicação, a resolução de problemas e o intercâmbio de comportamentos desejados (Christensen, Doss & Jacobson, 2020).

Com o objetivo de tornar os princípios da IBCT mais acessíveis para o público em geral, em 2014, os autores da teoria lançaram o livro de autoajuda *Diferenças reconciliáveis* (Christensen, Doss & Jacobson, 2018), em uma linguagem clara e com diversos exercícios, sendo referido como o manual do casal. E foi com base nesse livro que houve a criação do programa *on-line* Our Relationship®, desenvolvido em 2016.

Apesar da prevalência de problemas de relacionamento, ainda existem barreiras que fazem a taxa de casais que procuram tratamento ser muito baixa. Essas barreiras envolvem tanto limitações financeiras, que restringem o acesso de populações de baixa renda, como limitações de deslocamento, dificuldades na conciliação de horário e, ainda, a existência de estigmas e resistências relacionadas aos serviços de saúde mental (Comer & Barlow, 2014; Talebi, Matheson

& Anisman, 2016; Georgia et al., 2018). Com a pandemia de covid-19, muitas dessas barreiras se agravaram ainda mais, ao mesmo tempo em que a necessidade de serviços que auxiliam nos relacionamentos aumentou (Le et al., 2022). Considerando esse cenário, percebe-se também um aumento no acesso à literatura de autoajuda e *workshops* de relacionamento (Georgia & Doss, 2013), o que mostra que intervenções e programas de autoajuda podem ser um recurso promissor para ajudar casais em sofrimento.

Com o avanço da internet e maior acessibilidade mundial desse recurso, alguns programas *on-line* para casais têm-se mostrado uma boa alternativa em razão de seu baixo custo, alta aderência, maior flexibilidade e facilidade de disseminação (Doss et al., 2019). Com base no modelo teórico da IBCT, o programa Our Relationship® (OR) foi criado com o intuito de ampliar o alcance e a eficácia do auxílio aos casais via internet. Diversos ensaios clínicos comprovam a efetividade do programa *on-line* OR®, apresentando melhoras tanto no relacionamento como no funcionamento individual dos parceiros (Doss et al., 2016; Doss et al., 2022; Le et al., 2022).

Sendo assim, o objetivo deste capítulo é traçar ganhos e potencialidades do programa *on-line* Our Relationship® para a prevenção e a promoção de saúde conjugal, bem como verificar de qual forma os terapeutas de casal podem incorporar esse programa, ou algumas de suas atividades, em sua prática clínica.

## ADAPTAÇÃO DO MODELO IBCT PARA O MUNDO *ON-LINE*: OUR RELATIONSHIP®

O programa Our Relationship® (OR) é um recurso de autoajuda *on-line*, baseado na IBCT, que incentiva a aceitação e a mudança de comportamento por meio de conteúdo educacional *on-line*. Visa ajudar casais em dificuldades a resolver problemas em seus relacionamentos por meio de psicoeducação e orientação, não sendo caracterizado como psicoterapia. O nome em inglês também é um acrônimo, além de se referir ao "Nosso Relacionamento", cada letra representa uma etapa a ser realizada. A letra "O" (*observe*) se refere a observar o que ocorre na relação e escolher um problema principal a ser trabalhado ao longo do programa; a letra "U" (*understand*) representa compreender seu funcionamento por meio da formulação DEEP e a letra "R" (*respond*) se refere às mudanças de comportamentos que desejam melhorar na relação. Há, ainda, uma fase complementar chamada fortalecer (*strengthen*), cujo objetivo é o casal aplicar as habilidades que aprendeu em outros problemas que surgirem. O programa é indicado para casais que têm problemas de comunicação, sentem-se distantes emocionalmente, estão com a confiança abalada, dificuldades em lidar com conflitos e dificuldades de aceitação de eventos passados ou de características um do outro (Doss et al., 2013).

Nesse programa, os cônjuges trabalham em momentos individuais e juntos, em atividades *on-line*, para compreender e lidar melhor com as dificuldades conjugais enfrentadas. O foco é na compreensão do funcionamento do casal, no desenvolvimento de habilidades de comunicação, na melhora da intimidade e da confiança (trabalha-se por meio das estratégias de união empática, distanciamento unificado, comunicação assertiva e mudanças direcionadas de comportamento) (Doss et al., 2013).

Para auxiliar os participantes a sentir uma sensação de contato pessoal e prestação de contas, oferece-se também a possibilidade de *coachs*. É possível realizar o OR com ou sem o auxílio de um *coach*. Os *coachs* são assistentes treinados pelo programa que servem para auxiliar na identificação dos problemas, acompanhar as atividades propostas e dar conta de questões e dúvidas que possam surgir. Eles também adaptam o conteúdo trabalhado de acordo com as necessidades específicas de cada relacionamento. Quando se observa alguma questão importante que está fora do escopo do programa, esses casos são encaminhados a um terapeuta individual ou de casais (Doss et al., 2013). É possível também fazer o programa OR sem o acompanhamento de um *coach*, o que se chama de programa autoguiado. O casal escolhe a opção mais confortável para ambos. Porém, em qualquer modalidade, o programa funciona em etapas, é autodirigido e projetado para avançar em lições por conta própria. Após cada lição, o casal é orientado a ter um momento de conversa para trocarem experiências e falarem sobre o que aprenderam. Geralmente o OR leva em torno de 7 a 8 horas para ser concluído, ao longo de 6 a 8 semanas. Cabe destacar, ainda, que casais com história de violência física que resulta em ferimentos ou medo de maiores agressões devem ser encaminhados aos recursos apropriados.

## ETAPAS DO PROGRAMA OR

Destaca-se que, no programa, a intervenção é toda baseada na formulação de caso DEEP. Considera-se que, se um casal deixar a intervenção tendo incorporado essa formulação, então, ele já possui um autoconhecimento e uma compreensão mais amplos dos problemas da relação. Esse fato, além de estimular o autoconhecimento dos cônjuges e da relação, também estimula a autonomia do casal (Doss et al., 2013). Com base em um problema principal escolhido pelo casal, seguem as demais atividades. A seguir serão apresentadas as etapas do programa com exemplos de alguns exercícios utilizados para os casais.

A "etapa observar" inicia com a avaliação da satisfação e de características de personalidade de cada um, na qual o casal responde a instrumentos específicos e recebe uma devolutiva. Esse aspecto mostra que gráficos e pontuações se tornam uma estratégia efetiva para elucidar problemas na conjugalidade. Também é o momento de escolher o problema principal (pode ser mais de um) por meio de exercícios que apresentam questões comuns de casal. Segue um exemplo de uma atividade para avaliar o nível de satisfação em áreas da vida nas quais é comum haver conflitos conjugais:

A seguir está uma lista das áreas nas quais os casais estão muitas vezes insatisfeitos ou têm divergências sobre o comportamento do outro. Por favor, preencha o círculo que representa como você está em relação à forma como cada uma das seguintes áreas é tratada em seu relacionamento.

### QUESTIONÁRIO DE ÁREAS PROBLEMÁTICAS (HEAVEY, CHRISTENSEN & MALAMUTH, 1995)

| | Completamente satisfeito/feliz | | | | | | Completamente insatisfeito/infeliz |
|---|---|---|---|---|---|---|---|
| Lidar com as finanças da família | ○ | ○ | ○ | ○ | ○ | ○ | ○ |
| Filhos ou parentalidade | ○ | ○ | ○ | ○ | ○ | ○ | ○ |
| Demonstrações de afeto | ○ | ○ | ○ | ○ | ○ | ○ | ○ |
| Relações sexuais | ○ | ○ | ○ | ○ | ○ | ○ | ○ |
| Carreira/decisões de emprego | ○ | ○ | ○ | ○ | ○ | ○ | ○ |
| Tarefas domésticas | ○ | ○ | ○ | ○ | ○ | ○ | ○ |
| Confiança ou ciúme | ○ | ○ | ○ | ○ | ○ | ○ | ○ |
| Lidar com sogros/pais/parentes | ○ | ○ | ○ | ○ | ○ | ○ | ○ |
| Tempo de recreação/lazer juntos | ○ | ○ | ○ | ○ | ○ | ○ | ○ |
| Drogas ou álcool | ○ | ○ | ○ | ○ | ○ | ○ | ○ |
| Religião | ○ | ○ | ○ | ○ | ○ | ○ | ○ |
| Mau humor/temperamento/ emocionalidade | ○ | ○ | ○ | ○ | ○ | ○ | ○ |
| Objetivos, metas, prioridades, as grandes decisões na vida | ○ | ○ | ○ | ○ | ○ | ○ | ○ |
| Comportamento ou aparência apropriada | ○ | ○ | ○ | ○ | ○ | ○ | ○ |
| Outros | ○ | ○ | ○ | ○ | ○ | ○ | ○ |
| **Agora escolha uma ou duas áreas mais importantes, as quais você gostaria de trabalhar** | | | | | | | |

Cada um recebe um *feedback* acerca de suas pontuações, e o casal é estimulado a conversar sobre suas percepções. Essas conversas também são guiadas pelo programa, visto que o casal fica junto, respondendo às perguntas, alternando-se no aplicativo.

Segue-se, então para a "Etapa Compreender", a qual inicia com exemplos de casais que se enredam nas tentativas de resolver suas dificuldades, denominadas "Armadilha mútua". É um padrão comportamental utilizado que é ineficaz, resultando na sensação de que não há esperança para a relação (Christensen, Doss & Jacobson, 2020). Para o entendimento de seu funcionamento, é realizada a avaliação DEEP.

O casal é estimulado a selecionar a diferença ou semelhança que deve estar mais relacionada ao problema principal de seu relacionamento. Entende-se aqui que as características consideradas defeitos de alguém em dado contexto, em outro, também podem ser benéficas para o relacionamento. Identificar e trabalhar a aceitação de traços de personalidade que também se relacionam ao problema central da relação pode ajudar a lidar com os problemas de maneira mais receptiva e sem acusações (Christensen & Glynn, 2019). A seguir, um exemplo do OR sobre uma das atividades para o casal explorar suas diferenças, ambos preenchem e depois discutem os resultados.

### COMO SOU DIFERENTE DO(A) MEU(MINHA) PARCEIRO(A)?

Circule "sim" ou "não":

| | | | |
|---|---|---|---|
| 1. | Gosto de falar com outras pessoas quando tenho um problema | sim | não |
| 2. | Não acho que seja útil conversar com outras pessoas sobre um problema | sim | não |
| 3. | Gosto de um bom debate | sim | não |
| 4. | Evito conflitos | sim | não |
| 5. | Espero poder passar mais tempo com minha família | sim | não |
| 6. | Gosto de passar a maior parte do tempo com meu(minha) parceiro(a) | sim | não |
| 7. | À noite, acho relaxante passar um tempo nas redes sociais ou na Internet | sim | não |
| 8. | Conversar com meu(minha) parceiro(a) depois de um dia de trabalho é estressante e eu evito | sim | não |

*(continua)*

### COMO SOU DIFERENTE DO(A) MEU(MINHA) PARCEIRO(A)? (*continuação*)

| | | | |
|---|---|---|---|
| 9. | Eu amo o afeto físico | sim | não |
| 10. | Sinto-me limitado quando meu(minha) parceiro(a) "me sufoca" | sim | não |
| 11. | Quando me sinto magoado, eu ______________________________ | | |
| 12. | Quando meu(minha) parceiro(a) se sente magoado(a), ele(a) ______________________________ | | |
| 13. | Eu me sinto mais confortável quando meu espaço está limpo e organizado | sim | não |
| 14. | Gosto que minha casa pareça "habitada" | sim | não |
| 15. | Espero ter conversas longas, profundas e íntimas | sim | não |
| 16. | Quando estou com meu(minha) parceiro(a), gosto de relaxar e assistir à TV | sim | não |
| 17. | Acho melhor não discutir todos os problemas que temos | sim | não |
| 18. | Quando tenho um problema, geralmente gosto de resolvê-lo sozinho(a) | sim | não |

Para trabalhar as vulnerabilidades emocionais, o casal é instigado a reconhecer as emoções secundárias (superficiais) e primárias (ocultas) experimentadas ao lidar com o problema central, bem como ambos são convidados a refletir sobre possíveis razões de sua história de aprendizagem, pelas quais eles podem estar particularmente sensíveis aos problemas que estão enfrentando. Esse tipo de intervenção, além de já facilitar o trabalho com empatia, auxilia também no reconhecimento e na expressão de emoções primárias ou ocultas. São sensibilidades que são reativadas na relação conjugal, por vezes desconhecidas pelos parceiros. Esse trabalho com as emoções é considerado um dos pontos mais altos a se trabalhar na IBCT, bem como nas terapias comportamentais contextuais (Hayes, Strosahl & Wilson, 2011; Christensen, Doss & Jacobson, 2020). Segue um exemplo de exercício para acessar as vulnerabilidades emocionais.

### AS FERIDAS DO PASSADO INTERFEREM NA RELAÇÃO CONJUGAL

Mesmo os pais mais amorosos e bem-intencionados não conseguem atender a todas as nossas necessidades. Também podemos experimentar decepções que marcam nosso processo de crescimento e vida adulta.

Portanto, não é inesperado que possamos trazer essa dor para o nosso relacionamento atual e ter uma fantasia de que o relacionamento pode, finalmente, compensar todo o carinho e a aceitação que perdemos. É importante que possamos esclarecer para nós mesmos e compartilhar com nosso(a) parceiro(a) a compreensão de nossas feridas. Isso permite que vocês dois entendam melhor como nossos ferimentos influenciam na forma como interagimos um com o outro.

O que eu mais precisava quando era criança/adolescente/adulto e não obtive (ou não obtive o suficiente) das pessoas importantes na minha vida:

1. Mãe
2. Pai
3. Outros (outra situação/vida adulta)

Em relação às emoções primárias (profundas) e secundárias (superficiais), entre outros, há o seguinte exercício:

Como as discussões são repetitivas, os casais podem achar que disseram tudo o que é relevante sobre determinado conflito. Assim, eles podem sentir que seus parceiros simplesmente não os escutaram ou não responderam ao que eles haviam dito. [...] Eles podem expressar apenas os pensamentos e emoções superficiais “duras” que eles experimentam e não as ocultas e mais “brandas”. Revelar esta informação não dita é na verdade arriscado. Ela pode ser transmitida de forma acusatória ou ouvida como acusatória, de modo que pode levar a mais conflitos. Mas essas revelações oferecem informações importantes sobre as sensibilidades do outro. [...] Há seis dicas para revelar essas informações [...]:

1. Revele seu estado emocional e se interesse pelo de seu parceiro(a).

*(continua)*

*(continuação)*

2. Revele seus impulsos para tomar atitudes negativas em vez de tomá-las e tente discernir os impulsos que podem levar seu parceiro(a) a atitudes negativas.
3. Revele informações básicas suficientes para tornar suas emoções compreensíveis e tente descobrir o que levou às emoções do seu parceiro(a).
4. Revele as emoções mais brandas que podem existir ao lado das duras; tente discernir as emoções mais brandas de seu(sua) parceiro(a).
5. Reconheça a validade na posição de seu(sua) parceiro(a) e saiba que ele(a) pode sentir alguma validade na sua também.
6. Tente compartilhar suas preocupações antecipatórias antes de um evento desafiador, como você também pode tentar discernir as preocupações de seu(sua) parceiro(a) sobre esse evento (Christensen, Doss & Jacobson, 2018, p. 225).

No módulo sobre estresse externo, ambos analisam fatores externos ao relacionamento que poderiam estar interferindo no modo pelo qual agem. Geralmente são situações de vida que demandam reorganização, mas, muitas vezes, o casal não conseguiu se adaptar. As atividades auxiliam o casal a pensar sobre o que seria fator estressor para cada um. Segue um exemplo de atividade para refletir, segundo o OR, sobre a repercussão dos estressores externos na vida conjugal.

O estresse nos faz agir de maneiras diferentes. Quando nossos(as) parceiros(as) dizem algo negativo e não estamos estressados, respondemos de maneira normal. Mas quando estamos estressados, tendemos a atacar. O estresse também afeta a maneira como pensamos sobre nossos(as) parceiros(as). Quando nosso(a) parceiro(a) faz algo de que não gostamos e não estamos estressados, somos capazes de pensar em muitas razões pelas quais ele(a) agiu dessa maneira. Eles estavam doentes ou cansados, estressados ou tiveram um dia ruim no trabalho. Somos capazes de pensar "oh, ele(a) não quis dizer isso" ou "há muita coisa acontecendo em sua vida agora". No entanto, quando estamos

*(continua)*

(*continuação*)

estressados, tendemos a esquecer todas as razões pelas quais nosso(a) parceiro(a) pode estar agindo dessa maneira e nos concentramos em apenas uma – que nosso(a) parceiro(a) é "idiota". Além disso, muitas vezes não percebemos que nosso(a) parceiro(a) está estressado(a). Vemos apenas o comportamento dele(a), que geralmente não é tão positivo quando ele(a) está estressado(a). E é por isso que é mais fácil atacá-los. Um estresse de curto prazo, como um carro que estraga, pode definitivamente ser um incômodo. Mas isso é de curto prazo, portanto, seu relacionamento pode se recuperar rapidamente. Se você puder trabalhar com seu(sua) parceiro(a) para resolver o problema (em vez de jogar a culpa), esse tipo de estresse não terá chance de causar uma briga. O que é pior para seu relacionamento é o estresse de longo prazo. Por exemplo, se vocês dois estão lidando com muito estresse relacionado ao dinheiro, a longo prazo, de repente o estresse de curto prazo do carro que estragou piora. Você tem de descobrir como pagar a conta do conserto. E podem estar compartilhando o carro, o que dificulta a ida ao trabalho. Então, diante de seu estresse de longo prazo sobre dinheiro, começa uma briga.

No módulo padrão de comunicação, o programa solicita ao casal para descrever o padrão de interação que normalmente ocorre enquanto ambos lutam com seu problema central, analisando antecedentes e respostas desse padrão nos parceiros. Ambas as estratégias parecem auxiliar na elucidação de aspectos que podem estar se repetindo na relação, propondo uma tomada de perspectiva e na responsabilização pela mudança, focando no "como" as questões são discutidas, independentemente do tema a ser abordado. Exemplo de exercício (Christensen, Doss & Jacobson, 2018, p. 257) que auxilia na compreensão da existência de um padrão de comunicação.

EXERCÍCIO: O QUE VOCÊ DIRIA SE DISSESSE O NÃO DITO

Um de meus ex-colegas costumava dar o seguinte conselho sobre conflitos de relacionamento: "Quando em apuros, revele-se em dobro!". Ele estava sugerindo que a autorrevelação do que chamamos emoções e pensamentos ocultos muitas vezes pode alterar o conflito em que você se encontra ou pode ajudá-lo a se recuperar de uma desavença

(*continua*)

(*continuação*)

anterior imediatamente. Claro, para fazer isso, você tem de estar plenamente consciente desses sentimentos e pensamentos, e você tem de estar disposto a expressá-los. Portanto, nosso conselho é "perceber e revelar!". Vejamos um exemplo específico de como isso pode ser feito. Lembre-se de seu último conflito sério sobre sua questão central. Uma vez que você se lembrou claramente, considere os seguintes tópicos, veja se você pode recordar o que você sentiu ou pôde ter sentid, e anote algumas ideias sobre o que você poderia ter revelado.

Antes do conflito

Preocupações/receios antecipando o conflito que poderiam ter sido compartilhadas: ______________________

Durante o conflito

Sentimentos e impulsos para agir, mas que não foram revelados: __ ______________________

Informações básicas importantes que você pode não ter mencionado: ______________________

Emoções ocultas brandas que você não estava completamente ciente ou que você estava hesitante em mencionar: __________

Alguma validade na posição de seu(sua) parceiro(a): __________

Recuperação do conflito

Esforços de reconciliação que você tentou ou observou nas atitudes de seu(sua) parceiro(a): ______________________

Coisas particularmente dolorosas que você ou seu(sua) parceiro(a) podem ter dito que realmente machucaram um ao outro: ________ ______________________

Esforços positivos para a reconciliação que você tentou ou observou nas atitudes de seu(sua) parceiro(a): ______________

Ainda é proposto para o casal avaliar a forma de se reorganizar após o conflito, por exemplo, qual método costuma utilizar para se recuperar, o tempo de recuperação de cada um e o papel das desculpas na recuperação. Também é organizado um material psicoeducativo acerca da "linguagem expressiva", ou seja, a forma imediata e reativa como cada um se comunica quando surge o problema principal. Sugerem quatro categorias, as quais se referem a culpar ou criticar (por exemplo, ser sarcástico, insistir no erro do outro, levantar a voz), evitar ou se afastar (recusar-se a falar, mudar de assunto, minimizar), duvidar (controlar, investigar, ligar seguidamente) e discutir com tranquilidade (descrever o próprio ponto de vista com tranquilidade, pedir a opinião do outro, focar na resolução juntos). Durante o programa há um importante treino de habilidades de comunicação, propondo desde uma escuta ativa até uma forma de falar que seja efetiva. Este treino é denominado "Estrutura Falante-Ouvinte".

Em um primeiro momento, o casal deve escolher um local adequado, bem como ter tempo disponível para realizar a conversa para evitar interrupções. A estrutura "Falante-Ouvinte" propõe que um dos dois inicie a falar sobre seu ponto de vista, em uma linguagem que fale de si (não culpabilizadora), de suas percepções e de seus sentimentos. Após terminar sua fala, o parceiro ouvinte fará um resumo do que compreendeu, do que escutou. Não é para concordar, discordar ou dar sua opinião ainda, somente refletir como um espelho. Após, a primeira pessoa que falou pode acrescentar algo que ache que faltou no resumo do parceiro. Segue-se, então, para a troca de papéis e, quem havia escutado, agora falará seu ponto de vista e o parceiro fará o resumo. Os autores sugerem que há "Regras de Ouro" para esse tipo de conversa:

1. Não julgar, pois incita à invalidação e bloqueia a comunicação.
2. Controlar o tom de voz, pois quem escuta se sente agredido por quem fala gritando.
3. Evitar resolver problemas nesta conversa, pois não é momento de solução de problemas. Quando uma pessoa inicia sua fala e a outra já traz soluções ou conselhos, a primeira se sente totalmente invalidada, pois só deseja ser escutada, compreendida. Mais adiante no OR, virá a etapa de treino de soluções de problemas.

Essa modalidade de conversa é utilizada para diversos temas trabalhados ao longo do programa, com dicas, por exemplo, para quem fala, para conseguir compartilhar as emoções ocultas, para perceber o que aproximaria o parceiro, para conseguir pedir ajuda, para colocar o problema como algo a ser resolvido por ambos e para iniciar a fala com algo positivo. As dicas para quem escuta se referem a não interromper o raciocínio do outro, prestando atenção enquanto o parceiro expõe as ideias. É importante reforçar que não precisa estar de acordo com o ponto de vista do parceiro, mas escutar e compreender é uma importante forma de validação. A denominada "Conversa Unir" dá oportunidades para o casal conversar sobre todo esse processo inicial, desde a escolha do tema até sua avaliação DEEP.

Na "Etapa Responder", são utilizadas as principais estratégias de aceitação e mudança. Como o núcleo da IBCT é a aceitação emocional, mesmo se houver sucesso em facilitar a mudança cognitiva, a criação de oportunidades para conexão emocional também é necessária. O mais difícil nesse tópico é que, por meio da união empática é preciso compartilhar emoções vulneráveis e, ao mesmo tempo, proteger os casais de emoções explosivas. O objetivo é eliciar o comportamento privado evitado, estimulando a aceitação, a suavização das emoções e a compreensão de obstáculos internos. Ocorrem nesse momento oportunidades de união empática e compartilhamento de vulnerabilidades.

Posteriormente, a intervenção se concentra em ajudar a criar melhorias comportamentais e de comunicação. O casal é incentivado a considerar áreas de seu relacionamento que seriam apropriadas para mudança direta e, em seguida, pensar nas coisas que poderiam fazer por conta própria para criar essa mudança. Esse módulo se mostra importante para que o casal tenha uma nova compreensão de seu relacionamento, em que cada um tem o poder de alterar a forma como responde aos desafios decorrentes de suas personalidades e sensibilidades emocionais.

O programa também oferece uma atividade conjunta de solução de problemas, em que, além de auxiliar na definição do problema, ambos debatem soluções e escolhem mudanças individuais que cada um pode fazer, focando na autorresponsabilização. Ou seja, o que cada um pode fazer antes do início de uma discussão, durante e após ela, com alternativas para o casal pensar em como costuma agir e como cada um poderia se comprometer em agir, observando o próprio papel na linguagem expressiva. Por exemplo, listar três mudanças em si e três mudanças que gostaria que o(a) parceiro(a) fizesse e avaliar prós e contras de cada alternativa.

Além disso, os pontos fortes do casal são destacados ao longo do programa. Os parceiros são estimulados a descrever qualidades ou traços positivos que um gosta no outro, memórias favoritas e atividades que gostariam de fazer em conjunto. Esse ponto parece auxiliar na evocação de aspectos reforçadores da relação que podem ter se perdido em meio a aspectos aversivos trazidos pelas dificuldades de interação do casal. Uma das atividades seria resgatar algumas das condutas positivas que realizavam nos momentos em que a relação estava satisfatória. Veja a seguir um exemplo do OR.

### COISAS QUE EU GOSTO DE FAZER COMO CASAL

Podemos recuperar alguns dos aspectos positivos de que vocês gostavam. A seguir escolha entre 3 a 5 coisas que gostaria de fazer com mais frequência com seu(sua) parceiro(a). Podem ser coisas que você costumava fazer (e parou de fazer) ou coisas novas que deseja tentar. Elas devem:

*(continua)*

## COISAS QUE EU GOSTO DE FAZER COMO CASAL (*continuação*)

Ser fácil de fazer, dentro de seu orçamento, ajustar-se à sua programação atual e ser algo divertido para vocês dois.

NÃO estar relacionado ao problema principal e NÃO ser algo que causou brigas entre você e seu(sua) parceiro(a) no passado.

**Veja sugestões:**

| | |
|---|---|
| Em sua casa | • Assistir a um programa de TV ou filme juntos<br>• Cozinhar juntos<br>• Jogar cartas ou um jogo de tabuleiro juntos<br>• Jogar um *videogame* juntos<br>• Trabalhar juntos para fazer um projeto<br>• Ver fotos antigas de vocês dois juntos (e talvez escolher algumas para exibir em algum lugar) |
| Fora de sua casa | • Ir ao cinema<br>• Ir a um restaurante<br>• Sair para tomar um café ou um sorvete<br>• Ir a um parque<br>• Dar um passeio pela vizinhança<br>• Assistir ao nascer ou pôr do sol<br>• Exercitar-se juntos |
| Atividades íntimas | Cuidado! Se vocês estão brigando pela intimidade física, NÃO escolham algo desta categoria.<br>Acariciar<br>Beijar ou abraçar<br>Escrever notas sensuais um para o outro<br>Marcar um encontro para ter uma noite *sexy*<br>Experimentar uma nova atividade sexual |
| Familiares e amigos | • Planejar uma reunião familiar especial<br>• Visitar juntos parentes ou amigos<br>• Ter amigos ou a família em casa<br>• Jantar com seus filhos |
| Religião/ voluntariado | • Ir à igreja/sinagoga/outro local de culto<br>• Meditar ou orar juntos<br>• Fazer trabalho voluntário ou de caridade juntos (em uma escola, igreja, hospital etc.) |

**A seguir, escreva de 3 a 5 coisas que você deseja fazer com seu(sua) parceiro(a) nos próximos meses.**

Ao final da intervenção, os casais podem ver o progresso que fizeram durante o programa por meio de todos os registros. E, se desejarem, podem realizar outra rodada abordando outro problema importante para a relação, fortalecendo as mudanças conquistadas.

Entendendo esse contexto, é possível considerar que o programa OR poderia ser implementado como uma abordagem mista, em que os casais completam o programa com o apoio da terapia presencial. As atividades *on-line* poderiam ser adicionadas como lição de casa entre as sessões, mesclando os temas abordados no programa com os temas trabalhados em psicoterapia.

É possível pensar em certas vantagens por conta de o OR ser um programa *on-line* que busca o tratamento de forma mais independente. O estudo de Doss et al. (2019), com 151 casais, mostra ganhos iniciais do OR serem mantidos mesmo após 12 meses da intervenção. Sugere-se que as mudanças geradas por esse tipo de programa podem ser mais duráveis. Isso porque, ao contrário das mudanças que acontecem por intermédio de um terapeuta, nesse programa, os exercícios precisam ser feitos em ambientes naturais, dentro do contexto real dos casais. Outro fator relevante é que sem as intervenções diretas de um terapeuta, as mudanças não correm o risco de serem orientadas por regras e, sim, por interesse e desejo próprio do casal.

## CONSIDERAÇÕES FINAIS

O Our Relationship® parece expandir a possibilidade de serviços disponíveis para auxiliar casais em dificuldade, seja na combinação com serviços presenciais seja independente deles. Esse programa pode ser utilizado como alternativa para resolução de problemas conjugais, assim como uma forma de desenvolvimento de habilidades para a conjugalidade. Sugere-se que, por conta de o programa ser *on-line* e de mais fácil acesso, é possível alcançar casais com sofrimento em fase inicial, e não com os já vários problemas instaurados como costuma acontecer em uma terapia de casal presencial. Isso reafirma que o programa possui poder de ser fator protetivo e preventivo para os problemas na conjugalidade (Doss et al., 2013).

Um dos grandes diferenciais do OR é ser um programa de fácil acesso e romper barreiras financeiras. Sabe-se que hoje o acesso a tratamento psicológico particular nem sempre é possível em função de altos custos gerados para os cônjuges. O fato de ser um programa *on-line* auxilia por conta da diminuição de custos de deslocamento e menores custos de investimento.

Um ponto interessante é que intervenções de IBCT podem ocasionar leve diminuição da satisfação com o relacionamento após as primeiras intervenções. Isso pode se dar por conta do efeito da desesperança criativa gerada pelo oferecimento de um contexto de aceitação, bem como a exposição aos problemas e aos obstáculos internos que possivelmente estavam sendo evitados. Porém, como foi observado em pesquisas, essa satisfação tende a aumentar ao longo do tempo (Christensen & Glynn, 2019). Isso porque os casais, ao se depararem com os problemas e com as emoções difíceis geradas por eles, acabam desenvolvendo novas formas (direcionadas para a saúde da relação) de lidar.

Muitas vezes, o problema em si pode nem ser o maior causador de danos na relação. Mas, sim, toda a carga emocional que a situação vivida desperta em ambos os parceiros e a consequente maneira de lidar. Como foi discutido anteriormente, na IBCT, o objetivo é conseguir acessar essas emoções e conseguir observá-las com base na história de vida de cada um. Essa estratégia, além de auxiliar na desidentificação emocional e cognitiva, auxilia também a quebrar o ciclo de acusações e gerar um contexto de maior aceitação e empatia.

Outro ponto a se destacar são as estratégias com foco no fortalecimento de aspectos positivos da relação. Com o tempo e com o desgaste gerado pelas dificuldades conjugais, é comum que as qualidades que anteriormente eram valorizadas em ambos os cônjuges, tenham sido contaminadas por aspectos negativos vivenciados na relação. As intervenções da IBCT auxiliam na tomada de perspectiva para conseguir ver a dialética das diferenças e ver que, mesmo em um traço de personalidade que por vezes gera irritação, pode haver uma fortaleza que também é uma fonte de admiração.

Sabe-se já que o vínculo, assim como a relação terapêutica estabelecida, tem forte potencial tanto para aderência ao tratamento, como para o sucesso das intervenções. Porém, é possível pensar que em um contexto de conjugalidade, a disposição dos cônjuges pode fazer o vínculo entre eles também se tornar esse contexto de mudança. Dessa forma, como o OR tem o intuito de proporcionar um tratamento mais independente, a atividade dos *coachs* possui apenas um papel de apoio, assessoria e mediação. Como um bom processo dialético, o programa OR pode ter seus pontos fortes e fracos na mesma questão. O fato de o programa auxiliar os casais a trabalharem de maneira independente, em seu tempo, contexto em suas casas, pode ser ao mesmo tempo benéfico e prejudicial. O programa oferece liberdade e, ao mesmo tempo, essa liberdade pode ocasionar falta de motivação e engajamento. O sucesso do programa requer a capacidade de aplicar independentemente o conteúdo e os exercícios do programa para o próprio relacionamento. Por conta disso, pode haver algumas áreas de limitação em que o casal precise de uma orientação e/ou um apoio externo. O trabalho dos *coachs* pode auxiliar nessas limitações.

O programa OR também parece ter similaridade com outros programas de educação conjugal. Sugere-se novos estudos que façam comparações entre a efetividade dos programas maritais *on-line* para observar quais variáveis podem ser responsáveis pela melhora da saúde conjugal.

Percebe-se que o maior intuito do programa é ajudar os casais a desenvolver uma compreensão completa de seu problema central, comunicar seus entendimentos e desenvolver algumas mudanças possíveis com base nessa análise. Sendo assim, o programa Our Relationship® também pode ser usado antes ou como complemento da terapia de casal. Por fim, o OR parece uma excelente ferramenta *on-line* que pode ser utilizada para melhor compreender e contornar problemas de relacionamento, não configurando um processo de psicoterapia, mas tendo uma função altamente terapêutica.

## REFERÊNCIAS


1. Bernet, W.; Wamboldt, M. Z.; & Narrow, W. E. (2016). Child affected by parental relationship distress. *Journal of the American Academy of Child & Adolescent Psychiatry, 55*(7), 571-579. doi:10.1016/j.jaac.2016.04.018
2. Christensen, A.; & Doss B. D. (2017). Integrative behavioral couple therapy. *Current Opinion Psychology, 13,* 111-114. doi: 10.1016/j.copsyc.2016.04.022
3. Christensen, A.; Doss, B. D.; & Jacobson, N. S. (2018). *Diferenças Reconciliáveis: reconstruindo seu relacionamento ao redescobrir o parceiro que você ama, sem se perder* (2a ed.; M.R.S.W. Lins & M. Rozman, Trads.). Sinopsys.
4. Christensen, A.; Doss, B. D., & Jacobson, N. S. (2020). *Integrative behavioral couple therapy: a therapist's guide to creating acceptence and change.* Norton.
5. Christensen, A.; & Glynn, S. (2019). Integrative behavioral couple therapy. *In*: B. H. Fiese, M. Celano, K. Deater-Deckard, E. N. Jouriles, & M. A. Whisman (Eds.), *APA handbook of contemporary family psychology: Family therapy and training* (pp. 275-290). American Psychological Association.
6. Comer, J. S.; Barlow, D. H. (2014). The occasional case against broad dissemination and implementation: retaining a role for specialty care in the delivery of psychological treatments. *American Psychologist. 69*(1), 1-18. doi:10.1037/a0033582
7. Doss, B. D.; Benson, L. A.; Georgia, E. J.; & Christensen, A. (2013). Translation of integrative behavioral couple therapy to a web-based intervention. *Family Process, 52*(1), 139-53. doi: 10.1111/famp.12020
8. Doss, B. D.; Cicila, L. N.; Georgia, E. J.; Roddy, M. K.; Nowlan, K. M.; Benson, L. A.; & Christensen, A. (2016). A randomized controlled trial of the web-based OurRelationship program: Effects on relationship and individual functioning. *Journal of Consulting and Clinical Psychology, 84*(4), 285-296. doi: 10.1037/ccp0000063
9. Doss, B. D.; Roddy, M. K.; Nowlan, K. M.; Rothman, K.; & Christensen, A. (2019). Maintenance of gains in relationship and individual functioning following the online OurRelationship program. *Behavior Therapy, 50*(1), 73-86. doi: 10.1016/j.beth.2018.03.011
10. Doss, B. D.; Roddy; M. K.; Wiebe, S. A.; Johnson, S. (2022). A review of the research during 2010-2019 on evidence-based treatments for couple relationship distress. *Journal of Marital and Family Therapy.* Jan;48(1):283-306. doi: 10.1111/jmft.12552.
11. Fischer, M. S.; Baucom, D. H.; & Cohen, M. J. (2016). Cognitive-behavioral couple therapies: Review of the evidence for the treatment of relationship distress, psychopathology, and chronic health conditions. *Family Process, 55*(3), 423-442. doi: 10.1111/famp.12227

12. Georgia, E. J., & Doss, B. D. (2013). Web-based couple interventions: Do they have a future? *Journal of Couple & Relationship Therapy, 12*(2), 168-185. https://doi.org/10.1080/15332691.2013.779101
13. Georgia Salivar, E. J.; Roddy, M. K.; Nowlan, K. M.; & Doss, B. D. (2018). Effectiveness of the online OurRelationship program for underserved couples. *Couple and Family Psychology: Research and Practice, 7*(3-4), 212-226. https://doi.org/10.1037/cfp0000110
14. Hayes, S. C.; Strosahl, K. D.; & Wilson, K. G. (2011). *Terapia de aceitação e compromisso: o processo e a prática da mudança consciente (2nd ed.).* Guilford.
15. Heavey, C. L.; Christensen, A., & Malamuth, N. M. (1995). The longitudinal impact of demand and withdrawal during marital conflict. *Journal of Consulting and Clinical Psychology*, *63*(5), 797-801.
16. Le, Y., Hatch, S. G., Goodman, Z. T., & Doss, B. D. (2022). Does coparenting improve during the OurRelationship program? Explorations within a low-income sample during the COVID-19 pandemic. *Journal of Family Psychology,* 36(6), 1030-1035. https://doi.org/10.1037/fam0000991
17. Lebow, J. L.; Chambers, A. L.; Christensen, A.; & Johnson, S. M. (2012). Research on the treatment of couple distress. *Journal of Marital and Family Therapy*, *38*(1), 145-168. doi: 10.1111/j.1752-0606.2011.00249.x
18. Lins, M. (2021). Formulação de caso na terapia comportamental integrativa de casal. *In:* P. Abreu, J. Abreu. *Transtornos psicológicos: Terapias baseadas em evidências.* Manole.
19. Talebi, M; Matheson, K; Anisman, H (2016). The stigma of seeking help for mental health issues: Mediating roles of support and coping and the moderating role of symptom profile. *Journal of Applied Social Psychology, 46*(8), n/a-n/a.

# 7
# Criatividade na relação terapêutica

Paulo Gomes de Sousa-Filho

As habilidades de criatividade desempenham papel importante na saúde mental quando é necessário lidar com todos os tipos de desafios da vida. Pessoas com um déficit nessas habilidades aumentarão suas chances de ficarem presas, falhando no desenvolvimento de rotas alternativas ao enfrentar os inevitáveis becos sem saída que a vida certamente as apresentará. Alternativamente, se, em sua história de aprendizagem, você tiver desenvolvido as habilidades de construir novos caminhos ao enfrentar as demandas da vida, mesmo quando na presença de eventos graves, as chances são de que você encontrará com sucesso alguma estratégia para lidar com esse desafio e minimizar suas consequências negativas. Alguns autores (Beghetto, 2007; Kahn, 2009) apontam que a criatividade pode ser crítica no que diz respeito à adaptabilidade e às habilidades de resolução de problemas que são críticas para fornecer respostas adequadas às demandas interpessoais e sociais enfrentadas na vida moderna.

A literatura sobre criatividade é vasta e extremamente heterogênea e tem sido estudada com base em perspectivas teóricas muitas vezes incompatíveis, cada uma com os próprios pressupostos e metodologias. Ochse (1990) enfatiza essa questão quando afirma que cada um de nós compreende a criatividade no nível da experiência pessoal e, raramente, é preciso explicar exatamente o que é ou por que a possuímos.

De modo geral, a criatividade é um processo que visa transformar algo que já existe ou produzir algo totalmente inovador (Amabile, 1996; Sternberg & Lubart, 1991) e inclui: originalidade e inventividade, tendência para a busca de novas soluções para problemas passados, atuais ou futuros; pensamento divergente e inovador, capacidade de ignorar códigos e normas existentes, a fim de procurar novas soluções sem estar amarrado pelas regras existentes; capacidade de considerar o fracasso como oportunidade de crescimento, o que requer uma maneira completamente nova de olhar para o contexto ao redor.

A criatividade também pode ser um conceito diferente, dependendo do contexto. De fato, parece haver uma diferença entre as suas diversas consequências: a criatividade eminente, também chamada "Big-C", a perícia ou a criatividade relacionada ao trabalho, também chamada "Pro-C", a criatividade cotidiana, também chamada "little-c", e o processo de aprendizagem, também chamado "mini-c" (Kaufman & Beghetto, 2009). A criatividade da vida cotidiana e aquela envolvida no processo de aprendizagem parecem ser o tipo de criatividade que aparecerá nesse tipo especial de relacionamento que acontece entre um terapeuta e o cliente na sala de terapia.

A relação psicoterapêutica é um processo cocriado para o qual tanto o psicoterapeuta como o cliente contribuem. Na sala de terapia, terapeuta e paciente afetam e são afetados um pelo outro, facilitando ou impedindo o crescimento. A maneira idiossincrática do terapeuta de se comportar, por exemplo, a maneira como ele pensa, a maneira como age, suas crenças, suas características únicas, como a vontade ou a capacidade de ser enfático, todos têm impacto nas respostas idiossincráticas do cliente. E o oposto também é verdadeiro.

Essa relação mútua é, de fato, o coração do processo psicoterapêutico. Nesse processo, os pacientes muitas vezes se encontram confusos, presos em padrões de comportamento improdutivos e angustiantes, incapazes de encontrar novas maneiras apropriadas de se comportar que os levarão a consequências mais significativas. Mudanças nessas perspectivas ocorrem em grande parte por meio dos processos de descoberta do cliente, mas esses são, de fato, guiados pela maneira como o terapeuta conduz todo o processo. Os terapeutas são responsáveis por criar um contexto que facilite a livre expressão das vulnerabilidades do cliente e a criatividade desempenha papel importante nessa interação dinâmica. Na verdade, a terapia não será bem-sucedida sem a criatividade do terapeuta.

## RELAÇÃO TERAPÊUTICA

Existem muitos termos que têm sido usados para descrever a relação terapêutica. A relação de trabalho, o vínculo terapêutico, a aliança e a aliança terapêutica são alguns deles. Em suma, todos esses termos envolvem a ideia da importância do vínculo interpessoal entre o cliente e o terapeuta e sua história de relacionamento que cada um deles traz para o relacionamento. Muitos autores (Horvarth & Symonds, 1991; Martin et al., 2000; Wampold, 2001; Yalom & Leszcz, 2005; Gilbert & Leahy, 2007) consideraram o papel primordial da relação terapêutica com o processo de cura em todos os modelos dominantes de psicoterapia. De fato, a pesquisa de resultados demonstrou que, apesar da eficácia geral da psicoterapia (Lambert & Bergin, 1994; Miller et al., 2013), diferentes escolas de psicoterapia têm mostrado equivalência de resultados (Lambert & Ogles, 2014; Luborsky et al., 1975). Greben (1981) destaca que a relação terapêutica é o próprio coração da psicoterapia e é o veículo por meio do qual ocorrem as mudanças terapêuticas. De fato, pode-se dizer que a relação terapêutica é de fato a terapia.

A relação terapêutica é uma troca entre terapeuta e cliente que se desenvolve com o propósito de compartilhar pensamentos, crenças e emoções íntimas em um esforço para facilitar a mudança. Esse relacionamento é caracterizado por uma atmosfera segura, aberta e sem julgamentos que impregna esperança e confiança (Kazantzis et al., 2017).

Historicamente, a natureza da relação terapêutica tem sido considerada fator crítico em qualquer forma de psicoterapia bem conduzida. Sua importância começou a ser destacada na abordagem psicanalítica e, desde então, ganhou importância dos psicoterapeutas.

A criação desse termo é atribuída à psicanalista americana Elisabeth Zetzel (1956) que o define simplesmente como uma relação de trabalho que se estabelece entre paciente e psicoterapeuta em benefício do processo psicoterapêutico. Essa relação dependeria da capacidade do paciente de confiar no analista. Seria a parte mais estável da relação terapêutica, envolvendo aspectos saudáveis da personalidade do paciente. Nesse período, a autora já abordou a necessidade de construção de um espaço terapêutico por meio da empatia e do respeito por parte do profissional de saúde mental.

Seguindo esse pensamento, Carl Rogers argumentou que, para um terapeuta realmente ter empatia, ele deve ir além do relato de seu cliente, como ele preferia chamar as pessoas que procuravam terapia (Rogers, 1989). Para isso, é preciso realmente compreendê-los e aceitá-los, isto é, colocar-se no lugar da pessoa a ponto de ser sensibilizado por seu relato sem fazer nenhum juízo de valor sobre a subjetividade do outro (Rogers, 1961).

A relação terapêutica é cada vez mais entendida como componente fundamental em todas as abordagens psicoterapêuticas. De fato, o sucesso da psicoterapia tem sido fortemente associado a ela, independentemente da abordagem teórica utilizada (Horvath et al., 2011; Lambert & Archer, 2006). A relação entre terapeuta e paciente é considerada por muitos autores um instrumento suficiente para mudanças comportamentais (Safran & Muran, 2000). Pesquisas mostram que as implicações da psicoterapia estão diretamente associadas às características e às qualidades dos terapeutas (Martin et al., 2000) e aspectos como aceitação, apoio e esperança veiculados e sentidos pelo terapeuta podem corresponder a 30% dos bons resultados obtidos em uma terapia (Lambert,

1992). Embora existam diferenças entre as conceituações de relações, a maioria das definições entre os teóricos tem três temas comuns: (a) a natureza colaborativa da relação; (b) o vínculo afetivo entre o paciente e o terapeuta; e (c) a capacidade do terapeuta e do paciente de concordar com metas e tarefas do tratamento (Horvath & Symonds, 1991).

Entre as qualidades de uma relação terapêutica significativa pode-se citar:

- Engajamento mútuo nos objetivos e tarefas da terapia.
- Tomada de decisão compartilhada.
- Genuinidade e autenticidade no relacionamento.
- Confiança mútua, respeito e carinho.
- A capacidade de falar sobre os aspectos "aqui e agora" do relacionamento.
- Liberdade para compartilhar quaisquer respostas emocionais negativas.

A vivência de uma experiência relacional positiva com o terapeuta torna-se, assim, crucial, e o processo de reparação de problemas na aliança constitui a essência do processo de mudança terapêutica (Safran & Muran, 2000).

## INTERAÇÃO SOCIAL E RELAÇÃO TERAPÊUTICA

Há uma crescente consciência da influência da interação social para afetar os processos psicológicos e, consequentemente, o resultado da terapia (Safran & Segal, 1996; Cacioppo et al., 2000). A compreensão do indivíduo em si mesmo e do ambiente físico e social evolui por intermédio do relacionamento e é construída por meio das interações em contextos sociais. O senso de si mesmo é inicialmente desenvolvido por meio de relacionamentos e é mantido ao longo da vida, também por meio de relacionamentos. É por estar imerso em uma profunda teia de relacionamentos que as pessoas desenvolvem uma imensa variedade de significados pelos quais se envolve com o mundo.

Nesse sentido, a maioria dos problemas que os clientes têm na sala de terapia é gerada e potencializada dentro da relação com seu meio social (família, amigos, colegas de trabalho etc.), ou seja, nos processos interativos que estão sempre presentes em suas vidas.

Um conjunto de descobertas científicas destacou o impacto das conexões sociais para os seres humanos: Holt-Lunstad et al. (2010) mostraram que as relações sociais pobres ou limitadas têm efeito sobre a mortalidade comparável ao tabagismo, mais ao consumo excessivo de álcool e ao dobro do efeito da obesidade; Kiecolt-Glaser et al. (2005) mostraram que as relações sociais limitadas (solidão) afetam negativamente os hormônios do estresse, o funcionamento imunológico e o funcionamento cardiovascular; Caciopo e Patrick

(2008) destacaram que as relações sociais são um dos principais mecanismos que impulsionaram a evolução do cérebro humano, e estão profundamente interconectadas com sistemas biológicos que regulam a fisiologia e a emoção humanas. É possível dizer que as conexões sociais são o principal combustível para os seres humanos e muito sofrimento profundo pode vir de sua falta.

Relacionamentos próximos são fundamentais para a saúde mental (Wetterneck & Hart, 2012). A necessidade de conexão social é uma grande parte do que nos torna humanos, e um tipo especial de conexão que se busca em certos períodos da vida é denominado relacionamento terapêutico.

Os comportamentos são constantemente moldados e impactados pelas experiências sociais. O indivíduo é biologicamente sensível às interações com os outros, e é essa forma particular de interação que gradualmente define como as emoções são reconhecidas e expressadas, como segurança ou afeto são buscados, como frustração ou rejeição são respondidas, em suma, como as demandas da experiência são correspondidas.

Com o tempo, os efeitos dessa formação podem resultar em pessoas autênticas e assertivas, sensíveis e positivas em relação ao contexto social em que vivem. A influência das interações passadas também pode ser muito prejudicial, levando a problemas nas habilidades de se envolver em conexões sociais significativas, resultando em sofrimento em razão das dificuldades em regular as emoções, lidar com rejeições, frustrações e todo tipo de demanda que estar vivo implica. Essas dificuldades influenciam e afetam os relacionamentos atuais, empobrecendo conexões, perpetuando assim o sofrimento.

A maioria dos problemas apresentados pelos clientes tem origem nessa história de relacionamentos e aparece em algum momento da relação terapêutica. São histórias de vergonha, medo e insegurança que colocam o cliente em uma situação de grande vulnerabilidade e inflexibilidade. Muitas vezes, o cliente se vê preso a padrões comportamentais rígidos e, consequentemente, irrealistas. Os terapeutas, por sua vez, crescem e são expostos a muitos aspectos da mesma cultura de seus clientes. Muitas vezes, também se sentem confusos e inseguros, presos a padrões comportamentais, refugiando-se na aplicação de técnicas e protocolos, resultando em um processo terapêutico rígido, menos espontâneo e ineficaz.

Nessa interação ineficaz, as características geralmente contidas na criatividade, como flexibilidade, abertura à experiência, autenticidade, adaptabilidade, não são apenas importantes para as demandas da terapia, mas cruciais para os resultados positivos de todo o processo terapêutico.

Os terapeutas, em geral, gostariam que seus clientes fossem criativos, ou seja, que tivessem mais daquelas características que foram descritas como presentes em indivíduos criativos, como ser mais ousado e mais aberto a assumir riscos, colocar-se em uma situação mais vulnerável sem defesas, fora de sua zona de conforto (mas ainda em uma zona de autocuidado), que lidam bem com situações não estruturadas e abertas, entre outras, mas, em vários momentos, essas são as mesmas dificuldades que esses terapeutas apresentam. Esse é um aspecto muito importante, muitas vezes negligenciado na formação de terapeutas e que tem impacto considerável no futuro desempenho profissional. A conexão da criatividade com a preservação da saúde mental pode afetar as interações terapêuticas (Plucker et al., 2004).

## CRIATIVIDADE E RELAÇÃO TERAPÊUTICA

A criatividade tem sido descrita de diferentes maneiras por diferentes pesquisadores, com muitos concordando que é difícil defini-la (Glaveanu, 2011). Sternberg e Lubart (1991) assumem que a criatividade é a capacidade de produzir um trabalho que é novo, original e se encaixa dentro das restrições da tarefa. Runco e Chand (1995) descrevem a criatividade como a combinação e a recombinação de ideias ou a visualização de novas relações entre ideias, o que pode levar a noções, soluções ou *insights* originais e adaptativos. Feist (1998) destaca, que a criatividade, na literatura, é vista como uma capacidade de gerar ideias que são, ao mesmo tempo, inovadoras e úteis.

A criatividade como componente crítico do processo terapêutico fica evidente quando o psicólogo humanista Maslow (1963, p. 4) afirma que "o conceito de criatividade e o conceito de pessoa saudável, autorrealizável, plenamente humana... talvez venha a ser a mesma coisa". Mas nem a criatividade como construto nem o papel da criatividade e do pensamento criativo na prática da saúde mental são comumente enfatizados em programas de treinamento clínico. A criatividade, quando presente na relação terapêutica, pode facilitar o surgimento de aspectos essenciais ao processo terapêutico, como o aumento da intimidade e o aprofundamento das conexões.

Nesse sentido, a criatividade é uma habilidade fundamental que pode ser aprendida e desenvolvida ao longo da vida nos diferentes aspectos da experiência humana. Essa perspectiva mais desenvolvimentista é compartilhada por Yun Dai e Shen (2008) quando apresentam a criatividade como um processo direcionado a objetivos que envolvem o reconhecimento da experiência subjetiva de alguém, examinando as formas de pensar que podem moldar essa experiência, imaginando alternativas potenciais e decidindo sobre um curso de ação.

No que se refere à criatividade no processo terapêutico, Hecker e Kottler (2002) estabeleceram três pressupostos: (a) que a criatividade tende a gerar criatividade; (b) que a maioria dos terapeutas se sente presa no processo terapêutico com pelo menos alguns clientes algumas vezes; e (c) que geralmente o problema de "ficar preso" não está nos clientes, mas em nós mesmos como clínicos. A fim de promover a mudança, formular comportamentos alternativos, desenvolver um plano de tratamento novo e apropriado, os terapeutas devem ser criativos. Em última análise, é o comportamento criativo do terapeuta que molda e dá o contexto para os avanços reais e duradouros do paciente, permitindo que eles se desprendam e avancem.

A criatividade do terapeuta não se desenvolve do nada. Deve ser nutrido para florescer. Sabe-se que algumas condições são necessárias para que o indivíduo possa desfrutar mais plenamente de seu potencial de criação. Fatores como estilos de pensamento, traços de personalidade, valores e motivações pessoais influenciam a expressão da criatividade. No entanto, a criatividade não é apenas um fenômeno intrapsíquico. Fatores de ordem sociocultural, como valores e normas da sociedade, também contribuem consideravelmente para o surgimento do reconhecimento e do cultivo da criatividade ou, ao contrário, para sua repressão.

## BLOQUEIOS À EXPRESSÃO DA CRIATIVIDADE

A poderosa influência de forças inimigas à criatividade presentes em nossa cultura foi discutida anteriormente por autores como Rollo May (1982). Por exemplo, a ênfase exagerada no pensamento analítico, convergente e lógico predominante na sociedade ocidental, paralelamente aos processos de condicionamento estabelecidos ao longo de muitos anos como responsáveis pela subutilização do indivíduo de suas possibilidades de criar e desfrutar de fontes de criação. Existe também uma série de pressupostos cultivados em nossa sociedade, por exemplo, de que tudo precisa ser útil, tudo precisa estar certo, tudo precisa ser perfeito, não pode ser desviado das normas culturais, proibido cometer erros etc., que também contribuem para manter o potencial de criar, presente em todo ser humano, adormecido, difícil de correr os riscos de experimentar, ousar, divergir e fazer um uso positivo da imaginação.

Há muitos fatores na cultura de ambos, clientes e terapeutas, que afetam a expressão da criatividade. Alguns desses fatores dizem respeito ao indivíduo, outros a seu ambiente e outros ainda à dimensão histórica e cultural da sociedade (Adams, 1986).

## BLOCOS CULTURAIS

A criatividade, em uma perspectiva desenvolvimentista, é fruto da interação dialética originada nas relações do indivíduo com seu contexto cultural e social. Assim, a criatividade não é dada *a priori*, não é universal e imutável, nem independente do desenvolvimento histórico e das formas sociais da vida humana. A cultura é uma parte constitutiva da natureza humana, facilitando ou impedindo o acesso a experiências sociais e físicas que podem potencializar ou bloquear o desenvolvimento e a livre expressão do potencial criativo.

Os terapeutas nascem e vivem na mesma cultura que seus clientes, sujeitos às mesmas pressões e demandas. Entre os aspectos culturais que afetam a expressão criativa do terapeuta, pode-se citar valores, normas e regras culturais que podem controlar seu comportamento na sala de terapia. Nosso senso do que é certo, ou regras sobre certo ou errado, nossa história de não valorizar o humor ou a fantasia ou nosso comportamento de resolução de problemas podem funcionar como barreira sólida entre o terapeuta e seu cliente. Um objetivo importante na relação terapêutica é aumentar a capacidade de uma pessoa de agir de forma consistente com seus valores escolhidos. A rigidez de um terapeuta fundamentado nos próprios valores pode ser um obstáculo para o sucesso de todo o processo. Os valores consistem em padrões de atividade contínuos, dinâmicos e em evolução. Um terapeuta que internaliza os valores de uma cultura e é resistente à mudança pode aprisionar a relação terapêutica.

Outro bloqueio poderia vir do comportamento normativo ou típico que é esperado dentro de determinada abordagem clínica, suas regras internas e a maneira como elas são organizadas, bem como a pressão dos pares e o valor das habilidades tradicionais sobre as criativas nessa abordagem. A criatividade é essencial para o desenvolvimento de novas maneiras de promover mudança e de se adaptar a ela, que vem como resultado da interação do terapeuta e do paciente.

## BLOQUEIOS EMOCIONAIS

A capacidade de entrar em contato com os próprios sentimentos, ver o impacto total do próprio comportamento nos comportamentos do paciente e também entender o impacto do comportamento emocional dos pacientes no próprio comportamento são muitas vezes primordiais para a compreensão empática. Em geral, os terapeutas querem que seus pacientes assumam riscos, colocando-se em uma posição vulnerável, livrando-se de sua intolerância à ambiguidade e desistindo de seus desejos de segurança e ordem, mas poucos terapeutas foram treinados para assumir riscos ou se colocar em situações vulneráveis. Os terapeutas moldam e contextualizam os comportamentos do paciente. É muito difícil se libertar de desequilíbrios de poder e controles emocionais que vêm da própria história.

A intolerância à ambiguidade, a incapacidade de suspender julgamentos e o medo de correr riscos estão entre os principais bloqueios emocionais da criatividade na relação terapêutica. Uma relação entre tolerância à ambiguidade e criatividade tem sido frequentemente proposta. A tolerância/intolerância à ambiguidade é geralmente considerada um traço de personalidade que corresponde à maneira pela qual um indivíduo tende a perceber e lidar com situações ou estímulos ambíguos (Furnham & Avison, 1997; Stoycheva, 2003). A importância desse construto na relação terapêutica fica mais clara quando explicada que a tolerância à ambiguidade favorece o pensamento e os comportamentos criativos, pois possibilita que os indivíduos não se satisfaçam com soluções parciais ou não ótimas para problemas complexos. As pessoas que toleram a ambiguidade podem ser capazes de trabalhar efetivamente em um conjunto maior de estímulos ou situações, incluindo os ambíguos, como os típicos de uma interação terapêutica, enquanto os indivíduos intolerantes evitarão ou se sentirão desconfortáveis em se envolver nessas situações.

Para Stoycheva (2003), a tolerância à ambiguidade está ligada à criatividade, pois indivíduos tolerantes à ambiguidade são capazes de aceitar sentimentos de ansiedade e desconforto psicológico naturalmente provocados pela ambiguidade associada a situações novas e difíceis, como as situações que comumente vemos dentro da sala de terapia. Terapeutas criativos, em vez de evitá-las, sentem-se confortáveis nessa situação ambígua, porque aprenderam que a capacidade de lidar com situações não estruturadas ou abertas, como as que encontramos constantemente na sala de terapia, parece um requisito natural para a criatividade.

A disposição de assumir riscos com os clientes é um aspecto importante para o desenvolvimento de um relacionamento criativo e pode ser incrivelmente desafiador tanto para o cliente como para o clínico, pois eles devem exibir suas emoções e vulnerabilidade. Como o risco está sempre presente no trabalho clínico, o terapeuta introduz o trabalho de risco reivindicando a própria vulnerabilidade no que diz respeito à sua relação terapêutica. Ao fazer isso, o terapeuta oferece um modelo de vulnerabilidade ao cliente, ao mesmo tempo em que faz distinção entre comportamentos de risco e riscos apropriados. O primeiro pode levar a comportamentos desnecessários de sofrimento e evitação, e o segundo a ser realizado dentro da zona de autocuidado, em que a "mágica acontece".

Como os clientes, em geral, apresentam uma história de prevenção de riscos, por causa do medo de que assumir riscos leve a consequências perigosas, ou seguir regras, ou comportamentos excessivos de segurança, os terapeutas devem se apresentar como um modelo de ser criativo, envolvendo o cliente no processo criativo, permitindo espontaneidade e diversão, uma vez que a criatividade tem a ver com a vontade de assumir riscos. Esse processo desafia o medo de que assumir riscos leva a consequências perigosas e permite que o cliente perceba as coisas importantes em sua vida que ele está evitando, porque ele não poderia tolerar o desconforto ou a ambiguidade, e desafiar a si mesmo a dar um passo à frente.

Em suma, a criatividade implica a capacidade de assumir riscos, em muitos casos, um componente central da terapia, ajudando os clientes a superar sua resistência à mudança e aprendendo mais sobre si mesmos no processo.

## BLOQUEIOS PERCEPTUAIS

Os bloqueios perceptivos se originam no hábito e na história da aprendizagem, e é uma barreira muito comum enfrentada pelos terapeutas, pois eles se dedicam a mergulhar em um modelo terapêutico e passam a ver o mundo com base na própria perspectiva. Essa situação é agravada pela especialização precoce de novos psicólogos que, muito cedo na vida acadêmica, mostram favoritismo para certas abordagens, desconsiderando toda a riqueza que pode ser adquirida com o estudo das diferentes abordagens.

Essa especialização inicial muitas vezes pode restringir a perspectiva e a interpretação dadas ao material trazido pelo cliente. O terapeuta apresenta um pensamento padronizado e o comportamento habitual, dando pouca ou nenhuma atenção aos fatores ambientais que poderiam estar em torno do problema do cliente, impedindo uma perspectiva mais rica e ampla que possibilite a busca de novas formas de resolução de problemas. Essa maneira particular de perceber o material que o cliente traz para a sala de terapia interfere na capacidade do terapeuta de detectar novos significados ou de fazer novas relações, dificultando a localização de significado e as habilidades de resolução de problemas do cliente.

As consequências desse padrão de comportamento podem ser facilmente percebidas quando o terapeuta mostra uma tendência a detectar o problema do cliente de forma muito restrita, não discriminando o que o problema realmente é, ou uma incapacidade de ver o problema do cliente de diferentes pontos de vista, vendo exatamente o que ele espera ver, ou mesmo quando ele estereotipa seus clientes para caber em seu modelo teórico. Uma vez que um rótulo é aplicado, é menos provável que perceba qualidades ou atributos reais que o cliente mostra, empobrecendo a relação terapêutica e trazendo consequências negativas para todo o processo.

Outro aspecto importante que pode ser afetado pelo bloqueio perceptivo é aquele "atributo que reflete a exploração cognitiva dos próprios pensamentos, sentimentos, crenças, valores, comportamentos e outros" (Eckroth-Bucher, 2010, p.297), definido como o conceito de autoconsciência. Boyd (2005) aprimorou essa conceituação afirmando que a autoconsciência é o processo contínuo de compreensão e conhecimento da própria identidade, crenças, pensamentos, traços, motivações, sentimentos e comportamentos e, também, reconhecer como eles afetam os outros de diferentes maneiras. A autoconsciência, então, envolve examinar objetivamente as crenças, atitudes, pontos fortes e limitações pessoais.

Estar ciente de si mesmo é o primeiro passo para estar ciente de como nossa atitude e crença podem influenciar os outros. A importância do autoconhecimento para o terapeuta é evidente, sabendo que estar ciente do impacto do comportamento do cliente no terapeuta e, ao mesmo tempo, entender o impacto do comportamento do terapeuta no comportamento do cliente é crucial para as consequências da terapia. A falta de habilidades de autoconsciência pode dificultar que o terapeuta reconheça crenças rígidas, preconceitos, inflexibilidade, não entendendo como suas ações podem afetar seus clientes.

## BLOQUEIOS EXPRESSIVOS

O trabalho do terapeuta, em praticamente todas as abordagens terapêuticas e em sua mais básica, envolve estar plenamente presente e ouvir a fala do paciente, fazendo esforços autênticos para compreender os significados cognitivos e, muito mais importante, afetivos, nele embutidos. Os processos de linguagem estão no centro das interações terapêuticas e, nesse sentido, as habilidades comunicacionais dos terapeutas podem desempenhar enorme influência, facilitando todo o processo terapêutico, permitindo e aumentando a compreensão e a livre expressão emocional. A linguagem é de vital importância e coloca vários desafios no relacionamento do terapeuta com qualquer paciente.

A fim de criar uma atmosfera de aceitação e autenticidade, é essencial usar um vocabulário adequado para cada cliente, a fim de comunicar com a maior precisão possível nossas teorias e hipóteses, bem como nossos sentimentos e impressões. Nossa linguagem verbal é imprecisa e, em algumas situações, a palavra certa pode não estar disponível para comunicar com sucesso uma ideia criativa ou, o que é ainda mais difícil, fornecer maior variabilidade comportamental que espontaneamente facilita a expressividade emocional livre. Além disso, os problemas decorrentes das dificuldades comunicativas do terapeuta podem agravar as dificuldades inerentes ao estilo comunicativo do cliente. Isso pode inadvertidamente impedir sua capacidade de expressar suas emoções claramente, o que pode inadvertidamente minar as intenções finais do terapeuta.

O terapeuta também pode ter dificuldade em comunicar com sucesso uma ideia criativa ou usar uma linguagem desconhecida (metáforas, poesia, imagens visuais, música) e pode afetar a percepção do cliente da semelhança entre o terapeuta e o paciente e a prontidão do paciente para expressar, com sucesso, o afeto e a autorrevelação, mostrando considerável desapego emocional do processo terapêutico e diminuindo os benefícios da terapia. Russell (1991) afirma que o estilo linguístico do terapeuta também pode afetar a credibilidade do terapeuta aos olhos do paciente.

## CONSIDERAÇÕES FINAIS

A criatividade desempenha papel crítico na vida moderna, à medida que se torna cada vez mais complexa em todos os seus aspectos. Diante das demandas da sociedade atual, os indivíduos que demonstram habilidades criativas podem oferecer respostas melhores e mais adaptadas, engajando-se ativamente em seu contexto físico e social, a fim de promover melhorias. Como organismos sociais, estamos inseridos em um enorme mundo de interações com outros indivíduos. Fazemos parte de uma comunidade e estamos quase sempre nos relacionando com as pessoas. Esses relacionamentos podem ser a raiz de sofrimentos, mas também podem ser a fonte de cura, particularmente um tipo especial de relacionamento entre um terapeuta e o cliente, chamado relacionamento terapêutico.

As habilidades de criatividade do terapeuta parecem ser cruciais, pois ela facilita o processo de terapia, promovendo um ambiente propício ao aumento das conexões, à expressão de emoções, à exposição da vulnerabilidade do cliente, bem como à promoção de autorrevelação. A criatividade é um traço de desenvolvimento, um processo em que as pessoas se envolvem todos os dias que pode ser nutrido, tanto dentro dos terapeutas como de seus clientes.

Nesse sentido, é fundamental a incorporação de conteúdos relacionados à compreensão e ao consequente desenvolvimento da criatividade durante o processo acadêmico dos cursos de psicologia, a fim de melhor preparar os alunos para as complexidades da relação terapêutica e auxiliá-los de forma mais efetiva na criação de um contexto de fomento ao crescimento.

## REFERÊNCIAS


1. Adams, J. L. (1986). *Conceptual blockbusting: A guide to better ideas* (3ª ed.). Addison-Wesley.
2. Amabile, T. M. (1996). *Criativity in context: Update to the social psychology.* Westview.
3. Beghetto, R. A. (2007). Does creativity have a place in classroom discussions? Prospective teachers' response preferences. *Thinking Skills and Creativity, 2,* 1-9.
4. Boyd, M. A. (2005). *Psychiatric nursing: Contemporary practice.* Lippincott.
5. Cacioppo, J. T.; Berston, G. G.; Sheridan, J. F.; & McClintock, M. K. (2000). Multilevel integrative analyses of human behavior: social neuroscience and the complementing nature of social and biological approaches. *Psychological Bulletin, 126,* 829-843.

6. Cacioppo, J. T., & Patrick, B. (2008). *Loneliness: Human nature and the need for social connection.* W. W. Norton & Company.
7. Dai, D. Y., & Shen, J. L. (2008). Cultivating creative potential during adolescence: A developmental and educational perspective. *The Korean Journal of Thinking and Problem Solving, 18*, 83-92.
8. Eckroth-Bucher, M. (2010). Self-awareness: a review and analysis of a basic nursing concept. *Advances in Nursing Science, 33*(4), 297-309.
9. Elvins, R., & Green, J. (2008). The conceptualization and measurement of therapeutic alliance: an empirical review. *Clinical Psychology Review, 28*, 1167-87.
10. Feist, G. J. (1998). A meta-analysis of personality in scientific and artistic creativity. *Personality and Social Psychology Review., 2*, 290-309.
11. Furnham, A., & Avison, M. (1997). Personality and preference for surreal paintings. *Personality and Individual Differences, 23*, 923-935.
12. Gastão, L. (1990). O conceito de aliança e seu papel na psicoterapia: considerações teóricas e empíricas. *Psicoterapia, 27*, 143-153.
13. Gilbert, P., & Leahy, R. L. (2007). *The therapeutic relationship in the cognitive behavioral psychotherapies.*. Routledge.
14. Glaveanu, P. (2011). Creating creativity: reflections from fieldwork. *Integrative Psychological and Behavioral Science, 45*, 100-115.
15. Greben, S. E. (1981). The essence of psychotherapy. *British Journal of Psychiatry, 138*, 449-455.
16. Hecker, L. L., & Kottler, J. A. (2002). Growing creative therapists: Introduction to the special issue. *Journal of Clinical Activities, Assignments, & Handouts in Psychotherapy Practice, 2*(2), 1-3.
17. Hobson, R. F. (1985). *Forms of feeling: The heart of Psychotherapy.* Tavistock.
18. Holt-Lunstad, J., Smith, T. B., & Layton, J. B. (2010). Social relationships and mortality risk: a meta-analytic review. *PloS Medicine, 7*(7).
19. Horvath, A. O., & Symonds, B. D. (1991). Relation between working alliance and outcome in psychotherapy: A meta-analysis. *Journal of Counseling Psychology, 38*, 139-149.
20. Horvath, A. O., Del Rey, A. C., Flückiger, C., & Symonds, D. (2011). Alliance in individual psychotherapy. *Psychotherapy, 48*(1), 9-16.
21. Kahn, C. (2009). The analyst's creativity during the treatment process. *Psychoanalytic Review, 96*(1), 21-34.
22. Kaufman, J., & Beghetto, R. (2009). Beyond big and little: The four C model of creativity. *Review of General Psychology, 13*(1), 1-12.
23. Kazantzis, N., Dattilio, F. M., & Dobson, K. S. (2017). *The therapeutic relationship in cognitive-behavioral therapy: A clinician's guide.* Guilford.
24. Kiecolt-Glaser, J. K., Loving, T. J., Stowell, J. R., Malarkey, W. B., Lemeshow, S., Dickinson, S. L., & Glaser, R. (2005). Hostile marital interactions, proinflammatory cytokine production, and wound healing. *Archives of General Psychiatry, 62*, 1377-1384.
25. Lambert, M. J. (1992). Psychotherapy outcome research: Implications for integrative and eclectical therapists. In J. C. Norcross, & M. V. Goldfried (Eds.), *Handbook of psychotherapy integration.* Basic Books.
26. Lambert, M. J., & Archer, A. (2006). Research Findings on the Effects of Psychotherapy and their Implications for Practice. In C. D. Goodheart, A. E. Kazdin, & R. J. Sternberg (Eds.), *Evidence-based psychotherapy: Where practice and research meet* (pp. 111-130). American Psychological Association.
27. Lambert, M. J., & Bergin, A. E. (1994). The effectiveness of psychotherapy. In A. E. Bergin, & S. L. Garfield (Eds.), *Handbook of psychotherapy and behavior change* (pp. 143-189). John Wiley & Sons.
28. Lambert, M. J., & Ogles, B. M. (2014). Common factors: Post hoc explanation or empirically based therapy approach. *Psychotherapy, 51*, 500-504
29. Leahy, R. L. (2008). The therapeutic relationship in cognitive-behavioral therapy behavioural and cognitive. *Psychotherapy, 36*, 769-777.

30. Luborsky, L., Singer, B., & Luborsky, L. (1975). Comparative studies of psychotherapies: Is it true that "everyone has won and all must have prizes"? *Archives of General Psychiatry, 32,* 995-1008.
31. Martin, D. J., Garske, J. P., & Davis, M. K. (2000). Relation of the therapeutic alliance with outcome and other variables: a meta-analytic review. *Journal of Consulting and Clinical Psychology, 68,* 438-450.
32. Maslow, A. H. (1963). The creative attitude. *The Structurist, 3,* 4-10.
33. May, R. (1982). *A arte do aconselhamento psicológico.* Vozes.
34. Miller, S. D., Hubble, M. A., Chow, D. L., & Seidel, J. A. (2013). The outcome of psychotherapy: Yesterday, today, and tomorrow. *Psychotherapy, 50,* 88-97.
35. Miranda, R., Andersen, S. M. (2007). The therapeutic relationship: Implications from social cognition and transference. In P. Gilbert, & R. Leahy (Eds.). *The therapeutic relationship in the cognitive behavioral psychotherapies* (pp. 63-89). Routledge.
36. Ochse, R. (1990). *Before the gates of excellence: The determinants of creative genius.* Cambridge University Press.
37. Plucker, J., Beghetto, R., & Dow, G. (2004). Why Isn't Creativity More Important to Educational Psychologists? Potential, Pitfalls, and Future Directions in Creativity Research. *Educational Psychologist, 39,* 83-96.
38. Rogers, C. R. (1961). *On becoming a person: A therapist's view of psychotherapy.* Houghton Mifflin.
39. Rogers, C. R. (1989). As características de uma relação de ajuda. *Diário de Pessoal e Orientação,* pp. 37, pp. 6-16.
40. Runco, M. A., & Chand, I. (1995). Cognition and creativity. *Educational Psychology Review, 7,* 243-267.
41. Russell, J. A. (1991). Culture and the categorization of emotions. *Psychological Bulletin,* 110, 426-450.
42. Safran. J, & Segal. Z. (1996). *Interpersonal process in cognitive therapy.* Basic Books.
43. Safran, J. D., & Muran, J. C. (2000). Resolving therapeutic alliance ruptures: Diversity and integration. *Journal of Clinical Psychology, 56,* 233-243.
44. Sternberg, R. J., & Lubart, T. I. (1991). An investment theory of creativity and its development. *Human Development, 34*(1), 1-31.
45. Sternberg, R. J, & Lubart, T. I. (1995). *Defying the crowd: Cultivating creativity in a culture of conformity.* Free Press.
46. Stoycheva, K. (2003). *Tolerance for ambiguity.* Lege Artis.
47. Vernon, P. E. (1970). *Creativity: selected readings.* Penguim.
48. Wampold, B. E. (2001). *The great psychotherapy debate: Models, methods, and findings.* Lawrence Erlbaum.
49. Wetterneck, C. T., & Hart, J. M. (2012). Intimacy is a transdiagnostic problem for cognitive behavior therapy: Functional Analytical Psychotherapy is a solution. *International Journal of Behavioral Consultation and Therapy, 7*(2-3), 167-176.
50. Yalom, I., & Leszcz, M. (2005). *The theory and practice of group psychotherapy.* (5ª ed.). Basic Books.
51. Zenasni, F., Besançon, M., & Lubart, T. (2008). Creativity and tolerance of ambiguity: An empirical study. *Journal of Creative Behavior, 42*(1).
52. Zetzel, E. R. (1956). Current concepts of transference. *International Journal of Psychoanalysis, 37*(4-5), 369-375.

# 8

# Terapia focada na compaixão: uma abordagem evolucionista ao comportamento humano

Erika Leonardo de Souza
Bolivar Cibils Filho

A terapia focada na compaixão (TFC) é uma terapia baseada em processos que é guiada por uma ciência biopsicossocial informada pela evolução (Gilbert & Simos, 2022). Paul Gilbert, o criador da TFC, sugere que, visto o crescente número de novas abordagens de psicoterapia e rápida expansão das ciências biopsicossociais da mente, faz-se necessária uma estrutura multidisciplinar mais integrada para a psicoterapia. Por isso, é central para a TFC integrar o conhecimento de diferentes disciplinas: antropologia, filosofia, genética, neurociência, pois o "conhecimento da mente não reside em uma única disciplina ou escola de psicoterapia" (Gilbert & Simos, 2022). Assim, a TFC está enraizada no conceito de consiliência, termo cunhado por Wilson (1999), que postula que evidências de fontes independentes e não relacionadas podem convergir em conclusões robustas.

A TFC, portanto, tem como base conhecimentos de diversas fontes, como neurociência, Filosofia Budista, técnicas da terapia cognitivo-comportamental, práticas baseadas em *mindfulness* e compaixão, teoria polivagal e teoria do apego. Porém, cabe ressaltar que a principal base da TFC é a psicologia evolucionista.

A TFC foi desenvolvida no trabalho com pessoas com altos níveis de autocriticismo e vergonha. A autocrítica é uma característica central em muitos problemas de saúde mental, como mostra a revisão de Werner et al. (2019) que analisou a correlação entre autocrítica e psicopatologia. A autocrítica está positivamente relacionada a sintomas depressivos, sintomas psicóticos, ansiedade social, transtornos alimentares e transtornos de personalidade. Portanto, a autocrítica é uma forma de relacionamento intrapessoal que aparece em diversas dificuldades de saúde mental, constituindo-se em fator de vulnerabilidade para o desenvolvimento desses problemas. A autocrítica tem sido considerada uma dimensão transdiagnóstica (Gilbert & Irons, 2005).

## O MODELO

A TFC é contextualizada na realidade da fragilidade e das dificuldades da vida – a natureza do sofrimento: como e por que sofremos e o que podemos fazer a respeito (Gilbert, 2010, 2014, 2022a). A natureza da existência e de sua transitoriedade é analisada de modo profundo. Testemunha-se o fato de que as pessoas são seres biológicos de vida curta e dirigidas por genes que nascem, crescem, decaem e morrem. Os indivíduos vulneráveis a doenças e injúrias em um mundo de alta interdependência – para o bem e para o mal. Além desses novos e antigos *insights* sobre a natureza da existência humana, a TFC reacende algumas das primeiras questões psicodinâmicas – por exemplo, como a compreensão do próprio indivíduo como ser biológico evoluído impacta a natureza da mente e da vulnerabilidade ao sofrimento, e o que fazer diante dos desafios que essa situação apresenta? Quando se começa a sintonizar verdadeiramente com a realidade do sofrimento e como ele é endêmico para a existência humana, a culpa e a autocrítica são diminuídas pelo próprio sofrimento e conclui-se que a compaixão é um caminho que faz sentido.

O conceito de compaixão está presente em diferentes tradições e culturas, tendo diversas interpretações e visões conceituais (Moses, 2007). Em uma revisão integrativa desse conceito, Goetz et al. (2010) definem a compaixão como "o sentimento que surge ao testemunhar o sofrimento do outro e que motiva um desejo subsequente de ajudar". Gilbert (2017) define a compaixão como uma sensibilidade ao sofrimento em si e nos outros com o compromisso de tentar aliviá-lo e preveni-lo.

Em razão da imaturidade biológica da espécie humana ao nascer, características de afiliação social foram evolutivamente selecionadas, ao mesmo tempo em que a evolução do cérebro humano priorizou mecanismos fisiológicos que facilitam esse tipo de interação: nervo vago, sistema de endorfinas e ocitocinas, neurocircuitos específicos e fatores epigenéticos. O encontro dessa fisiologia com a inteligência social humana deu origem ao que hoje conhecemos como compaixão. Assim, Gilbert (2020) conceitua a compaixão em termos evolutivos, argumentando que é um sistema motivacional que emerge com base na evolução da mentalidade de cuidado, que ocorre em diferentes espécies, combinado com as novas habilidades cognitivas dos seres humanos.

Para Gilbert (2010), a compaixão consiste em seis atributos (primeira psicologia) – interesse/cuidado com o bem-estar, sensibilidade, simpatia, tolerância ao mal-estar, empatia e não julgamento; bem como seis habilidades (segunda psicologia) – atenção, imaginação, raciocínio/pensamento, comportamento, sensações e sentimentos.

A compaixão tornou-se um dos principais focos de pesquisa nos últimos 20 anos, com evidências crescentes apoiando os benefícios para a saúde mental, a regulação emocional e os relacionamentos sociais (Goleman & Davidson, 2017; MacBeth & Gumley, 2012; Marsh et al., 2018) e seus impactos positivos na saúde fisiológica (Kirschner et al., 2019). Estudos também demonstram redução significativa de sintomas de ansiedade, depressão e estresse e aumento do bem-estar psicológico (Gilbert, 2019a; Kirby et al., 2017; Wilson et al., 2019).

Importante ressaltar que compaixão na psicoterapia não se trata de ensinar os clientes a serem gentis consigo ou com os outros. O cerne da compaixão é a coragem e, particularmente na psicoterapia, coragem para se envolver em temas difíceis. O caminho do terapeuta focado na compaixão em direção à compaixão está intimamente ligado à coragem de se envolver com o sofrimento e com suas causas, assumindo comprometimento com o bem-estar sempre que possível. Quando se faz isso, percebe-se que as causas do sofrimento surgem pelo fluxo da vida, simplesmente passando a existir, tentando sobreviver, reproduzindo e depois deixando de existir (Gilbert 2022a). Desenvolver profunda conexão interior com o fluxo da vida afeta profundamente a forma como lidamos com nós mesmos e com nossos clientes, porque não nos vemos mais, ou eles, como patologicamente perturbados ou simplesmente movidos por esquemas ou atitudes desadaptativas. Em vez disso, vemos a nós mesmos e aos outros como seres em luta que não escolheram estar aqui. Não escolheram essa arquitetura genética específica ou sua coreografia na dança das vidas pessoais, bem como não escolheram sofrer e lutar (Gilbert, 2010). Surge, assim, o fundamental *insight* na TFC de que "não é minha culpa, mas é minha responsabilidade fazer algo para aliviar meu sofrimento". Esse *insight*, que surge por meio de psicoeducação sobre a realidade do sofrimento, objetiva reduzir o autocriticismo e a sensação de defeito do paciente diante de suas dificuldades, gerando abertura para a mudança.

A TFC é desenvolvida a partir de um modelo biopsicossocial de estados mentais e embasado pela evolução. Esses estados mentais surgem das interações de quatro processos básicos: motivos (como evitar danos, adquirir recursos, descanso e diferentes tipos de relacionamento social – cuidado, cooperação, competição, sexual), emoções (que são mudanças de curta duração do estado psicofisiológico, como raiva, ansiedade, tristeza, alegria), competências (que se relacionam com nossas habilidades de fazer algo, como o uso de raciocínio, empatia, *mindfulness*) e sistemas comportamentais (*outputs* – ações) (Gilbert, 2022b).

A TFC aborda a organização desses quatro processos-chave, mas com foco especial na motivação e nas formas de conexão social. Destaca como a evolução do comportamento de cuidado e afiliação teve impactos fundamentais na evolução do cérebro, e hoje as motivações mais voltadas ao cuidado são conhecidas por regular múltiplos processos mentais de maneiras bastante diferentes das motivações competitivas, por exemplo (Gilbert, 2022b).

Assim, a terapia focada na compaixão adaptou e integrou conceitos da teoria Junguiana de arquétipos e conceitos evolucionistas com teorias sobre motivação e propôs o conceito de mentalidades sociais (Gilbert, 2014). A teoria das mentalidades sociais (2019b) postula a existência de objetivos biossociais inatos que se organizam como motivações que coordenam o funcionamento das pessoas. As mentalidades sociais são padrões de pensamento, atenção, emoção e comportamento, que são direcionados ao estabelecimento de relações sociais que os seres humanos foram programados para se envolver, mas que são maturadas ao longo do desenvolvimento (Cibils Filho et al., 2021). Essas são: busca por cuidado, fornecimento de cuidado, cooperação, competição e motivação sexual.

Por exemplo, a maneira como a atenção, o pensamento, as emoções e os comportamentos estão organizados quando se está buscando uma oportunidade sexual será bastante diferente de quando se está buscando o cuidado de alguém, que, por sua vez, será diferente de quando se está orientado para objetivos competitivos ou buscando se vingar de alguém (Gilbert, 2014).

Uma forma de abordar o conceito de mentalidades sociais e seu impacto na organização da mente do cliente é por meio de metáforas. Uma metáfora utilizada na TFC é a de aplicativos em um *smartphone* (Welford, 2012). O terapeuta pode sugerir:

> Vamos imaginar um *smartphone* novo, com seus aplicativos que já vêm instalados de fábrica. Se você abrir um aplicativo de notas nele, o celular continua o mesmo, mas as áreas da tela ou botões funcionarão de determinadas formas, programados para escrever.
>
> Se você abrir um aplicativo de calculadora, o celular também permanece o mesmo, mas as mesmas áreas ou botões funcionarão de maneira diferente, desta vez programados para calcular. Nossas mentalidades são como aplicativos: elas fazem com que os mesmos componentes da nossa mente atuem de maneiras diferentes. Em uma mentalidade de competição, nosso pensamento, emoção, atenção e comportamento se organizam para dominar ou se submeter. Contudo, em uma mentalidade compassiva, esses componentes se organizam para sermos sensíveis e diminuir o sofrimento.

A compaixão como mentalidade social pode fluir em três direções (fluxos da compaixão): compaixão pelo outro, abertura para receber compaixão do outro e compaixão direcionada a si. Cada um desses fluxos pode ser um foco de trabalho na TFC (Gilbert, 2014).

Com relação às emoções, Gilbert (2010) sugere que se pode distinguir pelo menos três tipos de sistemas de regulação emocional, que foram se desenvolvendo ao longo da evolução: sistema de ameaça e defesa, sistema de busca de recursos e recompensas e sistema de tranquilização (Figura 1).

## Sistema de ameaça e defesa (*threat*)

É o sistema focado na ameaça. Nossos ancestrais enfrentaram a presença persistente de ameaças como predadores, doenças e desastres naturais, evoluindo de forma a detectar rapidamente ameaças no ambiente e responder prontamente a elas (Gilbert, 2014). É considerado o "sinal de alerta" do cérebro, sendo mais sensível e com maior capacidade de alteração fisiológica e do estado mental que os outros sistemas (Kolts, 2016). O sistema focado na

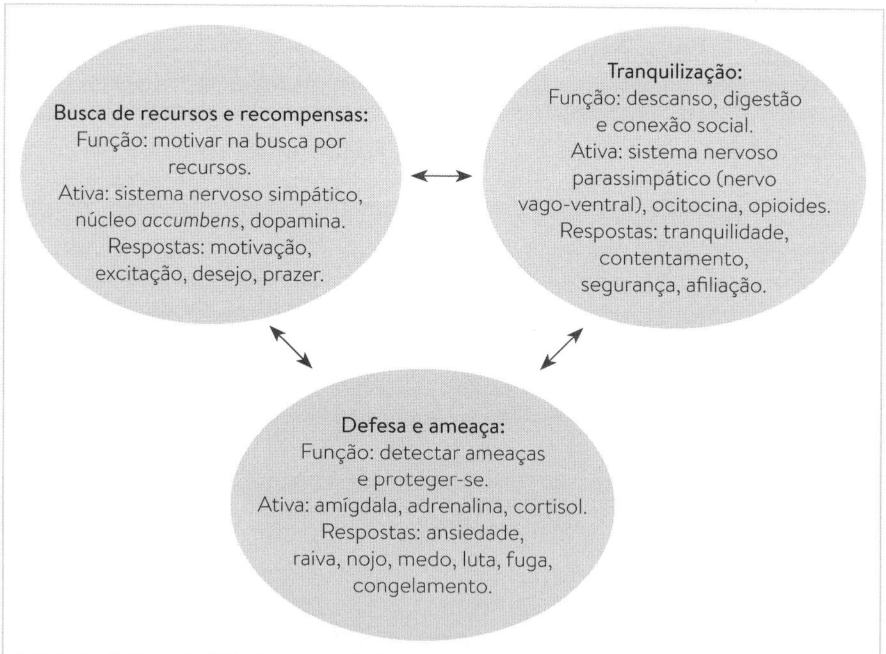


**Figura 1** Tipos de sistemas de regulação emocional.
Fonte: adaptado de Gilbert, 2010.

ameaça envolve algumas das estruturas evolutivas mais antigas do cérebro, incluindo a amígdala, o sistema límbico e o sistema serotonérgico (Gilbert, 2010). Esses sistemas ativam comportamentos defensivos, como as respostas de luta, fuga ou paralisação. As emoções envolvidas são raiva, ansiedade, medo e nojo. Frequentemente, descreve-se esse sistema para s clientes como uma mente de detecção de ameaças sempre ativada, 24 horas por dia, 7 dias por semana, em uma lógica de "melhor prevenir do que remediar" (Tirch et al., 2014). Os mecanismos desse sistema, quando bem regulados, são essenciais para a nossa sobrevivência. Porém, quando existe desregulação nesse sistema, os indivíduos são mantidos em alerta mesmo em situações nas quais não existe ameaça real.

## Sistema de busca de recursos e recompensa (*drive*)

Além de se defenderem de ameaças, os ancestrais também precisavam adquirir meios necessários para sobreviver e prosperar – como comida, abrigo, conforto, parceiros e posição social. A função desse sistema está associada à motivação para adquirir essas funções vitais, envolvendo emoções como alegria, prazer e excitação. Esse sistema ativa os circuitos dopaminérgicos (recompensa) em maior grau que outros sistemas de regulação emocional. Ele nos alerta para oportunidades de buscar objetivos e recursos, ajudando a focar e manter nossa atenção em persegui-los e possibilitando experiências de prazer quando estes são alcançados (Kolts, 2016; Tirch et al., 2014). Assim como o sistema de ameaças, esse sistema possui alta capacidade de concentrar nossa atenção naquilo que se está buscando, porém, quando se está hiperativado, a busca por objetivos pode ser danosa para si mesmo e para os outros. Esse sistema acaba sendo reforçado em nossa sociedade competitiva e marcada pela comparação e pela busca de produtividade. Por isso, existe íntima relação entre o sistema de ameaça e o sistema de busca de recursos. Quando não se consegue atingir os objetivos, é possível sentir vergonha, agir com autocrítica e sentir medo de rejeição social (Gilbert, 2018). No entanto, quando equilibrado com os outros dois sistemas, o sistema de busca de recursos ajuda a manter o indivíduo ativo na busca por objetivos importantes de vida.

## Sistema de tranquilização (*soothing*)

Quando os animais não estão ameaçados ou procurando satisfazer as necessidades de sobrevivência e reprodução, eles podem entrar em estados de tranquilização e relaxamento. Assim, foi possibilitada a evolução de emoções e de estados que servem às funções de descanso, de digestão de alimentos e de recuperação de energia, oferecendo experiências de segurança e tranquilidade

(Gilbert, 2014). Para muitos animais, o apaziguamento pode ocorrer simplesmente pela remoção da ameaça. No entanto, durante a evolução do comportamento de apego nos mamíferos, esse sistema sofreu adaptações de modo que os sinais de afiliação também pudessem desencadear uma resposta calmante e sinalizar um estado de segurança (Porges, 2007). Nesse estado, são liberados hormônios, como ocitocina e endorfinas, ao passo que o sistema nervoso parassimpático é ativado, diminuindo a frequência cardíaca e a pressão arterial. Além disso, por meio da ação dessas substâncias, essas interações podem reduzir o estresse, afetar os limiares da dor, afetar o funcionamento dos sistemas imune e digestório e reduzir a ativação de ameaças na amígdala (Depue & Morrone-Strupinsky, 2005). As emoções de segurança são categorizadas como afeto positivo, mas de forma diferente do afeto positivo excitatório do sistema de busca de recursos (Gilbert, 2010).

A relação entre o sistema de segurança e a conexão social apresenta aos terapeutas desafios e oportunidades. Infelizmente, muitos dos clientes apresentam formas de apego desadaptativas e histórias de traumas interpessoais, nos quais aprenderam a sentirem-se inseguros em relação aos outros. A proximidade, em vez de estar associada à segurança, está associada à ameaça nesses pacientes. Isso apresenta-se como um desafio: o que fazer quando a experiência dos clientes os ensinou a temer as próprias conexões que deveriam ajudá-los a se sentirem seguros. A ligação entre a segurança e a conexão social torna a terapia um laboratório para se fazer exatamente esse trabalho de ressignificação (Kolts, 2016).

Os sistemas supracitados dão origem ao conhecido "modelo dos três círculos", um dos componentes essenciais do modelo da TFC, sendo de grande relevância clínica. Logo no início da terapia, é possível realizar a psicoeducação desse modelo, com especial foco na análise do sistema de ameaça e defesa (a TFC é uma terapia centrada na análise e no manejo da ameaça). O cliente é auxiliado na compreensão da função evolutiva dos sistemas, suas dinâmicas, suas sensações, seus pensamentos e seus comportamentos. É fundamental compreender que todos os sistemas têm funções importantes e serão ativados em determinados contextos, sendo possível um trabalho visando o equilíbrio saudável entre eles. O cliente aprende a fazer a análise de seus três círculos, avaliando o quanto estão ativados ou desativados em determinadas situações. Além disso, será trabalhada a ativação do sistema de tranquilização, estratégia terapêutica central na TFC.

Além das motivações e das emoções, a evolução também forneceu habilidades cognitivas. Essas novas funções cognitivas são uma vantagem importante, que permitie resolver muitos problemas de adaptação. No entanto, a interação entre velhas tendências e novas habilidades, às vezes, pode ser um conflito, o qual é chamado "cérebro complicado e seus *loopings*". Por exemplo, a capacidade de antecipar perigos e refletir sobre perigos potenciais leva o indivíduo a ativar o sistema de ameaças e assim sentir ansiedade, mesmo que não haja um risco real. Portanto, Gilbert (2014) afirma que o cérebro desencadeia facilmente comportamentos problemáticos e problemas de saúde mental.

Na psicoterapia, é fundamental a psicoeducação sobre o cérebro complicado e é possível usar uma metáfora que ilustra a dinâmica dos *loopings* do cérebro (Kolts e Gilbert, 2018). Assim, o cliente pode desenvolver a habilidade de identificar os próprios *loops*.

Imagine uma zebra na savana africana. De repente, um leão começa a se aproximar. Quando a zebra percebe o leão por meio de seus sentidos, seja sua visão, seja sua audição, assim como o olfato, ela fica com medo e foge (cérebro antigo). Supondo que a zebra consiga fugir, assim que o leão sair de seu campo de percepção, ela gradualmente deixará de manifestar respostas de luta ou fuga, voltando a seu estado normal. Vamos pensar agora que, em vez da zebra, fosse um ser humano na savana. O mesmo leão aparece, o ser humano percebe e, assim como a zebra, foge. Entretanto, no caso do ser humano, mesmo que o leão não esteja mais no campo de percepção, as mesmas respostas de medo poderiam ser eliciadas por meio da memória ou da imaginação (cérebro novo). Isso poderia fazer esse humano ficar ruminando durante semanas sobre ser comido pelo leão, se preocupar se o animal iria retornar ou se criticar por estar na savana quando o leão apareceu.

Um tema significativo na TFC é que diferentes emoções e motivações organizam mentes e corpos de maneiras muito diversas, levando, portanto, a padrões muito diversificados de atenção, pensamento, raciocínio, imagens mentais, experiência da emoção sentida, motivações e comportamentos.

Na TFC, essa interação complexa é frequentemente representada em "diagramas de aranha" (Figura 2).

A configuração da experiência produzida por essa interação complexa de processos mentais pode ser refletida na linguagem dos "múltiplos *selves* ou múltiplos eus". A observação de que diferentes emoções e estados motivacionais podem organizar padrões de experiência é essencial para desenvolver a autocompaixão, visto que auxilia na compreensão de que se pode ser capturados por diversos padrões de sentimentos, pensamentos e comportamentos, que podem se tornar confusos (Kolts, 2016).

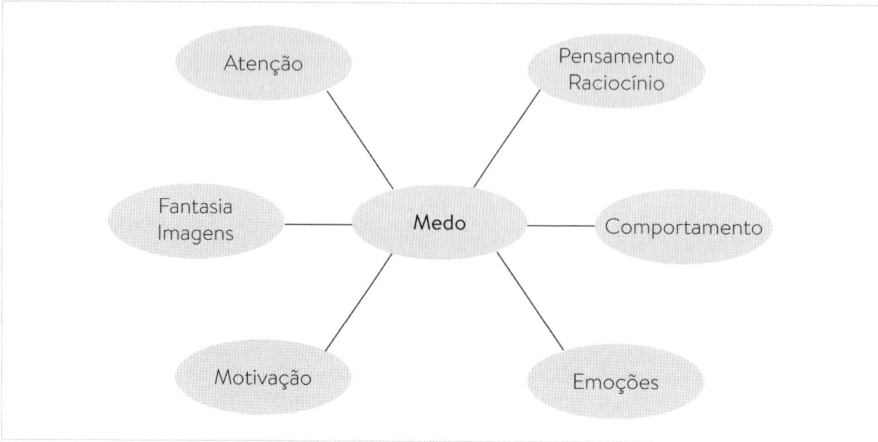


**Figura 2** Diagrama de aranha.
Fonte: adaptada de Kolts, 2016.

Compreender as maneiras poderosas como esses estados emocionais e motivacionais organizam mentes pode ajudar os clientes a se relacionarem compassivamente com as próprias lutas, trazendo autoconsciência e posturas de não julgamento com seus processos internos. Isso cria a possibilidade de ter compaixão pela parte de si que enfrentou determinada situação adversa.

Além disso, é oferecido aos clientes, e aos terapeutas, um caminho a seguir. Considerando que não se pode escolher ou controlar as maneiras como essas diferentes emoções, motivações e mentalidades sociais organizam as mentes, pode-se escolher cultivar intencionalmente diferentes motivações e maneiras de se relacionar com os outros e com si mesmo.

Na TFC, o foco é cultivar e fortalecer motivações e mentalidades compassivas, que auxiliam na organização de maneiras que podem ser particularmente úteis para trabalhar efetivamente com o sofrimento próprio e dos clientes.

## A TFC NA PRÁTICA

> Um dos maiores desafios é ajudar as pessoas a entenderem que a psicoterapia não é apenas uma terapia de fala, mas deve abordar questões de mudanças no sistema nervoso autônomo e no cérebro com processos como a neuroplasticidade. Se vamos ajudar as pessoas a equilibrar seu sistema nervoso autônomo, desenvolver seu nervo vago ou "crescer" vários neurocircuitos, então isso levará tempo e o desenvolvimento de práticas específicas.
>
> *Gilbert, 2022a*

Para Gilbert (2022b), os objetivos de uma psicoterapia com base da TFC são construir habilidades compassivas (importante na própria jornada terapêutica – quanto mais essa habilidade é desenvolvida, mais os clientes estarão aptos a se envolver com conteúdo doloroso); cultivar o *self* compassivo como um guia para a vida; vincular a compaixão a valores e objetivos da vida do cliente; equilibrar os três sistemas de regulação emocional; reduzir a evitação experiencial; melhorar o relacionamento consigo mesmo (redução da autocrítica hostil e aumento da autoconfiança); melhorar o relacionamento com os outros; e aumentar o bem-estar geral e o florescimento. Vale ressaltar aqui as qualidades do *self* compassivo: força, sabedoria e compromisso de cuidar (Gilbert & Choden, 2013).

Embora protocolos de intervenção tenham sido desenvolvidos para investigações em quadros específicos, a TFC não é considerada uma terapia protocolar. Uma revisão recente sobre os resultados da TFC em diferentes quadros e contextos pode ser encontrada em Basran et al. (2022).

Kolts (2016) propõe que a jornada terapêutica ocorra por meio de processos e práticas em camadas que interagem e se fortalecem. Esses processos e práticas em camadas visam ajudar os clientes a estabelecer e elaborar dois temas comuns: desenvolver compaixão por si mesmos e pelos outros e cultivar um repertório de capacidades compassivas para trabalhar corajosamente com o sofrimento

As camadas são: relação terapêutica, compreensão compassiva (compreensão das emoções e experiências de vida de maneira compassiva e sem culpa, entendendo que nossas mentes e vidas foram moldadas por forças que não são escolhidas nem projetadas) e práticas de compaixão.

O foco da TFC está no desenvolvimento de habilidades necessárias para regular ameaças, aumentar bem-estar e comportamentos pró-sociais. A conexão e a afiliação são muito importantes, bem como a relação terapêutica, a qual desempenha papel central nesse processo.

O terapeuta deve criar uma relação terapêutica de base segura, que conduza ao processo de descoberta e à mudança guiada. Para tanto, o terapeuta necessita desenvolver micro-habilidades específicas como comunicação não verbal, expressão e postura corporal, tom de voz, ritmo da fala, consciência e uso adequado de expressões faciais, bem como permitir silêncios para a experiência e a reflexão. As habilidades de especialista em TFC também precisam ser desenvolvidas, como a capacidade de explicar o conceito de compaixão usado na TFC, psicoeducação de aspectos do modelo, realizar formulação de caso, compreender a complexidade do sistema de ameaças, ajudar o cliente a reconhecer três grandes emoções de ameaça (raiva, tristeza e medo), a capacidade de usar cadeiras e outras técnicas de dramatização para separar e diferenciar os diferentes aspectos de si mesmo (múltiplos *selves*), e ter uma compreensão clara de como os estilos de apego e as primeiras experiências podem impactar na regulação emocional, incluindo impactos na relação terapêutica (Gilbert, 2022b). Para aprofundamento sobre a questão dos múltiplos *selves*, consultar Klein e Gangi (2010).

Dessa forma, a TFC não é uma terapia baseada no modelo médico, no qual, por exemplo, um médico não precisa ter se submetido a cirurgias para poder realizá-las; basta que ele aprenda as habilidades técnicas para isso. Já o terapeuta TFC precisa conhecer sua mente. Para se tornar um terapeuta qualificado, as habilidades técnicas são essenciais, porém é fundamental ter visão mais ampla do próprio processo. Assim, as habilidades técnicas devem ser combinadas com o aprendizado por meio da prática pessoal e autorreflexão, de forma que é central para o processo contínuo do desenvolvimento terapêutico (Kolts & Gilbert, 2018).

A prática da TFC se baseia em uma série de terapias cognitivo-comportamentais e outras terapias e intervenções, como a descoberta guiada, o questionamento socrático, o *mindfulness*, as técnica das cadeiras, entre outras (Gilbert, 2010). É uma terapia integrativa, por isso intervenções que tenham uma base de evidência podem ser utilizadas com um direcionamento ao trabalho com a compaixão. É singular na TFC a psicoeducação sobre nosso "cérebro complicado", o modelo de regulação emocional com um foco especial em emoções de afiliação e o sistema parassimpático, a construção de motivações, competências e identidades centradas na compaixão como foco organizador, o trabalho com a autocrítica e as emoções autoconscientes (p. ex., a vergonha, a culpa), o trabalho com os medos, os bloqueios e as resistências à compaixão e às emoções positivas.

Em uma intervenção TFC típica, vários exercícios de cultivo da compaixão são ensinados, incluindo a prática de *mindfulness*, a mentalização, o uso de imagens compassivas (por exemplo, prática da cor compassiva e prática do lugar seguro), o cultivo de autoidentidade compassiva (por exemplo, prática do *self* compassivo e prática do ideal compassivo), a escrita de cartas compassivas, a análise funcional do *self* crítico e a realização de comportamentos compassivos regularmente. Intervenções como o uso da respiração, postura, expressões faciais, tons de voz e outros exercícios, para equilibrar o sistema nervoso autônomo, também estão incluídos (Gilbert, 2014).

Uma maneira de pensar sobre TFC é que ela é uma psicoterapia que visa o desenvolvimento de habilidades para que o corpo possa acalmar a mente (respiração, postura, voz, ações), a geração de mudanças na mente para acalmar o corpo (imagens, cognições, etc.). Portanto, é uma terapia focada no corpo, assim como na mente.

*Mindfulness* é importante na TFC ao preparar os clientes para a compaixão. O treinamento de *mindfulness* pode dar aos clientes maior consciência e controle sobre sua atenção, ajudando-os a aprender a direcionar sua atenção de maneiras mais funcionais. As práticas de *mindfulness* podem ajudá-los a aprender a perceber movimentos na mente, a perceber mais rapidamente quando pensamentos e sentimentos inúteis surgem. Quando esses pensamentos e emoções são observados, a qualidade observadora da percepção consciente pode ajudar a evitar que os clientes fiquem paralisados e se fusionem com essas experiências, relacionando-se com essas experiências como eventos temporários que se desenvolvem na mente e no corpo. Dessa forma, os clientes podem vir a compreender os pensamentos e as emoções como experiências mentais e corporais, em vez de se sobreidentificar com elas (Kolts, 2016).

Da mesma forma, a aceitação e a qualidade acrítica da percepção consciente podem ajudar os clientes a evitar reagir ou elaborar sobre essas experiências de maneiras desadaptativas (como ruminar ou se criticar por sentir raiva ou por ter certos pensamentos que não se encaixam nas expectativas pessoais). A capacidade de observar cuidadosamente os próprios pensamentos e emoções difíceis, sem fundir-se com eles ou evitá-los, também pode ajudar nossos clientes a desenvolverem tolerância ao sofrimento, competência vital para a compaixão (Kolts, 2016).

## CONSIDERAÇÕES FINAIS

A TFC é uma abordagem terapêutica integrativa que se baseia na psicologia evolutiva, na teoria do apego e nos processos psicológicos aplicados da neurociência e da psicologia clínica e social (Gilbert, 2010, 2014).

Em resumo, o objetivo da TFC é ajudar os pacientes a usar suas habilidades cognitivas para aumentar as motivações de colaboração e apoio e as emoções de contentamento e segurança. Consequentemente, a TFC busca mudar mentalidades sociais competitivas para aquelas baseadas na cooperação e cuidado, que promovem apoio, confiança e conexão, em vez de vergonha e autocrítica (Gilbert, 2014). Além disso, promove o desenvolvimento do sistema emocional de tranquilização para aumentar as emoções de paz, bem-estar, segurança e calma.

A TFC é uma psicoterapia recente (cerca de 20 anos). Ainda não é uma terapia consolidada em termos de evidência de resultados, pois Gilbert sempre priorizou a pesquisa sobre processos antes da pesquisa da evidência de eficácia (Gilbert, 2022a). Uma recente metanálise, a primeira realizada com estudos sobre eficácia da TFC em populações clínicas, mostrou uma redução na sintomatologia clínica em indivíduos com dificuldades de saúde mental, mostrando-se uma psicoterapia promissora para diferentes quadros. Mais estudos se tornam necessários, especialmente sobre eficácia da psicoterapia individual, já que a maioria dos estudos foi conduzida em grupo (Millard et al., 2023).

## REFERÊNCIAS


1. Basran, J., Raven, J., & Plowright, P. Overview of outcome research on compassion focused therapy: a scoping review. In P. Gilbert, & G. Simos (Eds.), *Compassion focused therapy: Clinical practice and applications* (pp. 600-615). Routledge.
2. Cibils Filho, B. R., Nascimento, C. S. B., Nonnenmacher, C. A. D., & Halperin, C. F. (2021). Terapia focada na compaixão: Integrando a psicologia evolucionista à prática clínica. In C. S. M. Lisboa, P. L. Broilo, & A. Verzoni (Org.), *Psicologia clínica: Práticas contemporâneas* (pp. 53-72). Vetor.
3. Depue, R. A., & Morrone-Strupinsky, J. V. (2005). A neurobehavioral model of affiliative bonding: Implications for conceptualizing a human trait of affiliation. *Behavioral and Brain Sciences, 28*(3), 313-349. https://doi.org/10.1017/S0140525X05000063
4. Gilbert, P. (2010). *Compassion focused therapy: Distinctive features*. Routledge.
5. Gilbert, P. (2017). Compassion: Definitions and controversies. In P. Gilbert (Ed.). *Compassion: Concepts, research and applications* (pp. 3-15). Routledge.
6. Gilbert. P. (2018). *Living like crazy*. Annwyn House.
7. Gilbert, P. (2019a). Explorations into the nature and function of compassion. *Current Opinion in Psychology, 28*, 108-114. https://doi.org/10.1016/j.copsyc.2018.12.002
8. Gilbert, P. (2019b). Psychotherapy for the 21st century: An integrative, evolutionary, contextual, biopsychosocial approach. *Psychology and Psychotherapy: Theory, Research and Practice, 92*(2), 164-189. https://doi.org/10.1111/papt.12226
9. Gilbert, P. (2020). Compassion: From its evolution to a psychotherapy. *Frontiers in Psychology, 11*, 586161. https://doi.org/10.3389/fpsyg.2020.586161
10. Gilbert, P., & Choden. (2013). *Mindful compassion*. Robinson.
11. Gilbert, P. (2014). The origins and nature of compassion focused therapy. *British Journal of Clinical Psychology, 53*, 6-41. https://doi.org/10.1111/bjc.12043
12. Gilbert, P. (2022a). Setting the scene: psychotherapy at a crossroads and a compassionate way forward. In P. Gilbert, & G. Simos (Eds.), *Compassion focused therapy: Clinical practice and applications* (pp. 3-23). Routledge.
13. Gilbert, P. (2022b). Compassion focused therapy: an evolution-informed, biopsychosocial approach to psychotherapy: history and challenge. In P. Gilbert, & G. Simos (Eds.), *Compassion focused therapy: Clinical practice and applications* (pp. 24-89). Routledge.
14. Gilbert, P., & Irons, C. (2005). Focused therapies and compassionate mind training for shame and self-attacking. In P. Gilbert (Ed.), *Compassion: Conceptualisations, research and use in psychotherapy* (pp. 263-325). Routledge.
15. Gilbert, P., & Simos, G. (2022). *Compassion focused therapy: Clinical practice and applications*. Routledge.
16. Goetz, J. L., Keltner, D., & Simon-Thomas, E. (2010). Compassion: An evolutionary analysis and empirical review. *Psychological Bulletin*, 136(3), 351-374. https://doi.org/10.1037/a0018807
17. Goleman, D., & Davidson, R. J. (2017). *Altered traits: Science reveals how meditation changes your mind, brain, and body*. Penguin.
18. Kirby, J. N., Tellegen, C. L., & SteindI, S. R. (2017). A meta-analysis of compassion-based interventions: Current state of knowledge and future directions. *Behavior Therapy, 48*(6), 778-792. https://doi.org/10.1016/j.beth.2017.06.003
19. Kirschner, H., Kuyken, W., Wright, K., Roberts, H., Brejcha, C., & Karl, A. (2019). Soothing your heart and feeling connected: A new experimental paradigm to study the benefits of self-compassion. *Clinical Psychological Science, 7*(3), 545-565. https://doi.org/10.1177/2167702618812438
20. Klein, S. B., & Gangi, C. E. (2010). The multiplicity of self: neuropsychological evidence and its implications for the self as a construct in psychological research. *Annals of the New York Academy of Sciences, 191*, 1-15. https://doi.org/10.1111/j.1749-6632.2010.05441.x

21. Kolts, R. L. (2016). *CFT Made simple: A clinician's guide to practicing compassion-focused therapy*. New Harbinger.
22. Kolts, R. L., Bell, T., Bennett-Levy, J., & Irons, C. (2018). *Experiencing compassion-focused therapy from the inside out: A self-practice/self-reflection workbook for therapists (self-practice/self-reflection guides for psychotherapists)*. The Gilford.
23. Kolts, R. L., & Gilbert, P. (2018). Understanding and using compassion-focused therapy in forensic settings. In A. R. Beech, A. J. Carter, R. E. Mann, & P. Rotshtein (Eds.), *The Wiley Blackwell handbook of forensic neuroscience* (pp. 725-754). John Wiley and Sons.
24. MacBeth, A., & Gumley, A. (2012). Exploring compassion: A meta-analysis of the association between self-compassion and psychopathology. *Clinical Psychology Review*, *32*, 545-552. https://doi.org/10.1016/j.cpr.2012.06.003
25. Marsh, I. C., Chan, S. W. Y., & Macbeth, A. (2018). Self-compassion and psychological distress in adolescents – A meta-analysis. *Mindfulness*, *9*(4), 1011-1027. https://doi.org/10.1007/s12671-017-0850-7
26. Millard, L. A., Wan, M. W., Smith, D. M., & Wittkowski, A. (2023). The effectiveness of compassion focused therapy with clinical populations: A systematic review and meta-analysis. *Journal of Affective Disorders, 326*, 168-192. https://doi.org/10.1016/j.jad.2023.01.010
27. Moses, J. (2007). *Oneness: Great principles shared by all religions*. Ballantine Books.
28. Porges, S. W. (2007). The polyvagal perspective. *Biological Psychology*, *74*, 116-143. https://doi.org/10.1016/j.biopsycho.2006.06.009
29. Tirch, D., Schoendorff, B., & Silberstein, L. R. (2014). *The ACT practitioner's guide to the science of compassion: Tools for fostering psychological flexibility*. New Harbinger.
30. Welford, M. (2012). *The compassionate mind approach to building self-confidence using compassion--focused therapy*. Constable & Robinson.
31. Werner, A. M, Tibubos, A. N., Rohrmann, S., & Reiss, N. (2019). The clinical trait self-criticism and its relation to psychopathology: A systematic review – Update. *Journal Affective Disorders*, *1*, 246-530-547. https://doi.org/10.1016/j.jad.2018.12.069
32. Wilson, A. C., Mackintosh, K., Power, K., & Chan, S. W. Y. (2019). Effectiveness of self-compassion related therapies: a systematic review and meta-analysis. *Mindfulness*, *10*(6), 979-995. https://doi.org/10.1007/s12671-018-1037-6
33. Wilson, E. O. (1999). *Consilience: The unity of knowledge*. Vintage.

# 9

# Terapia comportamental dialética: desafios no tratamento com desregulação emocional grave

Érica Panzani Duran
Brisa Burgos Dias Macedo

Um dos grandes desafios de tratar pacientes com risco de suicídio é escolher intervenções eficazes que possam melhorar a forma e a frequência com que os pacientes usam a regulação emocional (McRae & Gross, 2020). Muitos apresentam sintomas crônicos e de difícil remissão, entre os de mais alta complexidade estão aqueles com diagnóstico de transtorno da personalidade *borderline* – TPB (Linehan, 2010). O TPB tem seu início no final da adolescência e nos primeiros anos da vida adulta, com características de instabilidade e impulsividade que compromete diversas áreas da vida do indivíduo (APA, 2023).

Para que um indivíduo seja diagnosticado com TPB é preciso que preencha cinco dos critérios preestabelecidos, segundo o Manual Diagnóstico e Estatístico de Transtornos Mentais – DSM-5-TR: 1) padrão de evitação de abandonos reais ou imaginários; 2) relações interpessoais instáveis e comprometidas; 3) perda do senso de *self* e percepção distorcida acerca de si mesmo; 4) padrões de comportamento potencialmente impulsivos e destrutivos em pelo menos duas áreas da vida (não incluir comportamentos autolesivos ou suicidas); 5) comportamentos autolesivos ou suicidas; 6) desregulação emocional afetiva; 7) vazio intenso; 8) raiva intensa; 9) sintomas paranoides ou dissociativos relacionados ao estresse (APA, 2023).

A prevalência de TPB não é muito alta na população geral, corresponde a 1,4% que preenche os critérios, porém na atenção primária, em contextos ambulatoriais e clínicas de internações psiquiátricas, esse número salta para 6,4% (Mendez-Miller et al., 2022). Essa é uma das questões que queremos abordar neste capítulo, a importância do profissional de saúde mental apresentar formação adequada para um transtorno mental grave, que está associado a comprometimento psicossocial, morbidade, altas taxas de suicídio e uma reputação de serem "intratáveis". Isso em razão da escassez das evidências sobre a eficácia e a efetividade de tratamentos psicofarmacológicos, tendo em vista que a maioria dos que existem se concentra apenas na melhora de sintomas isolados (Stoffers & Lieb, 2015).

Ao passo que encontramos esse cenário de limitações farmacológicas, os modelos de psicoterapia vêm se apresentando com boa sustentação empírica para o tratamento de TPB. Alguns modelos específicos de psicoterapia como: bom manejo clínico - GPM (Croci, 2022), terapia baseada na mentalização - MBT (Bateman & Fonagy, 2004) e a terapia comportamental dialética - DBT (Linehan, 2010) ganham destaque por terem sido desenvolvidos justamente para essa finalidade. É sabido, entretanto, que a DBT é padrão-ouro e, entre as abordagens disponíveis, é a única que desponta como um modelo de evidências científicas para a melhoria geral de sintomas (DIV-12, 2017).

Nosso objetivo com este capítulo é apresentar uma breve discussão sobre a terapia comportamental dialética (DBT, do inglês *Dialectical Behavior Therapy*), sua aplicabilidade no ambiente clínico e os desafios encontrados até o momento.

## UM MODELO DE PSICOTERAPIA

Um dos desafios no tratamento para esses pacientes é cumprir o objetivo de melhorar a forma como eles lidam com as experiências ou processam as emoções. Com esse fim, foi criado um modelo de intervenção baseado em princípios, que está estruturada na mudança, na aceitação e na dialética. Além de abranger protocolos de abordagens cognitivas e comportamentais (Guimarães et al., 2020). No entanto, é importante frisar que não se pode considerar que a DBT seja um protocolo de prevenção ao suicídio, sendo necessária a compreensão do manejo dos comportamentos de risco, ou seja, essa é apenas uma parte e não o tratamento como um todo (Linehan, 2010).

Neste contexto, é importante pontuar que o surgimento da DBT foi fortemente influenciado pelas vivências pessoais da própria Marsha Linehan, criadora da abordagem (Linehan, 2010). Como relatado em sua autobiografia, ela sofreu de forma pervasiva com a desregulação emocional, sendo submetida a diversas internações psiquiátricas e a tratamentos considerados iatrogênicos ou pouco efetivos. Consciente desse cenário em que outros pacientes relatam vivências semelhantes, ela se propôs a desenvolver, em sua caminhada profissional, um modelo de terapia baseado em evidências que ajudasse esses pacientes a construírem uma "vida que vale a pena ser vivida" (Linehan, 2021).

Para além da motivação pessoal, em favor do desenvolvimento da DBT, Marsha conseguiu unir características e habilidades importantes enquanto pesquisadora e estudiosa da ciência comportamental. Iniciou seu percurso científico por meio de estudos focados nos tratamentos já existentes (análise do comportamento e terapia cognitivo-comportamental) e principalmente nos fatores de não resposta a esses tratamentos de mulheres com desregulação emocional grave e cronicamente suicidas (Linehan, 2010).

Um ponto considerado pela pesquisadora sobre as abordagens comportamentais era de que apesar da eficácia amplamente demonstrada no tratamento de outros transtornos, as abordagens comportamentais mantinham o foco na mudança do comportamento. O que, por sua vez, fazia as pacientes com alta desregulação emocional experienciarem sentimentos de invalidação pelos profissionais de saúde mental (Linehan & Wilks, 2015). Consciente das possíveis consequências dessas invalidações no processo terapêutico, Marsha conseguiu promover, de forma muito sábia, um balanço entre as estratégias de mudança de comportamento com as intervenções focadas na aceitação da realidade e na validação das emoções. É dessa maneira que surge a essência da DBT, em que com base na síntese dialética entre mudança e aceitação ocorrem o processo terapêutico (Linehan, 2010).

Os princípios relacionados à aceitação da realidade foram incluídos em DBT após os primeiros experimentos científicos (Linehan, 2010). Além das experiências pessoais da própria Marsha quanto à efetividade da prática regular de *mindfulness*, essa inclusão fundamentou-se cientificamente nos trabalhos já desenvolvidos por Kabat-Zinn (1990). Compreender esses aspectos é importante para validar a sustentação empírica desse modelo de tratamento e para a escolha de quem e em qual formato ele é recomendado (Linehan, 2010).

Após os primeiros estudos, foi possível observar o potencial da DBT em um ensaio clínico randomizado, realizado com mulheres que preenchiam critérios para diagnóstico de TPB. O estudo mostrou que aquelas tratadas com DBT tinham menor ocorrência de CASIS (comportamento autolesivo sem intenção suicida) e eram submetidas a um menor número de dias de tratamento em contexto de internações psiquiátricas e hospitalizações (Linehan et al., 1991). Além disso, os resultados foram mantidos após um ano de tratamento (*follow-up*), demonstrando ainda a melhora do funcionamento global e do ajustamento social das pacientes (Linehan et al., 1993).

Com base nisso, outros estudos foram afirmando a eficácia da DBT para o tratamento dessa população de pacientes, em que demonstraram melhora dos sintomas relacionados à desregulação emocional (Linehan et al., 2006). Além da melhora de outros sintomas psiquiátricos associados a esse quadro clínico (Harned et al., 2008), como uso de substâncias (Linehan et al., 1999), sintomas depressivos (Lynch et al., 2006), instabilidade emocional, tentativas de suicídio (Guimarães et al., 2020) e o comer emocional (Courbasson et al., 2012).

Também se mostrou efetiva para diminuição de comportamentos autolesivos e ideação suicida entre adolescentes (Kothgassner et al., 2021) e estudantes universitários (Pistorello et al., 2012). Pesquisas com crianças também vêm sendo conduzidas na última década (Perepletchikova et al., 2017). Estudos mais recentes reiteram a melhora dos sintomas graves e crônicos relacionados à desregulação emocional observada em contextos de internação psiquiátrica (Probst et al., 2019); e ambulatorial (McMain et al., 2018), bem como em outros quadros psiquiátricos isolados (Ciesinski et al., 2022). Ademais, mudanças cerebrais anatômicas em regiões frontolímbicas, que facilitam a regulação emocional e o controle de impulsos, também são notadas em pacientes submetidos à DBT (Schmitt et al., 2016).

## MODELO BIOSSOCIAL: ETIOLOGIA DA DESREGULAÇÃO EMOCIONAL E DO TPB

Um padrão generalizado de instabilidade na regulação do afeto, controle de impulsos, problemas nos relacionamentos interpessoais e autoimagem acompanha as características do TPB (Mendez-Miller et al., 2022), somado a uma percepção extrema à rejeição, senso instável de si, emotividade intensa e volátil (Gunderson et al., 2018). Ou seja, é um paciente que apresenta uma disfunção, sendo uma dificuldade ou uma inabilidade, no sistema de regulação emocional, que consiste em não saberem lidar com a intensificação ou a desativação das emoções (Linehan, 2010).

Fundamentos já baseados em evidências científicas, que ajudam a entender melhor a causa dessa desregulação emocional, estão na Teoria Biossocial desenvolvida por Million e adaptada por Linehan (2010). São mais de 70 anos de pesquisa que apoiam esse modelo para sustentar a combinação de um temperamento emocionalmente vulnerável e um ambiente invalidante (Stone, 2022).

Conhecer a origem do TPB é crucial para a condução de um tratamento eficaz. A teoria biossocial é um modelo que esclarece como os fatores etiológicos estão envolvidos na desregulação emocional. Busca explicar como a dificuldade de administrar as emoções retroalimenta ou é retroalimentada pela forma como o indivíduo reage ao mundo, resultando em instabilidade de suas emoções, cognições, autoconceito, relações interpessoais e de seus comportamentos (Millon, 1987). Isto significa que a desregulação emocional ocorre a partir da transação, ou seja, da interação mútua e contínua, entre o ambiente invalidante e a vulnerabilidade emocional. Compreender separadamente a vulnerabilidade emocional, ou seja, o temperamento e suas bases biológicas, e o ambiente invalidante ao qual o indivíduo está submetido ao longo de toda sua vida, é crucial para captar quais os reais efeitos da transação que ocorre entre estes fatores na vida da pessoa (Linehan, 2010).

## Vulnerabilidade emocional

No que se refere à vulnerabilidade emocional, de origem biológica, consiste na predisposição individual às respostas emocionais. Ou seja, as principais características observadas para compreender a vulnerabilidade emocional são: sensibilidade, reatividade e retorno da emoção à linha de base. É importante destacar que pacientes com desregulação emocional apresentam as seguintes alterações: 1) hipersensibilidade emocional: consiste no baixo limiar às emoções e na latência entre estímulos e respostas emocionais; 2) hiper-reatividade emocional: respostas emocionais mais intensas que alteram o processamento da emoção e geram aumento da atenção ao estímulo emocional; 3) lento retorno à linha de base: respostas emocionais tendem a durar mais tempo e a atenção às pistas relacionadas aos estímulos emocionais é ampliada (Koerner, 2011).

Linehan (2010) usa a metáfora comparando esses pacientes com pessoas que sofrem queimaduras de terceiro grau, ou seja, pacientes com sensibilidade emocional elevada não apresentam "pele emocional". Nesse contexto, entretanto, é importante frisar que o nível de vulnerabilidade emocional deve ser avaliado individualmente, e quanto maiores são os fatores de vulnerabilidade emocional, maiores serão suas necessidades de habilidades para modular as emoções. Ou melhor, quanto mais fina a "pele emocional", maior o risco de dores e ferimentos na experiência emocional.

Um exemplo da ação da vulnerabilidade emocional é observado ainda em crianças, quanto à apresentação de seu temperamento desde o nascimento. Existem crianças que, desde cedo, são consideradas "geniosas" ou "temperamentais" por seus familiares, enquanto outras se apresentam como "tranquilas". Isso pode ocorrer ainda que essas crianças estejam imersas em um mesmo contexto de criação durante todo seu desenvolvimento. É importante observar, entretanto, que a influência do ambiente varia de acordo com a transação que ocorre com os fatores biológicos particulares de cada um. Dessa forma, é possível notar que apenas a vulnerabilidade biológica não é capaz de despertar a ocorrência de transtornos relacionados à desregulação emocional. É preciso considerar a transação entre os aspectos biológicos e um ambiente que pode exacerbar ou atenuar determinadas características relacionadas à instabilidade emocional (Koerner, 2011).

## Ambiente invalidante

Fatores ambientais também desempenham papel significativo na manifestação da desregulação emocional e, consequentemente, do TPB (Linehan, 2010). Fatores diversos como níveis socioeconômicos, ambiente familiar nocivo, ocorrência de traumas, abusos e negligências de diversos tipos são comumente relatados na história desses pacientes. Apesar da relevância desses eventos, é importante destacar que um ambiente invalidante vai muito além e não pode ser reduzido a eventos isolados ou extremos que impactam na manifestação da desregulação emocional e na construção da personalidade do indivíduo (Stepp et al., 2016).

Dentro dessa perspectiva, Linehan (2010) amplia a visão a respeito dessa influência do contexto e descreve um ambiente invalidante como aquele que nega de forma contínua qualquer comportamento da criança, independentemente de sua validade. Conclui-se assim que qualquer ambiente que desconsidera os comportamentos, as emoções e as necessidades do indivíduo pode ser classificado como invalidante.

Outra característica comumente observada em um ambiente invalidante é o "mau encaixe" entre a criança, seus comportamentos e o ambiente no qual está inserida, despertando possíveis crenças de inadequação. Linehan (2010) descreve este "mau encaixe" por meio da metáfora da "rosa em um jardim de tulipas". Apesar de não haver nada errado com rosas ou tulipas, o fato de se perceber como diferente e inadequada para o jardim, pode despertar sensações e reações costumeiramente experimentadas em ambientes invalidantes.

Ademais, esses ambientes contribuem para que o indivíduo tenha déficit de habilidades que se estendem durante toda a vida. Tendo em vista que não são ensinados a identificar, nomear, regular e tolerar suas próprias emoções sendo, muitas vezes, reforçadas manifestações impróprias e exageradas diante de eventos emocionais (Linehan, 2010). Com base nesse déficit de habilidades, o indivíduo passa a manifestar comportamentos disfuncionais aprendidos para lidar com os ambientes invalidantes em outros contextos ou até consigo mesmo, o que pode ser interpretado como tentativa de manipular ou autoinvalidar seus próprios comportamentos.

Por exemplo, uma criança com vulnerabilidade biológica elevada que cresce ouvindo julgamentos e críticas repetidas de seus pais ou de outros cuidadores em seu ambiente, sobre sua sensibilidade emocional, como "você é muito sensível" ou "você chora por tudo", pode sentir-se invalidada ou mau encaixada em determinado ambiente. Essa situação pode acabar gerando autoinvalidações ao longo de toda a vida, reforçando a percepção de si como alguém inadequado ou excessivamente emocionado.

Os estudos recentes a respeito do modelo biossocial na DBT têm reforçado a importância do papel dos fatores interpessoais nas transações necessárias para o desenvolvimento do TPB e da desregulação emocional, tendo em vista que diante de eventos dessa natureza ocorre maior dificuldade do controle de impulso e das emoções (Dixon-Gordon et al., 2021). Ademais, a ocorrência de estressores interpessoais tendem a comprometer a capacidade do indivíduo de regular suas próprias emoções, aumentando a probabilidade de recorrer a comportamentos disfuncionais na tentativa de resolver o problema (Haliczer et al., 2021).

## QUESTÕES PRÁTICAS NA ORGANIZAÇÃO DO TRATAMENTO

Como dito anteriormente, a eficácia da DBT não se restringe às pessoas com o diagnóstico de TPB, podendo contribuir para o tratamento de pacientes graves e com alto risco suicida mesmo que tenham outros diagnósticos (Ciesinski et al., 2022). É importante entender, entretanto, que a maior parte dos resultados disponíveis na literatura que demonstra a eficácia desse tratamento se refere ao modelo DBT *standard*, ou seja, a utilização dos quatro modos do tratamento de forma integrada. Esses quatro modos de tratamento adotados no modelo tradicional da DBT são: psicoterapia individual, *coaching* telefônico, treinamento de habilidades e consultoria dos terapeutas.

Todavia algumas adaptações do modelo são necessárias para garantir que a DBT seja aplicada em contextos específicos, como limitações socioeconômicas ou particulares de cada paciente, disponibilidade de grupos e terapeutas DBT capacitados em determinada região. Ainda que diante de adaptações, recomenda-se que as cinco funções do tratamento, que são inerentes a qualquer programa DBT, sejam garantidas em todos os tratamentos, sendo elas: 1) aumentar a motivação do paciente; 2) aperfeiçoar as capacidades do paciente; 3) estruturar o ambiente; 4) aumentar a motivação do terapeuta para o tratamento e, por fim, 5) aumentar a aderência ao modelo. De acordo com essas funções, ocorre a adaptação diante das necessidades, ou seja, enlace dessas funções com os modos de tratamento (Dimeff, 2022).

Mesmo diante da possibilidade de adaptação, é necessário que o terapeuta leve em consideração a formulação de caso de cada paciente, bem como os princípios da abordagem e os protocolos adotados, garantindo uma terapia de qualidade e empiricamente sustentada (Dimeff et al., 2022). Para garantir a efetividade do tratamento também é necessário garantir a aderência do terapeuta à DBT, tendo em vista que esse ponto impacta diretamente nos resultados obtidos pelo paciente durante o processo (Harned et al., 2022). A utilização aderente da DBT *standard* como abordagem terapêutica exige do terapeuta treinamento intensivo ou formação técnica adequada, bem como o uso dos quatro modos de tratamento integrados (Linehan, 2018). Além do benefício aos pacientes, estudos prévios demonstram que a escolha da DBT, apesar de envolver uma estrutura complexa de tratamento de pacientes graves, reduz custos em saúde pública (Haga et al., 2018).

Diante da preferência pela utilização do modelo *standard* de DBT, vamos compreender, de forma sucinta, qual é o papel de cada um dos quatro modos de tratamento utilizados nessa abordagem.

## PSICOTERAPIA INDIVIDUAL

O objetivo principal é a motivação do paciente ao tratamento, além de auxiliar na estruturação do ambiente e na generalização das habilidades (Linehan, 2010). As intervenções desse modo se baseiam, inteiramente, na formulação de caso, levando em consideração as metas e os valores do paciente e quais os obstáculos o impedem de atingi-los. Por meio da formulação de casos, também são definidos o estágio de tratamento e as hipóteses quanto à instalação dos padrões comportamentais do indivíduo. Ademais, com base em dados colhidos para formular o caso, o terapeuta compreende, dentro da teoria biossocial, como o comportamento disfuncional do cliente foi sendo mantido durante a vida. Vale ressaltar que a formulação – a "pedra angular" do tratamento – é desenvolvida de forma colaborativa entre o terapeuta individual e o paciente e sofre mudanças contínuas no decorrer do processo. Com base nos dados coletados, o terapeuta organiza as informações e levanta hipóteses sobre o comportamento disfuncional que podem ou não serem confirmadas (Linehan et al., 1993).

Além de formular o caso, o terapeuta individual é o "maestro" do tratamento, sendo capaz de conduzir todos os músicos, ou seja, os demais profissionais envolvidos no processo, rumo às metas estabelecidas para alcançar a vida que o paciente considera valiosa. Um dos grandes desafios do terapeuta individual no tratamento em DBT é encontrar uma síntese entre os extremos, sempre procurando "o que ficou fora da compreensão". Esta busca é importante porque, enquanto o paciente utiliza estratégias disfuncionais para solução de suas dores, o terapeuta busca formas novas e efetivas de lidar com o problema, seja por meio de estratégias de aceitação e/ou de mudança. O uso dessas estratégias visa a interrupção dos comportamentos de risco por parte do paciente, tendo em vista que esses comportamentos interferem no alcance de metas e na busca da vida que o paciente almeja viver. É amplamente observado no tratamento, que a dialética é o "tempero" necessário para lidar com esse dilema.

Além de definir metas e valores, um outro ponto importante é identificar em qual estágio de tratamento o paciente se encontra. Em DBT são divididos em quatro estágios. O pré-tratamento e os estágios 1 e 2 serão abordados neste capítulo.

No estágio de pré-tratamento, o terapeuta avalia a motivação e o comprometimento do paciente para seguir o tratamento e sua motivação para conduzi-lo nesse processo individualmente. Neste estágio que também são feitos os acordos e os limites para o tratamento, além da psicoeducação sobre a DBT e a teoria biossocial. Neste período, devem ser estabelecidos regras das 24 horas sem contato após comportamento de risco iminente e sem solicitação de ajuda prévia, regra de faltas e *coaching* telefônico (Koerner, 2011).

Logo de início também é construído, colaborativamente, um plano de crises para lidar com situações em que comportamentos de risco tendem a surgir. É importante que o terapeuta forneça alguns comportamentos mais habilidosos que possam ajudar o paciente a não piorar as coisas e tolerar a realidade da forma que ela se apresenta (Linehan, 2018).

Para mais, no estágio 1, o mais estudado até o momento, os comportamentos que interferem diretamente no alcance das metas são denominados alvos primários de tratamento. Todas as intervenções devem considerar a hierarquia de alvos proposta por Linehan (2010). Os alvos são como armadilhas que precisam ser desarmadas ou evitadas para que determinados trechos sejam percorridos, gerando aproximação das metas e dos valores do paciente. Os alvos primários de tratamento são classificados em quatro grupos: 1) comportamentos que ameacem a vida – autolesivos, ameaças suicidas e comportamentos suicida; 2) comportamentos que ameacem a terapia – faltas por parte do terapeuta ou do cliente, não adesão ao tratamento ou ao treino de habilidades; 3) comportamentos que ameacem a qualidade de vida – questões de relacionamento e funcionalidade, comer emocional; e 4) aumento do uso das habilidades. Ou seja, os alvos são comportamentos que quando aumentam ou diminuem de frequência, aproximam o indivíduo de seus objetivos. Logicamente, esses comportamentos não se restringem aos exemplos citados. Pode-se utilizar como exemplo a dificuldade de pacientes de interromperem comportamentos autolesivos por gerarem alívio ou ganhos secundários em curto prazo.

O papel do terapeuta, diante desse fato, é analisar a função de determinado padrão comportamental e clarificar a interferência desse comportamento em suas metas e seus valores, além de desenvolver outras formas de lidar com situações desafiadoras que não interfiram diretamente naquilo que se visa alcançar ou colocar o paciente diante de riscos. É aqui que se faz necessário, também, que o terapeuta individual tenha conhecimento das habilidades em DBT, visando estabelecer um plano de crises completo e generalizar o uso dessas habilidades e a substituição de comportamentos inefetivos. Dessa forma, o paciente consegue suprir os déficits de habilidades reforçados durante sua história de vida (Koerner, 2011).

É comum que os terapeutas com menos tempo de atuação em DBT vivenciem dificuldade de classificar alguns comportamentos, por exemplo, o uso de substâncias de acordo com a hierarquia de alvos. Para tanto, é preciso avaliar a frequência, a duração e as quantidades consumidas. Diante dessas informações, é possível definir se este é um comportamento que: 1) ameace a vida, gerando riscos de *overdose* ou acidentes; 2) ameace a terapia, impedindo que o paciente compareça ou assimile os tópicos discutidos em consulta; ou 3) interfira na qualidade de vida, ou seja, que comprometa a saúde, o trabalho e as relações em geral. Sendo assim, é necessária uma avaliação minuciosa de cada comportamento avaliado, tendo em vista que a mesma dificuldade de classificação reconhecida no uso de substâncias acontece com outros eventos da vida e que a aprendizagem de novos comportamentos é crucial para mudança permanente das ações do indivíduo tratado.

No estágio 2, são trabalhadas as comorbidades psiquiátricas que interferem na melhora do paciente, os padrões comportamentais, também conhecidos como dilemas dialéticos, e as possíveis histórias de traumas. É importante citar que nesse estágio, protocolos associados e específicos para cada comorbidade podem ser necessários para garantir a efetividade do tratamento, por exemplo, o transtorno de estresse pós-traumático (Harned et al., 2021). É importante dizer que, em alguns casos, quando a lembrança do episódio traumático é o fator que desencadeia comportamentos de risco, é relevante inverter a ordem do tratamento, submetendo o paciente, primeiramente e ainda que com risco, aos protocolos de trauma costumeiramente utilizados no estágio 2. Dentro desse contexto, é apresentada a importância da formulação de caso, cabendo ao terapeuta individual com a equipe de consultoria, a avaliação minuciosa desse fato.

Os estágios descritos são os mais estudados em protocolos de pesquisas nos quais demonstram a efetividade da DBT (Stoffers et al., 2012). É importante frisar que mais informações sobre a condução dos demais estágios de tratamento só começaram a surgir nos últimos cinco anos (Dimeff, 2022).

## TREINO DE HABILIDADES

Levando em consideração o modelo da teoria do déficit de habilidades, um dos objetivos da DBT é ajudar o paciente a incluir comportamentos mais adaptativos em seu repertório em substituição às formas disfuncionais que utiliza para lidar com situações desafiadoras (Linehan, 2010). Um dos modos de tratamento que mais contribui para esse feito é o treinamento de habilidades.

Entre as cinco funções de tratamento, o treinamento de habilidades se propõe a auxiliar na aquisição de novos comportamentos que ajudam na construção de uma vida valiosa sem muita interferência de comportamentos disfuncionais.

A aprendizagem de um novo repertório comportamental passa pela aquisição, pelo fortalecimento e, por fim, pela generalização do novo comportamento. Com base no treinamento de habilidades, o paciente adquire novos comportamentos e consegue trabalhar na psicoterapia individual o fortalecimento e a generalização com o uso dos outros modos de tratamento como o *coaching* telefônico.

O treinamento de habilidades-padrão pode ser realizado em diversos formatos, sempre contemplando a figura de um líder e um colíder (Linehan, 2018). O formato em grupo é o mais recomendável, ainda que seja possível a realização individual diante de circunstâncias necessárias. Os grupos podem ser organizados em caráter aberto ou fechado e duram, em média, 24 semanas. O número de participantes deve variar, mas o ideal é não trabalhar com grupos com mais de 10 participantes, a não ser no caso de treinamentos multifamiliares. O recomendado é que o paciente revise o ciclo após a conclusão das primeiras 24 semanas. O treinamento-padrão é dividido em quatro módulos de habilidade: dois referentes às habilidades focadas em aceitação – *mindfulness* e tolerância ao mal-estar – e outros dois relativos às habilidades destinadas à mudança – regulação emocional e efetividade interpessoal (Linehan, 2018).

Embora a maior parte dos estudos adote o modelo de DBT *standard* por ser o inicialmente validado (Stoffers et al., 2012), adaptações têm sido conduzidas e demonstram a efetividade de modos de tratamento isolados, o que pode facilitar a disseminação do uso da abordagem para diversos ambientes e populações (Choi-Kain et al., 2017). Como é o caso do paciente que participa somente do treinamento de habilidades isoladamente, treinamento que vem sendo validado para diferentes amostras e contextos e tem demonstrado efetividade (Stoffers et al., 2012). Algumas adaptações do treinamento e das habilidades específicas também são incluídas em tratamentos para perfis específicos de pacientes, como no caso de crianças e adolescentes ou pessoas com uso de substâncias.

## *COACHING* TELEFÔNICO

O *coaching* telefônico costuma ser o modo de tratamento em DBT mais temido pelos terapeutas iniciantes, porém promove segurança ao paciente. É preciso entender alguns pontos para desvendar essa insegurança dos terapeutas.

Muitos terapeutas acreditam que a principal função do *coaching* telefônico é prestar ajuda ao paciente em situações de crise, ou seja, diante de situações de risco ou de intenso sofrimento emocional. É preciso compreender, no entanto, que sua principal função no tratamento é auxiliar o paciente na generalização de habilidades aprendidas durante o treinamento e amplamente reforçadas na terapia individual. Esse papel deve ser desempenhado pelo terapeuta individual e, ocasionalmente, alguns programas de DBT podem trabalhar em regime de revezamento para o suporte telefônico (Chapman, 2018). Em situações fora do *setting* terapêutico, o paciente pode solicitar auxílio do terapeuta para colocar as habilidades na prática anteriormente aprendidas.

Os limites do uso do *coaching* telefônico precisam ser definidos ainda no início, durante o pré-tratamento, para que não haja inconsistências ou expectativas irrealistas por parte do paciente. É importante ressaltar que os limites são flexíveis, variando entre terapeutas, e que o uso das ligações telefônicas é apenas mais um recurso entre os outros descritos no plano de crises. É preciso clarificar também que as ligações não são extensões das consultas e não devem durar mais que 10 a 15 minutos. Esse ponto deve ser enfatizado a fim de não gerar *burnout* no terapeuta em razão dos contatos frequentes (Chapman, 2018).

É comum que os pacientes liguem para o terapeuta em ocasiões extremas. Nesse contexto, é importante manter o foco em garantir a segurança do paciente e utilizar estratégias específicas para que o paciente saia da crise.

## CONSULTORIA PARA O TERAPEUTA

O último modo do tratamento é a consultoria para terapeutas. A principal função da consultoria é aumentar a motivação dos terapeutas para tratar seus pacientes, tendo em vista que o tratamento de pacientes com desregulação emocional costuma ser considerado desafiador para a maioria dos profissionais (Linehan, 2010). A consultoria garante o senso de pertencimento a uma comunidade de terapeutas que cuida de uma comunidade de pacientes, o que mantém o terapeuta aderente ao modelo de terapia. O terapeuta pode solicitar que a equipe de consultoria o ajude com estratégias de validação, soluções de problemas, avaliação e manejo do caso. Do mesmo modo, a equipe pode auxiliá-lo a observar aspectos que estão ficando de fora de suas observações, inclusive quanto ao manejo do *burnout* (Koerner, 2011).

## CONSIDERAÇÕES FINAIS

Pacientes com TPB apresentam uma característica de falta de consciência geral sobre a própria doença e frequentemente são subdiagnosticados e subtratados, trazendo consequências desastrosas em todas as áreas de suas vidas. Muitas comorbidades e prejuízo funcional são de alto risco, principalmente nas relações interpessoais, muitas vezes impactando na relação terapêutica. Além disso, nem sempre os pacientes estão dispostos a se envolver no tratamento ou muitas vezes não recebem a intervenção psicoterapêutica adequada. Posto isso, muitas vezes o terapeuta também não está propenso a querer trabalhar com esse perfil de paciente.

O terapeuta precisa estar disposto a entrar no mundo desses pacientes e buscar formação específica. Para o terapeuta escolher a formação em DBT precisa estar preparado para validar o sofrimento do paciente, manter limites claros, comunicar-se regularmente com todos os membros da equipe envolvidos no tratamento, dar suporte familiar, ter consistência na frequência das sessões, atender telefonemas e estar disposto a enfrentar situações clínicas emocionalmente difíceis decorrente desse transtorno.

Pode parecer um pouco assustador, no entanto, quando há ferramentas adequadas para intervenções eficazes, baseadas em evidências científicas, o tratamento soa como uma dança entre paciente e terapeuta. Aos poucos, a dupla treina a coreografia e ajusta alguns passos, e gradualmente a maestria da dança mostra resultados. Com muito foco, disciplina e ajuda de todos da equipe que assessoram esse paciente, pronto, a dança acontece, mesmo que o ritmo da música possa mudar ao longo do caminho, a adaptabilidade já está acontecendo e a vida começa a ter mais ritmo. Esse é o objetivo final de um terapeuta de DBT.

## REFERÊNCIAS


1. American Psychiatric Association – APA. (2023). *Manual diagnóstico e estatístico de transtornos mentais: DSM-5-TR* (5.ed. rev. ed.). Artmed.
2. Bateman, A., & Fonagy, P. (2006). Mentalization-based treatment for borderline personality disorder: A practical guide. Oxford: Oxford University Press.
3. Chapman, A. L. (2018). *Phone coaching in dialectical behavior therapy*. Guilford.
4. Choi-Kain, L. W., Finch, E. F., Masland, S. R., Jenkins, J. A., & Unruh, B. T. (2017). What works in the treatment of borderline personality disorder. *Current Behavioral Neuroscience Reports*, *4*(1), 21-30.
5. Ciesinski, N. K., Sorgi-Wilson, K. M., Cheung, J. C., Chen, E. Y., & McCloskey, M. S. (2022). The effect of dialectical behavior therapy on anger and aggressive behavior: A systematic review with meta-analysis. *Behaviour Research Therapy*, *154*, 104122.
6. Courbasson, C., Nishikawa, Y., & Dixon, L. (2012). Outcome of dialectical behaviour therapy for concurrent eating and substance use disorders. *Clinical Psychology & Psychotherapy*, *19*(5), 434-449.
7. Croci, M. S., Brañas, M. J. A. A., Fleisher, C., Carreño, T., Jurado Andia , M. D., Martinho Júnior, E., & Choi-Kain, L. W. (2022). Manejo clínico geral (GPM) para o transtorno de personalidade borderline: um modelo generalista para a América Latina. *Debates em Psiquiatria*, *12*, 1-26.
8. Dimeff, L. A., Rizvi, S. L., Koerner, K. (2022). *Terapia comportamental dialética na prática clínica: Aplicações em diferentes transtornos e cenários*. Artmed.
9. Division 12 of the American Psychological Association – DIV-12 (2017). Psychological treatments.
10. Dixon-Gordon, K. L., Fitzpatrick, S., & Haliczer, L. A. (2021). Emotion regulation and borderline personality features in daily life: The role of social context. *Journal of Affective Disorders*, *282*, 677-685.

11. Guimarães, L. C., Simões, J. N., & Santos, L. A. (2020). Efetividade da terapia comportamental dialética para o tratamento do transtorno de personalidade borderline: uma revisão da literatura. *Revista Universo Psi, 1*, 1-16.
12. Gunderson, J. G., Herpertz, S. C., Skodol, A. E., Torgersen, S., & Zanarini, M. C. (2018). Borderline personality disorder. *Nature Reviews Disease Primers, 4*, 18029.
13. Haga, E., Aas, E., Grøholt, B., Tørmoen, A. J., & Mehlum, L. (2018). Cost-effectiveness of dialectical behaviour therapy vs. enhanced usual care in the treatment of adolescents with self-harm. *Child and Adolescent Psychiatry and Mental Health, 12*, 22.
14. Haliczer, L. A., Woods, S. E., & Dixon-Gordon, K. L. (2021). Emotion regulation difficulties and interpersonal conflict in borderline personality disorder. *Personal Disorder, 12*(4), 347-353.
15. Harned, M. S., Chapman, A. L., Dexter-Mazza, E. T., Murray, A., Comtois, K. A., & Linehan, M. M. (2008). Treating co-occurring Axis I disorders in recurrently suicidal women with borderline personality disorder: A 2-year randomized trial of dialectical behavior therapy versus community treatment by experts. *Journal of Consulting and Clinical Psychology, 76*, 1068-1075.
16. Harned, M. S., Gallop, R. J., Schmidt, S. C., & Korslund, K. E. (2022). The temporal relationships between therapist adherence and patient outcomes in dialectical behavior therapy. *J Consult Clin Psychol, 90*(3), 272-281.
17. Harned, M. S., Schmidt, S. C., Korslund, K. E., & Gallop, R. J. (2021). Does adding the dialectical behavior therapy prolonged exposure (DBT PE) protocol for PTSD to DBT improve outcomes in public mental health settings? A pilot nonrandomized effectiveness trial with benchmarking. *Behavior Therapy, 52*(3), 639-655.
18. Kabat-Zinn, J. (1990). *Full catastrophe living: Using the wisdom of your body and mind to face stress, pain, and illness*. Delacorte.
19. Koerner, K. (2011). *Doing dialectical behavior therapy: A practical guide*. Guilford.
20. Kothgassner, O. D., Goreis, A., Robinson, K., Huscsava, M. M., Schmahl, C., & Plener, P. L. (2021). Efficacy of dialectical behavior therapy for adolescent self-harm and suicidal ideation: a systematic review and meta-analysis. *Psychological Medicine, 51*(7), 1057-1067.
21. Linehan, M. (2010). *Terapia cognitivo-comportamental para transtorno da personalidade borderline: guia do terapeuta*. Artmed.
22. Linehan, M. M. (2018). *Treinamento de habilidades em DBT: Manual de terapia comportamental dialética para o terapeuta*. (2ª ed ed.). Artmed.
23. Linehan, M. M. (2021). *Building a life worth living: A memoir*. Random House Trade.
24. Linehan, M. M., Armstrong, H. E., Suarez, A., Allmon, D., & Heard, H. L. (1991). Cognitive-behavioral treatment of chronically parasuicidal borderline patients. *Archives of General Psychiatry, 48*(12), 1060-1064.
25. Linehan, M. M., Comtois, K. A., Murray, A. M., Brown, M. Z., Gallop, R. J., Heard, H. L., ... Lindenboim, N. (2006). Two-year randomized controlled trial and follow-up of dialectical behavior therapy vs therapy by experts for suicidal behaviors and borderline personality disorder. *Archives of General Psychiatry, 63*(7), 757-766.
26. Linehan, M. M., Heard, H. L., & Armstrong, H. E. (1993). Naturalistic follow-up of a behavioral treatment for chronically parasuicidal borderline patients. *Archives of General Psychiatry, 50*(12), 971-974.
27. Linehan, M. M., Schmidt, H., Dimeff, L. A., Craft, J. C., Kanter, J., & Comtois, K. A. (1999). Dialectical behavior therapy for patients with borderline personality disorder and drug-dependence. *The American Journal on Addictions, 8*(4), 279-292.
28. Linehan, M. M., & Wilks, C. R. (2015). The course and evolution of dialectical behavior therapy. *The American Journal Psychotherapy, 69*(2), 97-110.

29. Lynch, T. R., Chapman, A. L., Rosenthal, M. Z., Kuo, J. R., & Linehan, M. M. (2006). Mechanisms of change in dialectical behavior therapy: theoretical and empirical observations. *Journal of Clinical Psychology, 62*(4), 459-480.
30. McMain, S. F., Fitzpatrick, S., Boritz, T., Barnhart, R., Links, P., & Streiner, D. L. (2018). Outcome trajectories and prognostic factors for suicide and self-harm behaviors in patients with borderline personality disorder following one year of outpatient psychotherapy. *Journal of Personality Disorders, 32*(4), 497-512.
31. McRae, K., & Gross, J. J. (2020). Emotion regulation. *Emotion, 20*(1), 1-9.
32. Mendez-Miller, M., Naccarato, J., & Radico, J. A. (2022). Borderline personality disorder. *American Family Physician, 105*(2), 156-161.
33. Millon, T. (1987). On the genesis and prevalence of the borderline personality disorder: A social learning thesis. *Journal of Personality Disorders, 1*, 354-372.
34. Perepletchikova, F., Nathanson, D., Axelrod, S. R., Merrill, C., Walker, A., Grossman, M., ... Walkup, J. (2017). Randomized clinical trial of dialectical behavior therapy for preadolescent children with disruptive mood dysregulation disorder: Feasibility and outcomes. *Journal of the American Academy of Child & Adolescent Psychiatry, 56*(10), 832-840.
35. Pistorello, J., Fruzzetti, A. E., Maclane, C., Gallop, R., & Iverson, K. M. (2012). Dialectical behavior therapy (DBT) applied to college students: A randomized clinical trial. *Journal Consulting and Clinical Psychology, 80*(6), 982-994.
36. Probst, T., O'Rourke, T., Decker, V., KIEßLING, E., Meyer, S., Bofinger, C., ... Pieh, C. (2019). Effectiveness of a 5-Week Inpatient Dialectical Behavior Therapy for Borderline Personality Disorder. *Journal of Psychiatric Practice, 25*(3), 192-198.
37. Schmitt, R., Winter, D., Niedtfeld, I., Herpertz, S. C., & Schmahl, C. (2016). Effects of psychotherapy on neuronal correlates of reappraisal in female patients with borderline personality disorder. *Biological Psychiatry: Cognitive Neuroscience and Neuroimaging, 1*(6), 548-557.
38. Stepp, S. D., Lazarus, S. A., & Byrd, A. L. (2016). A systematic review of risk factors prospectively associated with borderline personality disorder: Taking stock and moving forward. *Personality Disorders, 7*(4), 316-323.
39. Stoffers, J. M., & Lieb, K. (2015). Pharmacotherapy for borderline personality disorder: Current evidence and recent trends. *Current Psychiatry Reports, 17*(1), 534.
40. Stoffers, J. M., Völlm, B. A., Rücker, G., Timmer, A., Huband, N., & Lieb, K. (2012). Psychological therapies for people with borderline personality disorder. *Cochrane Database Systematic Review, 2012*(8).
41. Stone, B. M. (2022). The pathogenesis of borderline personality disorder: evolution of evidence and treatment implications for two prominent models. Psychological Reports, 332941221127618.

# 10

# Terapia comportamental dialética radicalmente aberta: um tratamento para pacientes com perfil de sobrecontrole

Emmanuel Kanter

Este é o primeiro capítulo, até onde se pode localizar, sobre terapia comportamental dialética radicalmente aberta (*radically open dialectical behavior therapy* – RODBT) no Brasil. Assim, há a intenção de ser uma apresentação dessa abordagem.

A RODBT é uma abordagem transdiagnóstica, visando todas as populações com características de sobrecontrole. É, também, integrativa, somando o conhecimento contextualista às ideias úteis originárias da neurociência e do evolucionismo – processo esse que acontece em paralelo à aproximação recente de Hayes com esse campo (Wilson & Hayes, 2018). Trata-se de uma abordagem descendente com base na terapia comportamental dialética (*dialectical behavior therapy* – DBT) de Marsha Linehan, todavia possui diferenças marcantes tanto na população que visa ajudar como em sua sistemática – por exemplo, ao contrário da DBT, é uma abordagem protocolada com número de sessões predefinidas. Em semelhança a DBT, encontra-se, por exemplo, um treino de habilidades em grupo. Cada um desses tópicos será aprofundado.

## HISTÓRIA

A RODBT nasce com base na vivência de seu criador, Thomas Lynch, com a prática da DBT desde seu início. Ele observou (Lynch, 2018a) que muitos pacientes obtinham resultados excelentes com a abordagem, como amplamente pesquisado e divulgado. Mas, durante as pesquisas da aplicação da abordagem para depressão crônica, percebeu que uma parcela da população tratada – aqueles que apresentavam, ao contrário dos pacientes para quem a DBT foi desenvolvida, elevado autocontrole respondiam mal ao tratamento. Isso surpreendeu o autor, que acreditava, assim como muitos da área, que o autocontrole é uma característica sempre positiva (e que quanto mais autocontrole, melhor).

Também observou outras características nos pacientes resistentes ao tratamento, como alta tolerância ao desconforto e distanciamento interpessoal. Lynch passou a focar seu estudo no entendimento dessa população, e, conforme adaptava o tratamento, novas características se manifestavam, demandando novas adaptações (o que pode ser visto nos nomes que o tratamento teve antes de sua forma atual – DBT adaptada, DBT-D, DBTD+PD, DBT para EOC e MED + DBT). Assim se desenvolveram os conceitos nucleares e habilidades da abordagem.

## QUEM SÃO AS PESSOAS COM SOBRECONTROLE (*OVERCONTROL* – OC)?

Como dito anteriormente, Lynch encontrou uma população que resistia ao tratamento com a DBT de Linehan. Essa população apresentava autocontrole aumentado, tolerância ao desconforto e distanciamento social. Conforme o tratamento se desenvolveu, o entendimento da população também foi se sofisticando. Mas a característica central é, ainda agora, esse autocontrole elevado. Afinal, autocontrole não é uma qualidade?

Pesquisas (Lynch & Cheavens, 2008; Zucker et al., 2007) evidenciaram que o autocontrole muito elevado se associa com isolamento social, mau funcionamento interpessoal, transtornos mentais de difícil tratamento (como depressão crônica, anorexia nervosa e transtornos de personalidade e dor crônica – Dixon-Gordon, Whalen et al., 2015). De fato, esses quadros tendem a se cronificar com o tempo (Abrams & Horowitz, 1996). Ainda assim, possivelmente em razão de características socialmente desejadas e menor expressão de sofrimento, há menos pesquisa e tratamento para essa população.

## DÉFICITS CARACTERÍSTICOS DA POPULAÇÃO SOBRECONTROLE

- Baixa abertura: baixa receptividade à novidade e às mudanças, baixa abertura a retornos (*feedbacks*) aquém do idealizado, evitação de riscos incertos ou não planejados, desconfiança, hipervigilância a respeito de possíveis riscos e tendência a ignorar críticas.
- Controle inflexível: busca por organização, estrutura e planejamento, perfeccionismo exagerado, elevado senso de obrigação e deveres, compulsão a ensaiar e revisar, planejamento, busca por "corrigir" problemas e manejo

(*coping*) de aproximação (ou seja, não se afasta de tarefas árduas, tediosas ou que geram desconforto), comportamento rígido e baseado em seguimento de regras, e senso moral com pouco espaço para questionamento (há apenas uma maneira "certa").

- Inibição emocional: um padrão global de dificuldade tanto de identificação como de expressão de emoções, que pode ser observado pela inibição de expressão emocional em contextos nos quais a exibição seria mais apropriada (quando recebendo uma mensagem afetiva ou um elogio) ou pela expressão inadequada, incongruente ou insincera (tipicamente, sorrir ou brincar com o próprio desconforto ou apresentar comportamentos aprendidos, como elogiar quando não achou genuinamente bom), fracasso em revelar estados emocionais de sofrimento e baixa percepção de sensações corporais.
- Baixa conexão social: pouca intimidade com outros, relações superficiais e distantes, sensação crônica de "ser diferente", comparações sociais, inveja, amargor e baixa empatia.

Quando se observam os quadros da nosologia psiquiátrica clássica – nominalmente, do DSM-5-TR (American Psychiatric Association, 2022) –, encontram-se essas características em diversos quadros: transtornos de personalidade obsessivo-compulsivo (TPOC), paranoide (TPP), esquizoide (TPE), esquizoafetivo (TPZ), evitativo (TPA), anorexia nervosa (AN), depressão crônica e ansiedade refratária. Há alta sobreposição com transtornos internalizantes.

## AS BASES DA TERAPIA COMPORTAMENTAL DIALÉTICA RADICALMENTE ABERTA (RODBT)

Além do entendimento comportamentalista, a RODBT busca outros conhecimentos para complementar seu modelo teórico e suas intervenções.

De acordo com um entendimento de circuitaria evolutivamente primitiva do sistema nervoso central humano, são definidas emoções como respostas preparadas e aprendidas a estímulos condicionados e não condicionados, tendo como função motivacional, de comunicação de intenções e facilitação da formação de vínculos sociais necessários para manutenção da comunidade e, portanto (em ambiente primitivo), para a sobrevivência.

Esses sistemas primitivos são muito associados ao sistema nervoso autônomo (SNA), parte do sistema nervoso periférico, que participa de muitas respostas fisiológicas do organismo a seu ambiente (ou seja, vísceras, glândulas etc.) de maneira rápida, independentemente de reflexões ou decisões (que operam no córtex, sistema muito superior evolutivamente, todavia menos veloz). Esse sistema se divide, como sabido, em simpático (ou adrenérgico), que é ativado por sinais de ameaças ou (menos apontado) por sinais de recompensas, e em parassimpático, que é relacionado ao relaxamento, ao repouso, à digestão e à conservação de energia, é operado pelo nervo vago e tem ação mais discriminada. O nervo vago (décimo par craniano) é dividido em complexo vagal ventral (evolutivamente mais recente) e dorsal (mais antigo). O nervo vago possui especial interesse para esse modelo em razão de suas associações com sentimento de segurança social e afiliação (ventral) e com paralisia e amortecimento (Porges, 2001). Com base em um entendimento desses sistemas, classifica-se o sistema de respostas emocionais em um conjunto de cinco: segurança (valência positiva e baixa ativação), novidade (valência ambígua), recompensa (valência positiva, ativação elevada), ameaça (valência negativa, ativação elevada) e sobrecarga (valência irrelevante, baixa ativação).

Essa identificação e resposta ocorrem em nível pré-consciente e de modo extremamente veloz (4 milissegundos contra 20 milissegundos que seriam necessários para tomar consciência de uma expressão emocional em uma face – Williams et al., 2004; Williams et al., 2006). Assim, pode-se inferir que, evolutivamente, seria importante determinar de maneira muito veloz a valência e a ativação dos estímulos, especialmente nos ambientes onde o ser humano evoluiu na maior parte de sua existência.

A necessidade de avaliação de pistas (*cues*) de segurança social correspondem ao caráter coletivo da tarefa de sobrevivência, quando ser isolado provavelmente significaria a morte, torna-se fundamental. A adaptação para discriminar sons da frequência emitida por outros seres humanos e a demonstração de emoções por meio de expressões faciais e corporais, por exemplo, demonstram uma especialização do organismo para maior conexão social. Quando o indivíduo identifica pistas de segurança social, ocorre a ativação do complexo vagal ventral, trazendo sentimento de bem-estar e tranquilidade. Esse estado, por sua vez, também é sinalizado, permitindo aproximação (Porges, 2003; Porges, 2009; Porges & Lewis, 2009).

O complexo dorsal, por sua vez, está associado a pistas de recompensa ou ameaça sobrepujantes (Porges, 2007), resultando em comportamentos de "desligamento", amortecimento, desmaio etc. Pode-se pensar em um "resíduo" evolutivo para poupar energia e metabolismo de maneira efetiva, como no caso do reflexo do mergulhador, permitindo sobrevivência até salvamento ou mesmo um "fingir-se de morto" para sinalizar a um predador não ser uma ameaça. Esse sistema está relacionado com sintomas depressivos (Marvel et al., 2004) e pode estar sobreativado como maneira de diminuir a ativação do sistema nervoso simpático.

A teoria biossocial do sobrecontrole (Tabela 1) integra biotemperamento e genética, história de aprendizado ambiental (família e cultura) e estratégias de manejo. Envolve tanto dificuldades de avaliação ambiental (sofrimento associado com mudanças e entendimento da sinalização emocional de outrem) como regulatórias, bem como predisposição biotemperamental.

**Tabela 1** Teoria biossocial do sobrecontrole

| Biotemperamento e genética | Família, cultura e aprendizado | Manejo |
|---|---|---|
| Baixa sensibilidade a pistas de recompensa | Autocontrole é fundamental | Mascaramento de sentimentos |
| Alta sensibilidade a pistas de ameaça | Erros não são aceitáveis | Sinalização social distante |
| Alto controle inibitório | Sempre devo vencer | Esforço compulsivo |
| Alta atenção a detalhes | Sempre esteja preparado | Evitação de riscos não planejados (para não errar) |
| | Não demonstre fraqueza | Tolerância ao desconforto (reclamar é fraqueza) |

Essas características descrevem um organismo extremamente capaz de resolver problemas, bem como trazer avanços para a humanidade, incluindo permitir o andamento de projetos cuja conclusão não será vivenciada. Todavia, tem diminuída a capacidade de conexão e mesmo de sentir prazer e bem-estar. Esses indivíduos apresentam também menor capacidade de adaptação ambiental, pois possuem pouca tolerância ao erro –não estão dispostos a errar e a aprender. Também possuem dificuldade com processamento global (evidenciado, no mínimo, no TEA e na AN – Happé & Frith, 2006), sacrificado para maior processamento de detalhes e reconhecimento de padrões (Aloi et al., 2015).

## A SINALIZAÇÃO SOCIAL COMO MECANISMO DE MUDANÇA

De acordo com a ideia de que a organização social coletivista foi fundamental para o triunfo do *homo sapiens* sobre seus competidores, nasce a ideia de que a competência em agregar é uma característica fundamental do humano, assim como seu bem-estar (como mecanismo de seleção natural). Desde a publicação de *A expressão das emoções no homem e nos animais* (Darwin, 1872), houve crescimento das hipóteses de as emoções terem função social. Todavia esse interesse diminuiu com o crescimento do interesse científico nos processos internos.

A RODBT vincula teorias neurorregulatórias com a função comunicativa da expressão emocional, introduzindo uma nova ideia sobre como o funcionamento do OC leva ao sofrimento: ao ter um biotemperamento mais sensível a estímulos como ameaçadores, há mais dificuldade de ativar os sistemas de segurança social (Lynch et al., 2013; Lynch et al., 2015), o que prejudica a expressão emocional e a conectividade social (Mauss et al., 2011).

Utilizando desse conhecimento, nessa abordagem prioriza-se não "consertar" o que a pessoa tem de "errado", e sim observar o que há de saudável em todos nós. De acordo com essa observação, ensina-se a expressão contextualmente adequada verbal e não verbal, para aumentar a conectividade social. Ensina-se a ativar o sistema de segurança social anteriormente às interações para facilitá-las. Da mesma maneira, o terapeuta é treinado a usar o sistema de neurônios espelhos para aumentar o engajamento e o aprendizado usando gestos, posturas e expressões faciais deliberadas e ensinando o paciente a relaxar, brincar e expressar emoções abertamente.

## A EVIDÊNCIA DA TERAPIA COMPORTAMENTAL DIALÉTICA RADICALMENTE ABERTA (RODBT)

Ao lançamento do manual, em 2018, três ensaios clínicos randomizados haviam sido publicados: os dois primeiros (Lynch et al., 2003; Lynch & Cheavens, 2007) foram estudos usando versões progressivamente mais modificadas e adaptadas da DBT-padrão, com ênfase em depressão e características relacionadas ao sobrecontrole desadaptativo, que culminaram na geração de um manual. Ambos os estudos buscaram amostragem de adultos de meia-idade ou mais, baseado na epidemiologia desse grupo ser mais caracterizado por sobrecontrole (rigidez, inflexibilidade psicológica, baixa abertura e expressão emocional diminuída).

O terceiro estudo, multicêntrico e realizado em três diferentes centros, foi desenhado para aumentar a generalização do tratamento, ampliando a idade dos candidatos.

Um estudo de Lynch de 2013 identificou uma resposta promissora para anorexia nervosa, com tamanho de efeito 1.71 contrastando com 1.2 de outros programas. O estudo de componentes (comparando tratamento usual - TAU - com treino de habilidades da RODBT) também teve resultados promissores.

Após a publicação do manual, em 2018, uma série de outros estudos foi publicada, incluindo instrumentos (*The Overcontrol in Youth Checklist* ou OCYC - Gilbert et al., 2020) de custo-efetividade (Shearer et al., 2019), avaliando a intervenção para adolescentes com transtorno de restrição alimentar, estudos de caso e casos seriados (como Baudinet et al., 2021).

Baseado nessas publicações, o tratamento está listado como um tratamento baseado em evidências pela American Psychological Association, Division 12 (2006).

## A TERAPIA INDIVIDUAL

A RODBT é organizada em um protocolo multimodal de trinta semanas – trinta sessões de terapia individual e trinta "aulas" de treino de habilidades. Ao contrário da DBT tradicional, não existe uma divisão em etapas, mas, além da "meta" semanal de cada sessão, existe uma hierarquia, como na DBT tradicional. Nessa hierarquia, estão assuntos de risco de vida, seguidos de rupturas terapêuticas (descritas com mais detalhes à frente) e então análise em cadeia de assuntos relacionados com o sobrecontrole. Essa sequência não deverá ser muito surpreendente para terapeutas de DBT.

Na primeira sessão, acontece a identificação das queixas de sobrecontrole, e a primeira de três entrevistas roteirizadas, que tem o objetivo de ajudar o paciente a entender o sobrecontrole como aspecto importante a ser tratado. Ainda é feita uma avaliação de risco (que também é parte do protocolo) de comportamento autolesivo e suicida. O terapeuta sinaliza disponibilidade em discutir assuntos como traumas, questões sexuais e outros – mas com um alerta ao terapeuta de não forçar e mesmo não aprofundar demais esses assuntos de imediato, antes de haver um aprofundamento da relação terapêutica. Muitas vezes a "regra" de discutir assuntos difíceis em terapia faz esses pacientes se expor mais do que estão preparados, e isso ocasiona uma ruptura na aliança terapêutica e o paciente pode não retornar mais. Em razão deste e de outros fatores, é importante o comprometimento (utilizando-se da característica de cumprimento de regras do paciente) em uma norma clara: para encerrar a terapia, o paciente deve fazê-lo em um encontro presencial.

Na segunda sessão, é feita a orientação do treino de habilidades, que deve começar imediatamente. Também é enfatizada a identificação de 4 a 5 valores pessoais, em que pelo menos um esteja relacionado à conectividade pessoal. Na terceira semana, o paciente inicia o treino de habilidades para poder continuar a terapia individual. É realizada a segunda entrevista roteirizada, que orienta sobre a teoria biossocial do sobrecontrole. Na quarta semana, acontece a última entrevista roteirizada, que demonstra o mecanismo de mudança de RODBT, a sinalização social e o vincula à conexão. Nesta semana, também é orientada a ficha semanal da RODBT, que consta os comportamentos a serem observados, as habilidades etc. Apenas 1 ou 2 comportamentos devem ser monitorados de início, de modo a não sobrecarregar o paciente. A monitorização dessa ficha seguirá da semana 5 até a penúltima sessão, assim como o diário de autoquestionamento, o qual é introduzido na sessão 5 e será mais bem detalhado subsequentemente neste capítulo. Com o autoquestionamento é introduzido também a ideia de abertura radical (confluência de flexibilidade, receptividade e conectividade social) e o sistema de segurança social.

Ainda que possa ocorrer antes ou depois, é por volta da semana 6 que ocorre a primeira ruptura terapêutica. Também é quando as sessões se estabilizam mais, com a avaliação da ficha, a análise em cadeia focada em déficit de sinalização social e o diário de autoquestionamento. Na semana posterior, é adicionada a ferramenta da meditação de bondade amorosa, modificada para aumentar a conectividade social. Na semana 10, é recuperada ou ensinada a habilidade mente flexível ADOTA (*flexible mind ADOPTS*) para avaliar se acolhe ou recebe críticas. Na semana 11, outra habilidade é ensinada: mente flexível ACEITA (*flexible mind ALLOWS*) para estabelecer progressão em intimidade nas relações, assim com é discutida a importância da autorrevelação.

O método de revisar (ou ensinar) habilidades nas próximas sessões segue na semana 13 (habilidades de autorrevelação, lidar com os manejos problemáticos de *pushback* e *don't hurt me* – respostas diante de tarefas não programadas, que buscam a evitação de maneira pouco clara – e de estratégias para lidar com o luto e para aprender a perdoar). Essas habilidades seguem sendo rastreadas nas semanas vindouras, e na semana 21 é importante lembrar o paciente de que o processo se encerra em dez semanas. A partir da semana 25, começa-se a preparar o paciente para a alta e para a prevenção da recaída.

Na última sessão, há uma cerimônia de "dividir o pão" na forma de chá, café, bolacha ou outro alimento simbólico da igualdade e do companheirismo do terapeuta e do paciente. Ambos rememoram momentos importantes e aprendizados do processo, e o plano de previsão da recaída é revisitado. O paciente é encorajado a manter contato eventual com o terapeuta.

Nesse momento final, fica clara uma das filosofias da RODBT – não é propriamente algo de errado o que está acontecendo, mas sim um afastamento do paciente de sua tribo, de sua comunidade humana. E o terapeuta é um emissário dessa tribo que veio convidá-lo a retornar, e traz consigo as boas-vindas.

## O REPARO DA RUPTURA TERAPÊUTICA

Provavelmente um dos componentes mais importantes para a RODBT e, além disso, mais úteis para o clínico que não está aplicando o protocolo, em diversos perfis de paciente, é o reparo da ruptura de vínculo terapêutico. Em razão disso, esse aspecto foi selecionado para uma descrição um pouco maior.

A principal diferença entre os comportamentos que ameaçam o tratamento da DBT-padrão e das rupturas terapêuticas na RODBT é que a segunda é vista como uma oportunidade, e não um obstáculo. As rupturas de vínculos são entendidas como parte de qualquer relação. Mas em diversos pacientes com flexibilidade mais elevada ela é pouco ameaçadora para o processo. Em pacientes com baixo autocontrole e regulação, ela provavelmente não será suficiente para terminar a relação terapêutica, mas poderá, sim, demandar manejo diferente, como crise.

Nos pacientes sobrecontrolados, não é infrequente que não noticiam nada, e, como já vimos, a sinalização deficitária torna muito difícil identificar esse tipo de situação. Muitas vezes isso gera o abandono. Mas, quando identificada e rapidamente reparada, essa situação é uma oportunidade de aprofundar a intimidade e "contrabandear" (um tema comum na abordagem – ensinar de forma indireta, modelar) a ideia de que nem sempre os problemas e as discordâncias devem ser causa para o término de uma relação.

Essa questão é tão importante para a abordagem que há um capítulo inteiro dedicado a ela no manual, que afirma categoricamente: se até a sessão 14 não houver pelo menos uma ruptura reparada, isso é um sinal de que a relação é superficial e deve ser revista. Como esses reparos são direcionados aos temas comuns da abordagem – por exemplo, revelar em vez de mascarar, estar receptivo a ouvir respostas, aprender que resolução de conflitos pode aumentar a intimidade –,entende-se que apenas após um número de rupturas de vínculo identificadas e reparadas é que existe uma aliança real de trabalho e a possibilidade de o paciente de fato revelar sua experiência interna e estar pronto para dividir certos episódios de sua história de maneira segura, além de permitir que o terapeuta modifique sua postura de uma mais curiosa, na primeira metade do tratamento, para uma que tem elementos também diretivos ou mesmo prescritivos, com mais segurança que o paciente irá se comunicar diretamente sobre discordâncias ou mesmo sobre sentir-se invalidado.

A RODBT entende, então, ruptura da aliança terapêutica de duas maneiras: o paciente não se sente compreendido pelo terapeuta ou não entende o tratamento como algo relevante para seus problemas e que poderá ajudá-lo. O paciente não é culpado pelas rupturas, e a responsabilidade de repará-las é do terapeuta. Qualquer coisa pode desencadear a ruptura: uma expressão facial, o tom de voz, um comentário. Nem sempre é possível prever. Da mesma forma, nem sempre é fácil de identificar. Modificações no clima e no tom da conversa, um silêncio ou uma mudança abrupta de assunto, a diminuição do ritmo (evidenciando algum grau de autocensura), a modificação da postura para algo mais defensivo, a impaciência ao olhar o relógio para ver se falta muito, o olhar longínquo, ou mesmo "rolar" os olhos, cobrir o rosto, aperta as sobrancelhas, "travar" etc. É importante, claro, entender que essas topografias não são idênticas às rupturas e podem ter funções diferentes. Mas é importante estar atento (algo que terapeutas contextuais estão habituados, talvez, em especial, os praticantes de FAP).

Além disso, se confrontados diretamente, muitos desses pacientes não vão confirmar que existe algum conflito em andamento. É relevante não aumentar a pressão, não colocar o "holofote" de maneira muito intensa e não tentar convencer o paciente da importância da relação, virando um tipo de professor sobre processos terapêuticos. Lembre-se de que, muitas vezes, essas rupturas são causadas por mal-entendidos.

A maneira de identificar se essas topografias são, funcionalmente, rupturas, é manter-se sempre atento e checar com o paciente ao longo da sessão, regularmente. Maneiras de checar envolvem frases, por exemplo, "como está indo?", "o que estou falando faz sentido?", "existe algo importante para você me falar?" – ou seja, permissões para reclamar. Perguntar para si mesmo "o que é que meu cliente está querendo me dizer quando não traz a ficha diária", por exemplo, também pode ajudar a identificar rupturas.

Quando uma ruptura é localizada, a primeira coisa a fazer é lembrar-se de que não é o paciente que precisa ser readequado e, sim, a relação. Parar de falar, ligeiramente olhar para as mãos ou pela janela (para não sobrecarregar o paciente com o olhar em silêncio), respirar fundo, reclinar-se na cadeira e dar um meio sorriso erguendo as sobrancelhas podem ajudar a sinalizar que algo importante aconteceu, mas que não vem por aí uma crítica ou uma briga. Então o terapeuta descreve, de maneira neutra, aquilo que observou e como acredita que possa ter acontecido uma ruptura. Da mesma maneira, o terapeuta se autoquestiona (podendo, sim, revelar para o paciente) o que pode ter feito para contribuir com essa ruptura. É importante não ter pressa e deixar o paciente ter tempo para pensar e responder, sem querer pular etapas e oferecer uma interpretação do que aconteceu ou se apressar em resolver.

Evidente que aquilo que é relatado pelo paciente deve ser respeitado e, se possível, agradecido: "Obrigado por me dizer isso, sei que não é fácil, mas com certeza é útil para nosso trabalho e vai melhorar as coisas entre nós". Sinalizar comprometimento, quando possível, e flexibilidade pode ser útil: "Eu agradeço você me dizer que sente que estou querendo que a sessão acabe logo quando olho o relógio. Entendo que preciso controlar o tempo, mas posso talvez ajustar o despertador do celular cinco minutos antes do fim, isso faria sentido para você?".

É importante, apesar de não ser uma manobra apressada, que não seja delongada além do necessário. Ser conciso é importante. Não mais de dez minutos precisam ser investidos, em uma sessão, a um reparo.

## O TREINO DE HABILIDADES (LYNCH, 2018B)

Assim como na DBT-padrão de Linehan, há uma modalidade terapêutica concomitante à terapia individual chamada treino de habilidades. Como na abordagem supracitada, um número fixo de encontros é estabelecido, que ocorre em um outro horário diferente da terapia individual. O formato é de aulas, nas quais a cada semana é ensinado um conjunto de habilidades acerca de um tema e revisado um "tema de casa", ou seja, o treinamento das habilidades ensinadas na semana anterior nos contextos da vida do paciente. O número indicado de pacientes para uma turma é de, no máximo, nove para um instrutor, que ensina a habilidade nova, e um coinstrutor, que revisa a habilidade da semana anterior e maneja situações as quais aconteçam durante o encontro, telefonam para faltantes etc. A função de instrutor e coinstrutor pode ser revezada.

Diferentemente da DBT-padrão, não existe uma restrição que o terapeuta individual seja um dos instrutores, nem uma restrição de momento de entrada. Os trinta encontros se dividem grosseiramente em três subgrupos (habilidades de mente flexível, de *mindfulness* e outras habilidades), mas não são separados em blocos, assim como os pacientes podem entrar em qualquer aula, finalizando o treinamento quando terminam um ciclo.

Habilidades de mente flexível são DEF (abertura radical), VARIES (engajando em comportamentos novos), SAGE (como lidar com vergonha, constrangimento e rejeição), DEEP (usando valores para modificar a sinalização social), REVEALS (autorrevelação e integridade interpessoal), ROCKs-ON (ampliando a bondade interpessoal), *Validates* (os seis níveis de validação da DBT-padrão mais um, o sétimo, que é sinalizar ser "da mesma tribo" ao expressar um nível de emoção e vulnerabilidade semelhante), ALLOWs (ampliando a conexão social), ADOPTS (abertura a comentários e retornos), DARES (manejando inveja tóxica), is LIGHT (modificando o amargor) e has HEART (aprendendo a perdoar).

As habilidades de *mindfulness* são, em sua maior parte, semelhantes às da DBT-padrão, dividindo-se em habilidades COMO e O QUE. As habilidades O QUE são observar (*observe*), descrever (*Describe*) e participar sem planejamento (*participate without planning*). Esta última traz essa modificação da habilidade participar com elementos de exposição, e é uma habilidade que, na verdade, é treinada em todos os encontros. O instrutor em algum momento, sem nenhuma orientação prévia (um aspecto fundamental, neste caso), inicia uma atividade-surpresa, em geral, bem-humorada, como falar imitando a voz de um desenho animado, fingir que está encontrando alguém que não vê há muito tempo, conversar coisas alegres sem nenhuma expressão facial, fazer movimentos corporais com imitação dos demais etc. Esses exercícios são rápidos, entre 30 segundos e 1 minuto, e, quando encerrados, é solicitada uma breve rodada de palmas e rapidamente a aula é retomada. A capacidade e a tolerância de engajamento em atividades-surpresa, sem ruminar e planejar por horas antes de agir, é muito difícil para esse público, por isso são treinadas dessa maneira "em salvas".

As habilidades COMO são efetivamente e com curiosidade, atenção de julgamentos duros (substituindo "sem julgamentos", o que, de fato, é imprevisível, se sugerido apenas estar consciente desses), atenção de uma mente (atenção focada no presente momento e realizar uma atividade por vez) e o autoquestionamento (*vide* à frente). A importância das habilidades atencionais é de tal ordem que, ao longo de uma única rodada de trinta encontros de treinamento, são visitadas duas vezes.

As "outras habilidades" (que não estão agrupadas assim no manual) são diversas habilidades ensinadas e praticadas ao longo do treinamento: *The Big Three* + 1 (ativando o sistema de segurança social – relaxamento e tranquilidade por meio do complexo vagal ventral – com base em gestos, como reclinar-se, fazer meio sorriso, balançar as sobrancelhas, respirar fundo), *Loving-Kindness Meditation* (modificação da meditação amorosa com finalidade de aumentar a conexão social), *Being Kind to Fixed-Mind and Learning from Fatalistic-Mind* (autocompaixão e atenção ao funcionamento mental, em operações rígidas ou inflexíveis, assim como de um funcionamento fatalista, e como e quando combatê-lo), *The Awareness Continuum* ("Eu percebo uma emoção/sensação/pensamento... de tristeza/desconforto/lista de supermercado..." etc.), *Identifying Push-Backs & Don't-Hurt-Me Responses* (duas respostas típicas do paciente diante de situações estressantes, sobrecarregantes e, principalmente, não planejadas: *Push-back*, uma resposta "plausível" que desdenha da demanda, fazendo-a parecer tola ou descabida, e *Don't-Hurt-Me*, que sinaliza verbal e não verbalmente que aquela demanda é exagerada e está prejudicando o paciente), *Kindness First and Foremost* (como e porque ser bondoso), *Open-Minded Assertiveness: PROVE skills* (treino de assertividade) e, finalmente, *MATCH* +1: *Establishing Intimate Relationships* (identifica o grau de intimidade em uma tabela com exemplos com níveis de 1 a 10 para estabelecer limites, manter o grau de intimidade presente ou aprofundar o relacionamento).

## O AUTOQUESTIONAMENTO

Outra inovação importante da abordagem é o autoquestionamento (*self-enquiry*), uma abordagem derivada do sufismo Malamati que tem como método buscar perguntas que nos aproximem de nossa margem (*edge*), ou seja, uma área desconhecida, desconfortável, mas que traz crescimento. É importante para essa população que frequentemente é muito rígida em suas crenças e seus modos, pois permite autoconhecimento e autorrevelação. É um método claro e individual, em que, quando confrontado com uma situação difícil, atípica, de incerteza ou de crítica, o indivíduo (e não "o paciente", pois o terapeuta deve manter essa prática da mesma maneira), questiona-se, registra essas perguntas em uma caderneta ou um diário. O objetivo não é chegar em uma resposta final, mas sim gerar mais perguntas, que permitam ampliar a perspectiva, até chegar nessa margem, nesse desconhecido. É importante evitar a ruminação, então, o sugerido é que o exercício não dure muito tempo, no máximo, aproximadamente cinco minutos por sessão (aproximadamente uma sessão por dia como regra, não é proibido fazer mais de uma, mas é importante não virar algum tipo de compulsão). Os pacientes são estimulados a compartilhar na terapia individual e no treino de habilidades os resultados dessa investigação; da mesma forma, qualquer praticante pode compartilhar esses resultados com as pessoas que tiverem intimidade.

As perguntas centrais, que sempre podem ser formuladas, são "o que preciso aprender com isso?" e "o que isso diz a respeito de mim e da minha vida?". São perguntas abertas, mas com a prática vão se tornando bons guias para a reflexão. Muitas outras perguntas são sugeridas, e cada uma das 30 aulas do treino de habilidades tem perguntas relacionadas àquele tema. Mas uma coisa que elas têm em comum é que nunca começam com "porque", pois isso pode levar à tentativa de justificar, culpar ou resolver, o que não é o objetivo, senão apenas explorar. A pergunta que se aproxima da margem deve ser registrada, assim como outros dados importantes (imagens, sensações, emoções etc.); caso se perceba que se está longe da margem, é possível refletir "o que posso me perguntar para me aproximar da minha margem?". É importante dar tempo ao tempo, respostas rápidas são evitações.

> "Não vemos o mundo como ele é, vemos o mundo como nós somos."
> *Anaïs Nin*

## O TREINAMENTO E A CERTIFICAÇÃO

Na data da escrita deste capítulo, treinamento e certificação em RODBT são uma única e mesma coisa, pois, assim como em outras abordagens, a certificação e o treino são atribuição exclusiva da companhia do criador da abordagem, Thomas Lynch. São três etapas, em um sistema *on-line* ou híbrido (*Radically Open Blended Learning*, Our RO DBT Therapist Training Pathways, 2023).

Na primeira etapa, ou terapeuta RODBT nível 1, o treinamento se dá por vídeos previamente gravados. A ênfase dessa etapa é o conhecimento teórico do modelo. São seis aulas, que podem ser vistas e revistas, sem prazo. Após cada uma dessas aulas existe uma prova, e, para acessar a próxima aula, é necessário ter a aprovação neste questionário.

A segunda etapa é semelhante à primeira na metodologia, constituindo-se de trinta aulas com ênfase nos aspectos práticos da terapia e como conduzi-la, tanto na terapia individual como no treinamento de habilidades. Nessa etapa também são abordados as entrevistas roteirizadas, os métodos de avaliação, o que deve ser conduzido em cada sessão de terapia individual etc.

A etapa três é realizada de forma presencial, em um *workshop* de três dias ou por vídeo em 12 encontros ao vivo, e é inerentemente prática. Considera-se que o terapeuta que já realizou os treinamentos de níveis 1 e 2 já tem o conhecimento do modelo e de como executá-lo, por isso essa última etapa visa os aspectos de vivências e experienciais e a correção da aplicação da terapia pelos treinadores.

Existe ainda a possibilidade de realizar uma versão mais enxuta dos níveis 2 e 3 para a formação de treinadores de habilidades que não atuarão como terapeutas individuais.

Não é exigido, mas, assim como na DBT-padrão, é muito recomendado que o terapeuta RODBT passe por uma rodada do treinamento de habilidades para conhecê-las intimamente e, não posso deixar de sugerir, beneficiar-se dessas habilidades em sua vida pessoal. Também é recomendado, por certo, que sejam supervisionados os casos mais complexos.

Não é permitido legalmente que outras instituições que não a Radically Open forneçam treinamentos da marca Radically Open Dialectical Behavior Therapy.

## REFERÊNCIAS


1. Abrams, R. C., & Horowitz, S. V. (1996). Personality disorders after age 50: A meta-analysis. *Journal of Personality Disorders, 10*(3), 271–281. https://doi.org/10.1521/pedi.1996.10.3.271
2. Aloi, M., Rania, M., Caroleo, M., Bruni, A., Palmieri, A., Cauteruccio, M. A., & Segura-García, C. (2015). Decision making, central coherence, and set-shifting: A comparison between binge eating disorder, anorexia nervosa and healthy controls. *BMC Psychiatry, 15*(6). doi:10.1186/s12888–015–0395-z
3. American Psychiatric Association. (2013). *Diagnostic and statistical manual of mental disorders* (5th ed.). American Psychiatric Association. https://doi.org/10.1176/appi.books.9780890425596
4. American Psychological Association, Division 12. Retrieved 1/19/2023, from URL http://div12.org/treatment/radically-open-dialectical-behavior-therapy-for-disorders-of-overcontrol/
5. Baudinet, J., Stewart, C., Bennett, E., Konstantellou, A., Parham, R., Smith, K., et al. (2021). Radically open dialectical behaviour therapy adapted for adolescents: a case series. *BMC Psychiatry, 21*, 462. https://doi.org/10.1186/s12888-021-03460-3
6. Darwin, C. (1872/1998). *The expression of the emotions in man and animals* (3rd ed.). Oxford University.

7. Dixon-Gordon, K. L., Whalen, D. J., Layden, B. K., & Chapman, A. L. (2015). A systematic review of personality disorders and health outcomes. *Canadian Psychology/Psychologie Canadienne*, *56*(2), 168. doi: 10.1037/cap0000024
8. Gilbert, K., Barch DM, & Luby, JL. (2020). The overcontrol in youth checklist (OCYC): behavioral and neural validation of a parent-report of child overcontrol in early childhood. *Child Psychiatry & Human Development*, *51*, 27-38. https://doi.org/10.1007/s10578-019-00907-3
9. Happé, F., & Frith, U. (2006). The weak coherence account: Detail-focused cognitive style in autism spectrum disorders. *Journal of Autism and Developmental Disorders*, 36(1), 5-25. doi:10.1007/s10803–005–0039–0
10. Lynch, T. R. (2018a). *Radically open dialectical behavior therapy: Theory and practice for treating disorders of overcontrol.* New Harbinger.
11. Lynch, T. R. (2018b). *The skills training manual for radically open dialectical behavior therapy: A clinician's guide for treating disorders of overcontrol.* New Harbinger.
12. Lynch, T. R., & Cheavens, J. S. (2007). Dialectical behavior therapy for depression with comorbid personality disorder: An extension of standard dialectical behavior therapy with a special emphasis on the treatment of older adults. In L. A. Dimeff, & K. Koerner (Eds.), Dialectical behavior therapy in clinical practice: Applications across disorders and settings (pp. 264-297). Guilford.
13. Lynch, T. R., & Cheavens, J. S. (2008). Dialectical behavior therapy for comorbid personality disorders. *Journal of Clinical Psychology*, *64*(2), 154-167. doi:10.1002/jclp.20449
14. Lynch, T. R., Gray, K. L., Hempel, R. J., Titley, M., Chen, E. Y., & O'Mahen, H. A. (2013). Radically open–dialectical behavior therapy for adult anorexia nervosa: Feasibility and outcomes from an inpatient program. *BMC Psychiatry*, 13(293), 1-17. doi:10.1186/1471–244x-13–293
15. Lynch, T. R., Hempel, R. J., & Dunkley, C. (2015). Radically open–dialectical behavior therapy for disorders of over-control: Signaling matters. *American Journal of Psychotherapy*, *69*(2), 141-162. doi: 10.1176/appi.psychotherapy.2015.69.2.141.
16. Lynch, T. R., Morse, J. Q., Mendelson, T., & Robins, C. J. (2003). Dialectical behavior therapy for depressed older adults: A randomized pilot study. *American Journal of Geriatric Psychiatry*, *11*(1), 33-45. https://doi.org/10.1097/00019442-200301000-00006
17. Marvel, F. A., Chen, C.-C., Badr, N., Gaykema, R. P. A., & Goehler, L. E. (2004). Reversible inactivation of the dorsal vagal complex blocks lipopolysaccharide-induced social withdrawal and c-Fos expression in central autonomic nuclei. *Brain, Behavior, and Immunity*, *18*(2), 123-134. doi: 10.1016/j.bbi.2003.09.004.
18. Mauss, I. B., Shallcross, A. J., Troy, A. S., John, O. P., Ferrer, E., Wilhelm, F. H., & Gross, J. J. (2011). Don't hide your happiness! Positive emotion dissociation, social connectedness, and psychological functioning. *Journal of Personality and Social Psychology*, *100*(4), 738-748. doi:10.1037/a0022410
19. Our RO DBT Therapist Training Pathways. (2023). Radically Open Blended Learning. Retrieved 01/19/2023, from URL https://www.radicallyopen.net/our-ro-dbt-therapist-training-pathways.html
20. Porges, S. W. (2001). The polyvagal theory: Phylogenetic substrates of a social nervous system. *International Journal of Psychophysiology*, *42*(2), 123-146. doi: 10.1016/s0167-8760(01)00162-3.
21. Porges, S. W. (2003). Social engagement and attachment: A phylogenetic perspective. In J. A. King, C. F. Ferris, & I. I. Lederhendler (Eds.), *Roots of mental illness in children* (pp. 31-47). New York Academy of Sciences. https://doi.org/10.7551/mitpress/9780262012973.003.0014
22. Porges, S. W. (2007). The polyvagal perspective. *Biological Psychology*, 74(2), 116-143. doi: 10.1016/j.biopsycho.2006.06.009
23. Porges, S. W. (2009). Reciprocal influences between body and brain in the perception and expression of affect: A polyvagal perspective. In D. Fosha, D. J. Siegel, & M. F. Solomon (Eds.), *The healing power of emotion: Affective neuroscience, development and clinical practice* (pp. 27-54). Norton.

24. Porges, S. W., & Lewis, G. F. (2009). The polyvagal hypothesis: Common mechanisms mediating autonomic regulation, vocalizations, and listening. In S. M. Brudzynski (Ed.), *Handbook of mammalian vocalizations: An integrative neuroscience approach* (pp. 255-264). Academic Press.
25. Radically Open Dialectical Behavior Therapy for Disorders of Overcontrol. (2006). American Psychological Association, Division 12. Retrieved 1/19/2023, from URL http://div12.org/treatment/radically-open-dialectical-behavior-therapy-for-disorders-of-overcontrol/
26. Shearer, J., Lynch, T. R., Chamba R., Clarke, S., Hempel R. J., Kingdon D. G., et al. (2019). Refractory depression – cost-effectiveness of radically open dialectical behaviour therapy: Findings of economic evaluation of RefraMED trial. *BJ PsychOpen*, *5*, e64. doi: https://doi.org/10.1192/bjo.2019.57
27. Williams, L. M., Liddell, B. J., Rathjen, J., Brown, K. J., Gray, J., Phillips, M., & Gordon, E. (2004). Mapping the time course of nonconscious and conscious perception of fear: An integration of central and peripheral measures. *Human Brain Mapping*, *21*(2), 64-74. doi:10.1002/hbm.10154
28. Williams, L. M., Palmer, D., Liddell, B. J., Song, L., & Gordon, E. (2006). The 'when' and 'where' of perceiving signals of threat versus non-threat. *NeuroImage*, *31*(1), 458–467. https://doi.org/10.1016/j.neuroimage.2005.12.009f
29. Wilson, D. S.; Hayes, S. C. & Biglan, A. (eds.) (2018). Evolution & contextual behavioral science: an integrated framework for understanding, predicting, & influencing human behavior. Oakland, Calif.: Context Press.
30. Zucker, N. L., Losh, M., Bulik, C. M., LaBar, K. S., Piven, J., & Pelphrey, K. A. (2007). Anorexia nervosa and autism spectrum disorders: guided investigation of social cognitive endophenotypes. *Psychological bulletin*, *133*(6), 976.

# 11
# Psicoterapia analítica funcional por dentro e por fora

Luc Vandenberghe
Ana Carolina Aquino de Sousa

As terapias comportamentais contextuais nasceram de perspectivas críticas a respeito da terapia cognitivo-comportamental do século passado. Constituem um conjunto de terapias baseadas em processos, ou seja, consideram que os problemas de saúde mental envolvem mecanismos psicológicos que podem ser influenciados diretamente durante a sessão a fim de produzir resultados abrangentes (Hayes & Hofmann, 2018). A psicoterapia analítica funcional (FAP) é uma delas. Inicialmente recuperou alguns princípios skinnerianos, como discriminação, evocação, reforço natural e generalização, na tentativa de explicar o que ocorre na psicoterapia (Kohlenberg & Tsai, 1991).

A análise proposta pela FAP, baseada nesses princípios, enfatiza o papel causal da interação entre o comportamento da pessoa e seu ambiente social no surgimento e na manutenção das dificuldades que levem a quadros de ansiedade, depressão ou transtornos de personalidade. Essas interações envolvem, por exemplo, dificuldades em obter reforçadores sociais; comportamentos disfuncionais mantidos por contingências sociais danosas; evitação ativa ou passiva de contato social benéfico por falta de repertório de enfrentamento etc. (Holman et al., 2017).

A ideia básica é que as pessoas mudam em função das relações interpessoais em que participam. Os psicoterapeutas são membros da comunidade verbal de seus clientes e seus comportamentos têm funções semelhantes aos dos outros indivíduos no cotidiano dos clientes. No consultório, é construído um relacionamento intenso e genuíno, com o terapeuta respondendo de forma honesta e transparente aos comportamentos clinicamente relevantes do cliente de forma que providencia as consequências naturais que podem reforçar melhoras nos repertórios interpessoais dos clientes (Tsai et al., 2012).

O que são os comportamentos clinicamente relevantes? A bulimia, as compulsões, o transtorno do orgasmo ou o abuso de drogas podem não ocorrer na sessão, mas a fuga de emoções negativas envolvida nesses problemas, as falhas em manejar conflitos pessoais ou as estratégias de controle rígido facilmente aparecem enquanto o cliente está interagindo com o terapeuta (Vandenberghe et al., 2010). Uma vez que o foco está no processo, não são as queixas que são modificados na terapia, mas as funções dos comportamentos envolvidos nos problemas do cliente. Ao influenciar as classes funcionais mais amplas, a terapia muda as maneiras do cliente lidar com suas dificuldades, tanto que comportamento bulímico, uso de drogas etc. perdem suas funções.

Nos 40 anos de existência da FAP, desenvolveram-se várias aproximações dessa ideia. Três modelos marcaram seu desenvolvimento e sua evolução (Vandenberghe, 2017): o modelo tradicional da FAP raiz (Kohlenberg & Tsai, 1987 e 1991), o modelo de 12 passos (Weeks et al., 2012) e o modelo ACL (Holman et al., 2017; Tsai et al., 2012). Tratam-se de visões divergentes, mas interconectadas cada uma com seus aportes e suas inconveniências.

## A PSICOTERAPIA ANALÍTICA FUNCIONAL RAIZ: O MODELO DAS CINCO REGRAS

O primeiro modelo emergiu nos anos 1980 como uma tentativa de captar, em uma linguagem amparada pelos conceitos operacionais da análise do comportamento, os processos curativos que constituam o cerne da atuação psicoterapêutica. Cinco regras, resumindo o que psicoterapeutas eficientes fazem (Tabela 1), são oferecidas como sugestões para serem usadas para otimizar o processo curativo.

**Tabela 1** As cinco regras da psicoterapia analítica funcional raiz

| |
|---|
| 1. Observar comportamentos clinicamente relevantes. |
| 2. Evocar comportamentos clinicamente relevantes. |
| 3. Reforçar comportamentos-melhora clinicamente relevantes |
| 4. Identificar os efeitos do comportamento do terapeuta sobre o do cliente. |
| 5. Discutir interpretações funcionais e estratégias de generalização. |

Fonte: adaptada de Kohlenberg e Tsai (1987 e 1991) e Tsai et al. (2012).

O processo depende das operações de discriminação e de reforçamento diferencial. Cada nova terapia significa tanto para o terapeuta, como para o cliente um treino de discriminação de comportamentos de si e do outro. No decorrer das sessões, ambos se envolvem na discriminação de seu comportamento público e privado, do que evocou suas respostas e do que são as consequências deles. Isso permite o uso das respostas naturais do terapeuta como reforçamento diferencial para modelar gradualmente os repertórios que o cliente precisa para uma vida de maior qualidade e realização.

O terapeuta e o cliente devem estar alinhados a respeito dos comportamentos-alvo e da formulação de caso que guiará a atuação clínica. Partirão de uma análise funcional molar e molecular para comparar dificuldades e necessidades que o cliente tem em seu cotidiano com a maneira na qual se comporta na relação terapêutica. Muitas vezes, o comportamento clinicamente relevante ocorre de forma natural e pode ser apreendido ao vivo (regra 1). Todavia, quando necessário, o terapeuta deve manejar o relacionamento de tal forma que evoca o comportamento ou propor exercícios vivenciais para essa finalidade (regra 2).

O terapeuta responde seletivamente às variações das maneiras do cliente lidar com suas dificuldades, reforçando diferencialmente aproximações sucessivas do comportamento-alvo (regra 3). A resposta contingente do terapeuta ao comportamento clinicamente relevante deve ser espontânea e genuína. Muitas vezes, uma forma de reforço positivo eficiente consiste em expressar os sentimentos que o comportamento evoca no terapeuta, porém, os efeitos da expressão pelo terapeuta no cliente devem ser observados minuciosamente para se certificar de que esse é o caso (regra 4).

As regras 1 a 4 envolvem a vivência consciente da relação terapêutica. São o que torna a FAP uma terapia experiencial, uma vez que a mudança terapêutica ocorrerá em tempo real, durante a interação terapeuta-cliente. A regra 5 acrescenta um caráter analítico ao apontar a necessidade de compartilhar e discutir a respeito das interpretações funcionais do que acontece dentro e fora da sessão e de identificar padrões com funções relevantes. Essas conversações facilitam o progresso terapêutico e, posteriormente, a generalização das melhoras ocorridas na sessão para os ambientes cotidianos do cliente (Tsai et al., 2008).

Esse modelo teve aplicações na terapia de casal (Silvestre & Vandenberghe, 2008; Vandenberghe et al., 2010). Nos casos analisados nesses artigos, a terapeuta usou suas respostas emocionais para discriminar as classes funcionais às quais os comportamentos dos parceiros durante a sessão pertenciam e para poder identificar as funções de comportamentos paralelos no dia a dia do casal. Evocava comportamento-alvo durante a interação com os parceiros e expressava os impactos que esse comportamento teve sobre ela.

A FAP raiz também foi usada como terapia de grupo (p. ex., Conte, 2008; Ruiz-Sanchez, et al., 2018; Vandenberghe & Sousa, 2022). Nesses grupos, comportamentos-problema e comportamentos-alvo são identificados individualmente, de acordo com a formulação de caso de cada participante. As interações naturais no grupo evocam os comportamentos clinicamente relevantes e providenciam o reforçamento natural, influenciando o comportamento dos participantes de forma similar à atuação do terapeuta na FAP individual.

## O MODELO DOS 12 PASSOS

Inicialmente, a FAP era pensada para ajudar terapeutas experientes a analisar melhor sua atuação e otimizá-la com a ajuda de noções comportamentais. As 5 regras são amplas e vagas e precisa de uma compreensão profunda do processo clínico para poder aplicá-las de maneira eficiente. Considerando a necessidade de um passo a passo para o treinamento de terapeutas iniciantes e a necessidade, em estudos empíricos, de instruções mais sólidas para poder avalizar se uma sessão realmente é FAP e não uma outra terapia, Weeks et al. (2011) propuseram uma sequência lógica de 12 passos, conforme a Tabela 2.

O terapeuta coleta os dados para construir a formulação de caso e discute com o cliente a respeito dos paralelos entre os problemas da vida cotidiana e os comportamentos na relação terapêutica (passo 1). O cliente avalia e, ao confirmar esses paralelos (passo 2), libera o terapeuta para evocar o comportamento-problema especificado (passo 3). Uma vez o comportamento é emitido pelo cliente (passo 4), o terapeuta terá a oportunidade de enfraquecê-lo (passo 5), criando assim um contexto para que o cliente emita um comportamento mais saudável (passo 6).

O terapeuta reforça o comportamento novo e observa o efeito de sua tentativa (passo 7), à medida que o cliente se engaja progressivamente mais em comportamentos saudáveis (passo 8). O terapeuta discute com o cliente os efeitos dessas mudanças e verifica se geram mais comportamentos-alvo (passo 9). Mais comportamento saudável emerge (passo 10), e, juntos, terapeuta e cliente traçam paralelos entre mudanças dentro da relação terapêutica e fora da terapia (passo 11) e são elaboradas tarefas de casa visando ampliar as mudanças para outros relacionamentos (passo 12).

**Tabela 2** O modelo dos 12 passos

| |
|---|
| 1. Discutir os paralelos "de fora para dentro" com o cliente. |
| 2. Cliente confirma o paralelo. |
| 3. Evocar comportamento clinicamente relevante. |
| 4. Cliente emite o comportamento problemático acostumado. |
| 5. Enfraquecer esse comportamento. |
| 6. Cliente emite comportamento mais saudável. |
| 7. Reforçar esse novo comportamento. |
| 8. Cliente emite mais comportamento saudável. |
| 9. Verificar o efeito de suas ações sobre o cliente. |
| 10. Cliente emite mais comportamento saudável. |
| 11. Discutir os paralelos "de dentro para fora". |
| 12. Combinar lições de casa. |

Fonte: adaptada de Weeks et al. (2011).

Ao comparar o modelo das 5 regras com o dos 12 passos, percebe-se que o primeiro deixa muito em aberto e o segundo oferece mais segurança. Porém, Weeks et al. (2012) parecem colocar uma parcela excessiva de controle sobre o processo nas mãos do terapeuta, o que não corresponde com a realidade clínica, em que as iniciativas e as escolhas do cliente são fundamentais (Vandenberghe et al., 2006). Acaba sendo pouco flexível, o que pode ser um problema visto a imprevisibilidade típica da sessão, e ainda afasta da espontaneidade, característica necessária à condução da FAP.

## O MODELO DE *AWARENESS*, CORAGEM E AMOR

A sigla inglesa ACL (para *awareness, courage, love*, veja Tabela 3) apresenta uma releitura da FAP, destacando processos que compõem um receituário para fazer conexões interpessoais valiosas, além de definir as condições para uma boa saúde mental e as coordenadas para uma relação terapeuta-cliente curativa (Tsai et al., 2013).

**Tabela 3** O modelo ACL

| |
|---|
| 1. *Awareness*: notar e aceitar os próprios sentimentos e necessidades e o contexto do qual decorrem, como também o que o outro sente ou precisa |
| 2. Coragem: compartilhar seus sentimentos e suas necessidades de forma genuína, autêntica e gentil |
| 3. Amor: responder com cuidado e compaixão à vulnerabilidade do outro, suprindo suas necessidades |

Fonte: adaptada de Tsai et al. (2012) e Holman et al. (2017).

Diz-se que o relacionamento terapeuta-cliente se torna íntimo quando um se engaja em um comportamento corajoso e o outro responde com amor. A conexão se torna mais profunda quando se acolha, reciprocamente, o amor do outro de forma corajosa. Pessoas deprimidas, solitárias ou que sofrem de relacionamentos conflituosas ou vivem sob controle aversivo excessivo, muitas vezes iniciam o tratamento com pouco repertório para intimidade e conexão. O terapeuta introduz a ACL ao praticá-la (Holman et al., 2017), comportando-se de forma vulnerável, autêntica e transparente a respeito de seus anseios e suas dificuldades. Expõe-se como pessoa, à medida que responde aos comportamentos do cliente. Permite um ambiente seguro para que o cliente se comporte de forma recíproca. A interação em que ambos passam a trocar essas posições, cuidando tanto de si, como do outro, é considerada curativa.

Para que o terapeuta seja um instrumento de mudança, deve engajar-se nessas três dimensões. Deve estar consciente de seus próprios padrões de relacionamento e aberto para admitir quando não favorecem o processo terapêutico. Deve perguntar-se quando emite comportamento de fuga ou esquiva com o cliente; qual a função desse comportamento; se parece com a maneira que lida com os problemas em sua vida pessoal; e como isso impacta o desenvolvimento do cliente. Muitas vezes, emitir reforçamento natural exige que o terapeuta saia da sua zona de conforto, coloque suas certezas entre parênteses ou aprenda coisas novas para poder responder de maneira terapêutica ao cliente. Exige a imersão no processo com plena abertura para as experiências de cada momento. O amor terapêutico é comportamento reforçado pela melhora do cliente. Envolve tanto validar os sentimentos dos clientes, quanto fornecer *feedbacks* que o ajudarão a mudar (Tsai et al., 2012; Holman et al., 2017).

Inicialmente, o modelo ACL parecia pouco mais que uma maneira diferente de descrever o processo terapêutico, apenas uma outra perspectiva, reformulando o que a FAP raiz já analisou. Porém, foi apontado que a nova descrição desconecta a atuação clínica das ferramentas conceituais de discriminação operante e reforçamento diferencial, que tinham implicações importantes na FAP raiz e as substitui por conotações culturais que muitas vezes significam coisas diferentes para terapeutas e clientes (Muñhoz & Follette, 2019).

O que mostra mais claramente que se trata de algo realmente diferente são as novas possibilidades que o modelo abriu ao inspirar um movimento que posicionou *awareness*, coragem e amor como valores norteadores de uma transformação cultural. Um primeiro passo foi a formação de uma rede internacional de grupos liderados por pessoas que passaram por um treinamento vivencial de ACL. A intenção é de promover conexões profundas e amorosas entre as pessoas nas quais podem expressar-se sem ser julgadas e recebem o amor que nutre a saúde do indivíduo e da sociedade (ACL Global Project, 2019).

Uma terapia de grupo estruturada foi desenvolvida com base nesse modelo. Diferente dos grupos baseados na FAP raiz, o processo não é norteado pelas formulações de caso individuais, nem é propulsionado pela interação espontânea entre os participantes. No lugar disso, Ortega et al. (2018) desenvolveram um protocolo, detalhando sequências de exercícios para o ensino de habilidades ACL. Na primeira parte de cada encontro, há uma palestra explicando uma habilidade que é posteriormente demonstrada pelos líderes do grupo, para em seguida ser treinada em duplas pelos participantes. Não são identificados comportamentos-alvo individualizados, nem elaboradas formulações de caso. Todos saíam da reunião com a tarefa de colocar a habilidade da sessão em prática em seu cotidiano.

## EVIDÊNCIAS EMPÍRICAS

Apesar da elevada produtividade teórica e clínica, o suposto mecanismo de mudança da FAP (identificação, evocação e reforço natural do comportamento-alvo) ainda carece de apoio sólido de estudos controlados. A evidência, disponível no meio da década passada, foi resumida por Kanter et al. (2017), afirmando que, quando o comportamento-alvo é definido de maneira ideográfica e escolhido em função da formulação de caso do cliente, a aplicação de reforçamento social de forma habilidosa pelo terapeuta pode promover melhoras no funcionamento social da pessoa. Consideram-se brevemente alguns tipos de pesquisa que possam sustentar esse resumo do estado da arte.

Estudos que oferecem apoio empírico robusto para o mecanismo são raros. Como exemplo, em um experimento com três clientes (Muñoz-Martínez et al., 2022), o reforçamento denso e consistente de comportamento-alvo levou a melhoras em questionários que medem dificuldades interpessoais e diminuição de sofrimento emocional. Porém, as evidências não são sempre tão claras como nesse estudo. Algumas pesquisas com metodologia rigorosa só dão apoio apenas parcial para o proposto mecanismo de mudança, enquanto os estudos que documentam resultados terapêuticos com mudanças importantes na vida dos clientes são, às vezes, estudos clínicos não controlados.

Lopéz-Bermudez et al. (2020) descrevem como o procedimento aplicado em 10 clientes com vários problemas do espectro ansiedade-depressão, resultou em melhoras de problemas do cotidiano e melhoras em escalas clínicas com manutenção dos benefícios depois de um intervalo de um ano. Esses resultados mostram que a FAP pode ajudar pessoas com diferentes tipos de problemas, vistos com frequência nos consultórios. Porém não houve controle experimental.

Vários experimentos com rigor elevado, mas menos participantes, mostraram efeitos mais claros. Assim, lê-se que procedimentos da FAP aumentaram a frequência do comportamento-alvo durante as sessões (Oshiro et al., 2012) e que as intervenções analíticas (i. e., aplicação da regra 5) não contribuem para amentar essa frequência (Villas-Bôas et al., 2016). A generalização da mudança fora da sessão foi verificada em 3 de 4 clientes deprimidos (Landes et al., 2013), em 2 de 3 clientes com problemas de expressão emocional (Lizarazo, et al., 2015) e 1 de 2 clientes com problemas interpessoais (Villas-Bôas et al., 2016).

Um estudo comparativo verificou que notar ou evocar comportamento-alvo e usar a resposta contingente do terapeuta para reforçá-lo produzem sessões mais envolventes e alianças mais fortes (Maitland & Gaynor, 2016) e melhores resultados (Maitland et al., 2016) que escuta atenta e acolhedora. Enquanto as intervenções na condição de controle podem parecer pouco convincentes, esses resultados apoiam a ideia de que não é simplesmente a atenção dada pelo terapeuta, mas o responder contingente que produz os efeitos. O número baixo de participantes torna a conclusão baseada na comparação entre os grupos pouco confiável.

Um estudo quase-experimental com duas pessoas que procuraram ajuda com abuso de substâncias mostrou uma redução no uso após 3 meses. A modificação do comportamento-alvo nas sessões estava correlacionada com mudança fora da sessão (Aranha et al., 2020). Em um estudo similar com abuso de álcool, também foi obtido aumento do comportamento-alvo na sessão e redução de uso de álcool fora da sessão (Aranha & Oshiro, 2019).

Moreira (2018) verificou os efeitos da FAP em uma criança de 11 anos, vítima de abuso sexual. Houve generalização das melhoras obtidas dentro da sessão para o ambiente natural. Ascanio-Velasco et al. (2020) mostram como o responder contingente melhorou as dificuldades de relacionamento que uma cliente com limitações intelectuais tinha com a terapeuta e apontam como as competências interpessoais adquiridas no relacionamento com a terapeuta produziam melhoras em sua vida familiar e social.

Quais são os resultados a respeito da aplicação grupal? É preciso considerar que há dois tipos de FAP em grupo. O grupo de treinamento de habilidades ACL se mostrou viável no tratamento de clientes com personalidade *borderline*. Comparado com o módulo de eficácia interpessoal da terapia comportamental dialética, o grupo ACL produziu maiores efeitos em escalas que medem desregulação emocional, experiência de si, gravidade de sintomas e, principalmente, intimidade (Ortega et al., 2018). Porém, esse grupo não usa o mecanismo de identificar comportamentos clinicamente relevantes individuais, nem reforçamento natural.

Uma terapia de grupo usando os princípios da FAP raiz como tratamento para mulheres com depressão mostrou alta adesão e validade social. Obteve melhoras significantes e confiáveis em sentimentos e sintomas de depressão para a maioria das participantes, com queda média de quase 60% no BDI e com melhoria contínua depois de dois anos de *follow-up* (Vandenberghe & Leite, 2018). Porém, não houve grupo de comparação nesse estudo, não permitindo concluir se o procedimento é mais eficiente que outras terapias.

A literatura recente permite manter a conclusão de Kanter et al. (2017) que, quando o mecanismo proposto seja aplicado com esmero, pode ajudar um leque diverso de pessoas com uma variedade de problemas clínicos. Porém, nos estudos com maior controle experimental, nem todos os participantes obtiveram melhoras fora da sessão. A pesquisa sobre a FAP não entrou ainda na maturidade. Para isso, são necessários estudos com maiores números de participantes e terapeutas, grupos de controle e medidas de confiabilidade que permitem publicação nos veículos científicos de ponta.

## NOVOS DESENVOLVIMENTOS

Uma atuação que promove genuinidade e conexão profunda serve não só para turbinar o tratamento de problemas psicológicos, mas também é usada para promover metas de relevância social, como o empoderamento de grupos marginalizados, o combate de estigma e de relações opressivas. Pode ser mobilizada também na capacitação e no desenvolvimento pessoal de psicoterapeutas e na supervisão clínica.

Usando estudos de caso, Skinta et al. (2018) ilustram como opressão e estigmatização de minorias sexuais, até nas mãos de terapeutas, produzem repertórios de esquiva de intimidade e ou de genuinidade. Discutem como esses danos podem ser enfrentados pela promoção de comportamento que envolve tomar riscos interpessoais e que acessa reações calorosas e de compaixão. Rincón et al. (2023) analisaram três casos com homens homossexuais mostrando esquiva excessiva de interações vulneráveis, desvalorização das próprias vivências e opiniões ou desligamento entre sexo e intimidade. Mostraram que 4 a 8 sessões de FAP trouxeram ganhos significativas em repertórios que promovem conexão profunda e íntima.

Muñoz-Martínez & Aguilar-Cacho (2022) discutem como a desconexão social leva as vítimas de violência interpessoal a permanecer em relacionamentos disfuncionais, sem acesso ao apoio que precisam. Exemplificam como a FAP pode produzir os repertórios necessários para identificar conexões interpessoais seguras, impor limites em relacionamentos, obter apoio e superar barreiras culturais que favorecem vitimização repetida.

Knott et al. (2015) relataram que mudanças em comportamento de intimidade obtidas em situação de treinamento de FAP para terapeutas repercutem positivamente nos relacionamentos pessoais deles, produzindo mais conforto com intimidade e maior capacidade de se vulnerabilizar dentro da sessão. Knott et al. (2018) confirmaram essa observação em um experimento mostrando que o treinamento aumentou a frequência de comportamento interpessoal efetivo no cotidiano dos terapeutas e diminuiu a frequência de comportamento interpessoal problemático. Esses dois estudos fornecem apoio para o princípio que a competência em conduzir FAP está intrinsecamente entrelaçada com a competência pessoal do terapeuta para conexão com outras pessoas.

Uma década antes, Sousa e Vandenberghe (2007) tinham destacado como as estratégias da FAP podem transformar a situação de supervisão em uma oportunidade de crescimento pessoal profundo. Ao explorar as interações com o cliente, o supervisor deve identificar as classes de comportamento eficazes e problemáticos do terapeuta. Uma vez identificadas as funções dos comportamentos, pode-se observar e evocar as mesmas classes na relação de supervisão. O terapeuta tipicamente traz consigo os comportamentos que o cliente modelou nele. E o impacto que esses comportamentos funcionais ou disfuncionais do terapeuta têm na supervisão serão paralelos aos impactos que têm na sessão com o cliente. Isso permite trabalhar as dificuldades do terapeuta em tempo real quando ocorrem no seio da relação terapeuta-supervisor usando respostas naturais do supervisor para modelar repertórios necessários para conduzir a terapia.

Essa extensão da FAP como método de supervisão é nada mais que uma aplicação da própria lógica da FAP. Aqui há um paradoxo. Chama atenção que a FAP tipicamente é ensinada por outros meios que destoam dessa lógica. Terapeutas aprendem a abordagem por treinamentos usando o *role-play* e a avaliação que promove um "saber o que fazer" (p. ex., Almeida et al., 2016; Keng et al., 2015; Knott et al., 2018). O uso de discriminação das funções durante a interação espontânea entre terapeuta e instrutor e o reforçamento diferencial usando as respostas naturais contingentes aos comportamentos-alvo do terapeuta poderia promover mais "saber como fazer" (Sousa & Vandenberghe, 2007).

## CONCLUSÃO

A literatura sobre a FAP é bastante diversa. Enquanto o apoio empírico continua frágil, ou ao menos fragmentado, o aparelho teórico fica cada vez mais sofisticado. Cada uma das três fases na construção teórica continua tendo seus adeptos. Tudo começou desvendando o que a análise funcional pôde fazer para tornar o relacionamento com o cliente mais curativo. Esse momento inaugurou um estado de graça, reconciliando a análise do comportamento com as psicoterapias dinâmicas e profundas. Seguiu uma tentativa firme de impor rigor, aproando operacionalização e verificabilidade. Finalmente, assiste-se a um desabrochar dos valores subjacentes da FAP na sigla ACL, introduzindo um estado de desprendimento teórico.

## REFERÊNCIAS


1. ACL Global Project. (2019). *Live with awareness, courage, and love.* www.livewithacl.org
2. Almeida, M. S., Runnacles, A. L. S., & Silveira, J. M. (2016). Treino de comportamentos de intimidade para terapeutas em processo de formação em psicoterapia analítica funcional. *Perspectivas em análise do comportamento, 7*, 212-228.
3. Aranha, A. S., & Oshiro, C. K. B. (2019). Contribuições da psicoterapia analítica funcional (FAP) no tratamento do transtorno por uso de substâncias (TUS). *Acta Comportamentalia, 27*, 197-213.
4. Aranha, A. S., Oshiro, C. K. B., & Wallace, E. (2020). A single-case quasi-experimental design of Functional Analytic Psychotherapy for substance abuse. *Psicologia: Teoria e Prática, 22*, 263-286.

5. Ascanio-Velasco, L., Ferro-Garcia, R. & Rodriguez-Bocanegra, R. (2020). Mejorando una relación terapéutica hostil con la psicoterapia analítica funcional. *Análisis y modificación de conducta, 46*, 67-84.
6. Callaghan, G. M. (2006). The functional idiographic assessment template (FIAT) system: For use with interpersonally based interventions including functional analytic psychotherapy (FAP) and FAP-enhanced treatments. *Behavior Analyst Today, 7*, 357-398.
7. Conte, F. C. S. (2008). O uso da psicoterapia analítico funcional (FAP) em grupos terapêuticos. In: Delitty, A. M. C. & Derdyk, P. R. (Orgs.). *Terapia Analítico-Comportamental em Grupo*. ESETec.
8. Dougher, M. J., & Hayes, S. C. (2000). Clinical behavior analysis. In M. J. Dougher (Org.), *Clinical behavior analysis* (pp. 11-26). Context.
9. Follette, W. C., Naugle, A. E., & Linnerooth, P. J. (2000). Functional alternatives to traditional assessment and diagnosis. In M. Dougher (Org.), *Clinical behavior analysis*. Context.
10. Hayes, S. C., & Hofmann, S. G. (2018). The history and current status of CBT as an evidence-based therapy. In S. C. Hayes & S. G. Hofmann (Orgs.). *Process-based CBT: The science and core clinical competencies of cognitive behavioral therapy.* (pp. 7-22). New Harbinger.
11. Holman, G., Kanter, J. W., Tsai, M., & Kohlenberg, J. R. (2017). *Functional analytic psychotherapy made simple*. New Harbringer.
12. Kanter, J. W., Manbeck, K. E., Kuczynski, A. M., Maitland, D. M., Villas-Bôas, A., & Ortega, M. A. R. (2017). A comprehensive review of research on Functional Analytic Psychotherapy. *Clinical Psychology Review, 58*, 141-156
13. Keng, S. L., Waddington, E., Lin, X. B., Tan, M. S. Q., Henn-Haase, C., & Kanter, J. W. (2015). Effects of functional analytic psychotherapy therapist training on therapist factors among therapist trainees in Singapore: a randomized controlled trial. *Clinical Psychology and Psychotherapy, 24*, 1014-1027.
14. Knott, L. E., Wetterneck, C. W., Derr, J. D., & Tolentino, R. (2015). A functional analytic perspective of therapist intimacy in and out of session. *International Journal of Behavioral Consultation and Therapy, 9*, 6-10
15. Knott, L. E., Wetterneck, C. T., Norwood, W., & Bistricky, S. L. (2018). The impact of training in functional analytic therapy on therapists' target behavior. *Behavior Analysis: Research and Practice, 19*, 164-175.
16. Kohlenberg, R. J., & Tsai, M. (1987). Functional analytic psychotherapy. In N. S. Jacobson (Org.). Psychotherapists in clinical practice: Cognitive and behavioral perspectives (pp. 388-443). Guilford.
17. Kohlenberg, R. J., & Tsai, M. (1991). *Functional analytic psychotherapy: A guide for creating intense and curative therapeutic relationships*. Plenum.
18. Landes, S. J., Kanter, J. W., Weeks, C.E., & Busch, A. M. (2013). The impact of the active components of Functional Analytic Psychotherapy on idiographic target behaviors. *Journal of Contextual Behavioral Science, 2*, 49-57.
19. Lizarazo, N. E., Muñoz-Martínez, A., Santos, M. & Kanter, J. (2015). A Within Subjects Evaluation of the Effects of Functional Analytic Psychotherapy on In-Session and Out-of-Session Client Behavior. *The Psychological Record*, 65, 463-474.
20. López-Bermúdez, M. Á., Ferro-García, R., Calvillo-Mazarro, M., and Valero-Aguayo, L. (2020). Importance of the Therapeutic Relationship: Efficacy of Functional Analytic Psychotherapy with Different Problems. *Clínica y Salud, 32*, 103 - 109.
21. Maitland, D. W., & Gaynor, S. T. (2016). Functional analytic psychotherapy compared with supportive listening: An alternating treatments design examining distinctiveness, session evaluations, and interpersonal functioning. *Behavior Analysis: Research and Practice, 16*, 52–64.
22. Maitland, D. W., Petts, R. A., Knott, L. E., Briggs, C. A., Moore, J. A., & Gaynor, S. T. (2016). A randomized controlled trial of functional analytic psychotherapy versus watchful waiting: Enhancing social connectedness and reducing anxiety and avoidance. *Behavior Analysis: Research and Practice, 16*, 103-122.

23. Moreira, F. R. (2018). *Os efeitos da psicoterapia analítica funcional (FAP) no tratamento de uma criança vítima de abuso sexual.* Dissertação de mestrado, Instituto de Psicologia, USP, São Paulo. doi:10.11606/D.47.2018.tde-21092018-173653. www.teses.usp.br
24. Muñoz-Martínez, A. M. (2018). Intervención en un caso clínico de duelo traumático a través de la psicoterapia analítica funcional. *Revista Argentina de Clínica Psicológica, 27,* 91-100.
25. Muñoz-Martínez, A. M. & Aguilar-Cacho, R. (2022). Using functional analytic psychotherapy strategies for supporting Latinas victims of interpersonal partner violence. *Papeles del Psicólogo / Psychologist Papers, 43,* 74-80
26. Muñoz-Martínez, A. M., & Follette, W. C. (2019). When love is not enough: The case of therapeutic love as a middle-level term in functional analytic psychotherapy. *Behavior Analysis: Research and Practice, 19,* 103-113.
27. Muñoz-Martínez, A. M., Stanton, C. E., Ta, J., Molaie, A. M., & Follette, W. C. (2022). Linking process to outcome in functional analytic psychotherapy: Evaluating the behavioral mechanism of change of a process-based therapy. *Journal of Contextual Behavioral Science, 24,* 102-111.
28. Ortega, M. A. R., Salinas, A. N. V., & Kanter, J. W. (2018). A pilot study on functional analytic psychotherapy group treatment for borderline personality disorder. *Psychology and Psychotherapy: Research Studies,* DOI: 10.31031/PPRS.2018.01.000525
29. Oshiro, C. K. B., Kanter, J., & Meyer, S. B. (2012). A single-case experimental demonstration of Functional Analytic Psychotherapy with two clients with severe interpersonal problems. *International Journal of Behavioral Consultation and Therapy, 7,* 111-116.
30. Rincón, C. L., Muñoz-Martínez, A. M., Hoeflein, B., & Skinta, M. D. (2023). Enhancing interpersonal intimacy in Colombian gay men using functional analytic psychotherapy: An experimental non-concurrent multiple baseline design. *Cognitive and Behavioral Practice, 30,* 82-95.
31. Rosen, G. M., & Davison, G. C. (2003). Psychology should list empirically supported principles of change (ESPs) and not credential trademarked therapies or other treatment packages. *Behavior Modification, 27,* 300-312.
32. Ruiz-Sanchez, J. J., Ruiz-Miñarro, I. R., & Trillo-Padilla, F. (2018). Adaptacion de la PAF de Grupo a nuestro contexto. In: J. J. Ruiz-Sanchez, & I. R. Ruiz-Miñarro. *Psicoterapia analítica functional de grupo.* (pp. 105-127). Edual.
33. Silvestre, R. L. S., & Vandenberghe, L. (2008). The therapist's feelings. *International Journal of Behavioral Consultation and Therapy, 4,* 355-359.
34. Skinta, M. D., Hoeflein, B., Muñoz-Martínez, A. M., & Rincón, C. L. (2018). Responding to gender and sexual minority stress with functional analytic psychotherapy. *Psychotherapy: Theory, Research, Practice and Training, 55,* 63-72.
35. Sousa, A. C. A., & Vandenberghe, L. (2007). Possibilidades da FAP como método de supervisão de terapeutas com clientes borderlines. *Revista Brasileira de Terapia Comportamental e Cognitiva, 9,* 1-11.
36. Tsai, M., Callaghan, G. M., & Kohlenberg, R. J. (2013). The use of awareness, courage, therapeutic love, and behavioral interpretation in functional analytic psychotherapy. *Psychotherapy, 50,* 366-370.
37. Tsai, M., Kohlenberg, R. J., Kanter, J. W., & Waltz, J. (2008). Therapeutic technique: The five rules. In: M. Tsai, R. J. Kohlenberg, J. W. Kanter, B. Kohlenberg, W. C. Follette, & G. M. Callaghan (Orgs.). *A guide to functional analytic psychotherapy: Awareness, courage, love, and behaviorism* (pp. 61-102). Springer.
38. Tsai, M., Kohlenberg, R. J., Kanter, J. W., Holman, G. I., & Loudon, M. P. (2012). *Functional analytic psychotherapy: Distinctive features.* Routledge.
39. Vandenberghe, L. (2017). Três faces da psicoterapia analítica funcional: Uma ponte entre análise do comportamento e terceira onda. *Revista Brasileira de Terapia Comportamental e Cognitiva, 3,* 206-219.

40. Vandenberghe, L., Coppede, A. M., & Kohlenberg, R. J. (2006). Client's curiosity about the therapist's private life: Hindrance or therapeutic aid? *The Behavior Therapist, 29*, 41-46.
41. Vandenberghe, L., & Leite, U. D. R. (2018). Functional analytic group therapy (FAGT) for depression: A pilot study. *The Psychological Record, 68*, 231-238.
42. Vandenberghe, L., Nasser, K. C. F. O., & Silva, D.P. (2010). Couples therapy, female orgasmic disorder, and the therapist-client relationship: Two case studies in functional analytic psychotherapy. *Counselling Psychology Quarterly, 23*, 45-53.
43. Vandenberghe, L. & Souza, L. F. (2022). Terapia de Grupo Analítico Funcional para tratamento de depressão. In: P. Abreu & J. Abreu. (Org.). *Psicopatologia: Tratamento Comportamental Contextual.* (p. 11-15). Manole.
44. Villas-Bôas, A., Meyer, S. B., & Kanter, J. W. (2016). The effects of analyses of contingencies on clinically relevant behaviors and out-of-session changes in functional analytic psychotherapy. *The Psychological Record, 66*, 1-11. doi:10.1007/s40732-016-0195-y
45. Vollmer, T. R., Peters, K. P., Kronfli, F. R., Lloveras, L. A., & Ibañez, V. F. (2020). On the definition of differential reinforcement of alternative behavior. *Journal Applied Behaviour Analysis, 53*, 1299-1303. https://doi.org/10.1002/jaba.701.
46. Weeks, C. E., Kanter, J. W., Bonow, J. T., Landes, S. J., & Bush, A. M. (2012). Translating the theoretical into the practical: A logical framework of functional analytic psychotherapy interactions for research, training and clinical purposes. *Behavior Modification, 36*, 87-119.

# 12
# A psicoterapia analítica funcional e o atendimento clínico infantil

Fabiane Ferraz Silveira Fogaça
Jéssica de Assis Silva

Há uma crescente demanda por atendimento infantil e produção de conhecimento nessa área, o que implica alocar as vivências infantis em um lugar de destaque e de aprimoramento profissional (Brito et al., 2020). Neste capítulo, serão abordadas algumas questões pertinentes ao atendimento clínico infantil e à psicoterapia analítica funcional (FAP). Embora existam avanços no estudo de terapias comportamentais no contexto brasileiro, há dificuldades quanto à produção e à disseminação de dados da aplicação da psicoterapia analítica funcional envolvendo o público infantil (Mangabeira et al., 2012; Moreira & Oshiro, 2017).

## ATENDIMENTO CLÍNICO INFANTIL

Monteiro e Amaral (2019) citam que a terapia comportamental infantil (TIC) passou por diversas transformações ao longo do tempo. Essas transformações seriam relativas também ao grau de participação da criança ao longo do processo terapêutico, fato que direciona a criança hoje como cada vez mais ativa no processo (Conte & Regra, 2000).

Na terapia em geral, há a necessidade de atentar-se à adaptação de recursos à realidade do cliente, sendo comum, por exemplo, a utilização de brincadeiras e estratégias lúdicas na terapia infantil (Monteiro & Amaral, 2019). É válido destacar que esse uso, além de viabilizar o vínculo terapêutico, pode auxiliar na verificação do nível de desenvolvimento infantil, na promoção e na intervenção de comportamentos em sessão e na modelagem de um repertório mais compatível ao contexto no qual ela participa (Haber & Carmo, 2007).

No *setting* terapêutico, uma diversidade de fatores pode impactar diretamente o curso das intervenções, a exemplo da participação da família e da escola (Brito et al., 2020). A aprendizagem de repertório da criança pode estar relacionada ao convívio familiar em uma relação de valores que permeiam seu meio social. Esses valores relacionam-se tanto ao que lhe é ensinado como a maneira com a qual as experiências são vivenciadas e as consequências que lhe são fornecidas em dadas circunstâncias (Haber & Carmo, 2007).

Moura e Venturelli (2004) destacam que há pouco conhecimento quanto às variáveis pertinentes à tomada de decisão do profissional em contexto clínico infantil. Monteiro e Amaral (2019) realizaram um estudo envolvendo 27 psicólogos recém-formados que exerciam trabalho com enfoque em clínica infantil. Ao preencher um questionário sobre o uso de recursos lúdicos e brincadeiras em contexto terapêutico, 100% dos psicólogos relataram o uso de recursos lúdicos na fase interventiva e 44% em outros momentos ao longo de todo o processo. A maioria dos participantes (88%) respondeu utilizar de recursos lúdicos já no contato inicial, 80% nas atividades relativas à avaliação funcional do caso e 60% na fase final do processo, em atividades de encerramento. Experiências vivenciais formais e informais foram indicadas como parte da tomada de decisão para uso de algum recurso em sessão, sendo levados em conta também para o uso o tempo de sessão e a vontade da criança para 48% dos participantes.

Problemas em saúde mental de crianças são comumente relacionados a impactos negativos tanto de ordem social como econômica (Romero-Porras et al., 2018). É imperativa, pois, a atuação produtiva do profissional da clínica infantil em articulação com os cuidadores das crianças, de maneira não só a identificar formas de se comportar mais favoráveis à mudança do comportamento delas, mas facilitá-las. Um exemplo disso, conforme apontam Haber e Carmo (2007), pode ser pela compreensão da demonstração de empatia ou mesmo no desenvolvimento de respostas assertivas no repertório da criança. Os mesmos autores destacam o papel fundamental das relações nesse contexto, uma vez que a exposição a variadas interações com o ambiente ou a diversos modelos pode promover novas aprendizagens. Assim, para a prática profissional, devem ser levados em consideração resultados de pesquisas na área que implicam fatores sociais e culturais como contexto para saúde e adoecimento infantil (Brito et al., 2020).

Um outro fator fundamental seria a relação terapêutica e seu estudo favorecendo um melhor prognóstico nas intervenções psicológicas. Almeida e Ferraz (2019) frisam o uso da análise funcional dos comportamentos do cliente em sessão como uma das principais estratégias adotadas pela psicoterapia analítica funcional (FAP), impactando diretamente nas habilidades de autoconhecimento e melhorias apresentadas pelo cliente em psicoterapia. Villas-Bôas et al.

(2018) colocam em evidência para além do conteúdo apresentado pelo cliente em sessão, mas o processo interpessoal convergente ao desenvolvimento de uma relação de intimidade entre terapeuta e cliente como palco de trabalho da FAP: utiliza-se da relação para o alcance da melhora clínica.

## A PSICOTERAPIA ANALÍTICA FUNCIONAL

Na década de 1970, houve nas terapias comportamentais a chamada "virada relacional" em que consistia no direcionamento da prática clínica para a interação entre a aplicação de técnicas e uma reflexão envolvendo a relação terapêutica como fator importante na evolução dos casos. A emergência das terapias de terceira onda, entre elas a FAP, surgiu posteriormente com base nessas mudanças (Almeida & Ferraz, 2019).

A FAP trata-se de uma terapia comportamental contextual cuja ênfase recai sobre a relação entre terapeuta-cliente com base na compreensão das interações ao longo da sessão, facilitando a mudança. Há uma análise funcional do ambiente terapêutico, e os comportamentos vão sendo modelados ao longo do processo (Villas-Bôas et al., 2018). O trabalho do terapeuta consiste em identificar e modificar comportamentos clinicamente relevantes em sessão, respondendo a eles ao longo do processo entendendo que esses comportamentos possivelmente ocorrem de maneira generalizada em seu contexto natural, assim como as mudanças promovidas se estenderiam a relações além consultório (Kanter et al., 2010; Kohlenberg & Kohlenberg, 2006; Kohlenberg & Tsai, 2001).

Assim, a psicoterapia analítica funcional destaca os comportamentos que seriam clinicamente relevantes (CCRs), enfatizando tanto os comportamentos-problema como os comportamentos desejados, trabalhando com aspectos de reforçamento e generalização no próprio ambiente terapêutico. Para Kohlenberg e Tsai (2006), o objetivo primordial da FAP seria promover o reforçamento natural aos ganhos terapêuticos em sessão de maneira que as consequências sejam produto direto do comportamento. A ideia seria trabalhar com: a) os CCRs1, que são os comportamentos-problema, normalmente são punidos ou não reforçados pelo ambiente, com o objetivo de diminuir a frequência desses comportamentos, cedendo lugar ao desenvolvimento de um repertório mais efetivo do cliente em suas relações; b) os CCRs2, que são os comportamentos emitidos pelo cliente que indicam progressos no contexto terapêutico e que têm sua frequência aumentada por meio de reforçamento natural; e c) os CCRs3, que seriam as respostas verbais do cliente sobre seu próprio comportamento que indicam análise funcional do comportamento em sua interação com o ambiente ou mesmo equivalência funcional no contexto terapêutico e na vida diária.

Com base em uma análise funcional, há pelo menos três funções que podem ser observadas com relação ao comportamento do terapeuta e seus impactos sobre o comportamento do cliente, sendo elas: 1) discriminativa; 2) eliciadora; 3) reforçadora. Sobre a primeira função, a discriminativa, o comportamento do terapeuta pode ser ocasião para diversos comportamentos do cliente. Já a função eliciadora está relacionada a contingências atreladas ao responder reflexo. A última função, a reforçadora e atrelada a como o comportamento do cliente é afetado com base nas consequências fornecidas pelo terapeuta em sessão. Cabe lembrar que, neste último quesito, quanto maior for a proximidade tempo e espaço nessas relações, maior o efeito sobre o comportamento em questão (Kohlenberg & Tsai, 2001).

Para que o terapeuta consiga descrever de maneira mais clara e precisa e que haja o auxílio na conceituação de caso na FAP, o terapeuta deve seguir pelo menos cinco regras inicialmente propostas por Kohlenberg e Tsai (2001): 1) observar os CCRs, estando o terapeuta ciente desses comportamentos; 2) evocar os CCRs, com base em um vínculo terapêutico bem estabelecido, favorecendo alternativas para o estabelecimento de comportamentos de melhora em sessão; 3) reforçar os CCRs naturalmente e de maneira contingente; 4) realizar uma avaliação quanto aos comportamentos do terapeuta em relação aos do cliente, identificando fatores reforçadores ou punitivos nessa relação; além de 5) interpretar essas relações, favorecendo o autoconhecimento.

Há pesquisas desenvolvidas em prol da verificação da efetividade da FAP em adultos (Busch et al., 2010; Callaghan et al., 2003; Kanter et al., 2006; Kohlenberg & Vandenberghe, 2007; Pedersen et al., 2012; Pezatto et al., 2012) e no público infantojuvenil (Cattivelli et al., 2012; Gaynor & Lawrence, 2002; Gosch & Vandenberghe, 2004; Newring, & Wheeler, 2012), embora este último necessite ainda de maiores reflexões. O presente capítulo visa, pois, pormenorizar a aplicação da FAP quando relacionada ao atendimento infantil com base na descrição de estudos realizados, exemplificando a aplicação com o diagnóstico de transtorno de oposição desafiante, demanda comum na clínica infantil, e orientação aos pais.

## PSICOTERAPIA ANALÍTICA FUNCIONAL E ATENDIMENTO CLÍNICO INFANTIL

Há abordagens da psicologia que enfatizam a discussão do tratamento psicológico infantil sob desejos inconscientes ou traumas vivenciados na infância em uma perspectiva histórica. Já outras abordagens enfatizam a identificação e o impacto de algumas variáveis, além do contexto histórico da criança, mas seu contexto imediato (Brito et al., 2020). A análise funcional, nesse sentido, ocupa um lugar primordial nas psicoterapias cognitivas e comportamentais (Nadir et al., 2016). A FAP utiliza-se também desse recurso para a identificação dos CCRs e a aplicação das regras estabelecidas por Kohlenberg e Tsai sobre a postura do terapeuta em interação com o cliente, bem como para a reflexão sobre outras classes comportamentais que não apenas os CCRs 1, 2 e 3. Ainda são foco T1, T2 e T3 que são os correspondentes aos CCRs, mas voltados ao comportamento emitido pelo terapeuta, além dos O1, O2 e O3, concernentes ao comportamento do cliente emitido fora de sessão.

Ainda que não seja inicialmente pensada para a psicoterapia infantil, tendo uma literatura mais consistente na prática em adultos, a FAP aos poucos tem ganhado espaço entre os profissionais da área, indicando a possibilidade e a oportunidade de mudança também nesse contexto (Moura, 2022).

A exemplo da aplicação da FAP para além do público adulto, Cattivelli et al. (2012) realizaram um estudo envolvendo cinco participantes entre 11 e 15 anos com o objetivo de aprimorar as habilidades sociais desse público com dificuldades de engajamento na escola. Nesse contexto, as medidas foram o relato dos pais somado à avaliação por meio do CBCL. Com base em sessões semanais e da aplicação da FAP, na medida em que surgiram os CCRs2 em sessão houve também a identificação de O2, o que indica os efeitos de generalização de comportamento de melhora observado além da sessão (Cattivelli et al., 2012).

Importante resgatar que a FAP muitas vezes vem sendo usada como uma técnica e sem sistematização, por vezes ligada à terapia analítica comportamental infantil – TACI. Cabe lembrar que uma das diferenças é que muitas vezes a FAP enquanto técnica utiliza a relação terapêutica enquanto fator motivacional para o cliente se engajar na intervenção, enquanto a FAP por si implica a relação terapêutica como a própria intervenção (Moreira & Oshiro, 2017). Os tópicos subsequentes exemplificam a aplicação da FAP no contexto infantil.

## TRANSTORNO DE OPOSIÇÃO DESAFIANTE

O transtorno de oposição desafiante (TOD), segundo o *Manual Diagnóstico e Estatístico de Transtornos Mentais* – DSM-5-TR (APA, 2022), apresenta como características principais o humor raivoso, a perda de paciência, o comportamento questionador e desafiante quanto a pedidos, regras e limites estabelecidos por figuras de autoridade e o comportamento vingativo. Essas características podem ter o início entre os 6 e 7 anos de idade e precisam estar presentes em um período mínimo de seis meses (APA, 2022). Segundo Pergher et al. (2007), muitas vezes os padrões comportamentais característicos do TOD não são discriminados por quem os emite como comportamentos-problema, mas entendidos como reações a circunstâncias ou demandas demasiadamente exigentes.

Nas interações com pares e adultos, as crianças com TOD apresentam recusa de demanda, disputa pelo controle de brincadeiras e atividades, comportamento de aumentar a magnitude da irritação, como um indicativo de déficit em regulação emocional (Pergher et al., 2007) e comportamentos agressivos como forma de controle de comportamentos (Xavier, 2018). Na revisão realizada por Xavier (2018), foi verificada que as dificuldades no seguimento de regras e comportamentos agressivos podem ter como função a fuga de demandas e tarefas.

Considerando o contexto para apresentação de comportamentos de oposição, questiona-se sobre os repertórios das figuras de autoridade no manejo de instruções. Algumas condições do agente reforçador são relevantes e devem ser considerados por aqueles que atuam com crianças com TOD, por exemplo, a habilidade de monitorar o comportamento de seguir a instrução, a habilidade de cumprir com as consequências previstas nas instruções, a importância das consequências previstas, bem como a história de confiabilidade da figura de autoridade (Meyer, 2003).

Na interação com o terapeuta, as crianças com TOD podem apresentar os comportamentos de responder superficialmente, negar-se a relatar o próprio comportamento e sentimentos, recusar intervenções, autodepreciação, desistências súbitas de atividades em curso, agressão/hostilidade etc. (Xavier, 2018). Durante a avaliação funcional de padrões comportamentais característicos do TOD podem ser conduzidas entrevistas com pais e professores; aplicação de instrumentos de sondagem de comportamentos, como (a) o Inventário de Comportamentos da Infância – CBCL (Achenbach & Edelbrock, 1991), que avalia as ocorrências de comportamentos-problema e comportamentos adaptativos; (b) o Questionário de Swanson, Nolan e Pelham – MTA-SNAP-IV (Mattos et al., 2006), que avalia comportamentos característicos do TDAH e do TOD; (c) *Functional Idiographic Assessment Template* – FIAT (Callaghan, 2006), que inclui i) a asserção de necessidades, ii) a comunicação bidirecional, iii) os conflitos, iv) revelação e proximidade interpessoal, v) experiência e expressão emocional; (d) o Questionário de Habilidades de Vida (Hanley et al., 2007), que avalia o seguimento de instruções, comunicação funcional, tolerância ao atraso do reforçador e comportamento empático; e observações diretas no contexto terapêutico e no ambiente natural do cliente.

Os resultados das avaliações funcionais determinam o estabelecimento de comportamentos-alvo para a intervenção, entretanto, na condução de casos de TOD, sugere-se o treino de correspondência fazer-dizer, dizer-fazer; treino de comunicação funcional; regulação emocional; resolução de problemas; aumento da tolerância ao atraso do reforçador; alternância do controle sobre reforçadores (ceder e negociar) e desenvolvimento de autorregras. Em treinos de comunicação funcional e aumento da tolerância ao atraso do reforçador são arranjadas condições de apresentação de demandas com graus de dificuldades alternados, com e sem fornecimento de dica de resposta, com acesso a reforçadores de diferentes magnitudes (Hanley et al., 2007), bem como a permissão de fuga de demanda, mediante a emissão de respostas apropriadas (Greer et al., 2016).

Xavier (2018, p.18) recomenda que "esforços na promoção de comportamentos favoráveis a uma interação terapêutica satisfatória para o cliente e para o terapeuta potencializarão os resultados das intervenções em TOD". Na sequência, são abordadas algumas estratégias para a sistematização das cinco regras de aplicação da FAP na psicoterapia infantil.

## Regra 1: observar os CCRs

Para a observação de CCRs, o terapeuta poderá utilizar estratégias lúdicas variadas, que atendam a diferentes níveis de estruturação e diretividade. A família também poderá indicar atividades e jogos preferidos, ainda que a exposição a atividades que a criança não costuma ter acesso também possa ser interessante, como contexto que ocasione CCR na sessão. Salienta-se a importância também da observação de componentes verbais não vocais que compõem os CCRs, como postura corporal, tom de voz, gestos e expressões faciais. Sobre os tipos de CCRs2 também se espera que mudanças ocorram de forma gradual, com pequenas variações comportamentais ao longo da intervenção, como o aumento da tolerância de espera para acesso a jogos favoritos e oferecimento de justificativas para a recusa de atividades. Esse fato evidencia a importância da observação de mudanças sutis nas topografias de CCRs e/ou na discriminação de contextos mais apropriados para a emissão desses comportamentos.

## Regra 2: evocar os CCRs

Com o objetivo de evocar os CCRs, o terapeuta organiza condições antecedentes, que demandam comportamentos de cooperação, seguimento de regras, controle por consequências reforçadoras atrasadas, esses presentes muitas vezes em jogos de tabuleiro e percurso (trilha). No decorrer das sessões, caberá ao terapeuta aumentar gradualmente o grau de dificuldade das demandas apresentadas, que favoreçam a apresentação de repertório comportamental (CCR) com maior variabilidade.

A recusa de solicitações apresentadas por adultos, presente nos casos de TOD, pode reduzir a probabilidade de que o controle instrucional do terapeuta produza comportamentos funcionalmente equivalentes às dificuldades comportamentais. Uma estratégia interessante consiste no uso de "roletas de decisão" acessadas por meio de aplicativos e *websites*. As opções/alternativas da roleta poderão ser preenchidas com atividades a serem implementadas em sessão (ou comportamentos a serem apresentados pela criança), discutidas em comum acordo com a criança; e o terapeuta poderá sugerir opções com maior ou menor grau de dificuldade. Uma cuidadosa descrição do uso de "roleta de decisão" para avaliação e intervenção em comportamentos de comunicação funcional e tolerância ao atraso do reforçador pode ser acessado na página da *Practical Functional Assessment*, sob coordenação do Dr. Gregory Hanley[1].

O terapeuta poderá alterar seu comportamento em sessão para evocar CCR. A discussão de atividades para a agenda da sessão permite o terapeuta perguntar sobre as preferências do cliente e apresentar verbalizações que atuem como condições antecedentes para a consideração das necessidades de outrem e para a tomada de perspectiva. Em atividades colaborativas, nas quais fica evidente que a criança precisará do suporte do adulto, o terapeuta poderá apresentar modelos de comportamento alternativo ao comportamento opositor, como fazer perguntas, pedir a palavra, analisar alternativas comportamentais disponíveis, abrir mão de escolhas em benefício da dupla, dividir tarefas e funções que compõem a atividade etc. Os jogos de troca de papéis ou de imitação de comportamentos são úteis para que o terapeuta apresente modelos e instruções para a emissão de pequenas variações nos CCRs.

## Regra 3: apresentar consequências diferenciais para as ocorrências de CCRs

Segundo Xavier (2018), diante de ocorrências de CCR1 existe a possibilidade de o terapeuta apresentar extinção e bloqueio de comportamento de fuga e, tratando-se de CCR2 e CCR3, é desejável que ele apresente consequências reforçadoras naturais da interação. As ocorrências de CCR3, no caso das crianças com TOD, podem indicar padrões de comportamento ou hipóteses funcionais com elementos de responsabilização única de outros indivíduos, como pais e professores, para as próprias dificuldades comportamentais, desconsiderando os efeitos dos próprios comportamentos. Caberá ao terapeuta gradualmente modelar explicações funcionais que incluam os efeitos dos comportamentos da criança com TOD.

---

1 Disponível em: https://practicalfunctionalassessment.com/implementation-materials/. Acesso em: 14 abr. 2023.

O terapeuta poderá fazer descrições do quanto os comportamentos do tipo CCR2 contribuíram para a realização de uma tarefa, consecução de objetivos, além dos efeitos positivos sobre a pessoa do terapeuta. São exemplos dessa proposta verbalizações do tipo "conseguimos algo diferente agora, os seus comportamentos de _____ ajudaram para que eu fizesse ____, e assim, juntos, conseguimos ______".

## Regra 4: observar e avaliar os efeitos dos comportamentos do terapeuta

Para a investigação dos produtos da interação terapêutica, o terapeuta poderá construir um quadro com a criança, para que juntos especifiquem quais comportamentos do terapeuta foram mais ou menos aprovados. Espera-se que, com o decorrer das sessões, a criança passe a responder de forma contingente aos comportamentos do terapeuta, no "aqui e agora" da sessão.

Tratando-se de apresentações de CCR1, o terapeuta apresentará perguntas que verifiquem a existência de propriedades aversivas do contexto e/ou dos comportamentos do terapeuta, por exemplo, "Talvez você não tenha gostado de algo que eu fiz e agora eu estou preocupado com isso", "O que você gostaria que eu entendesse sobre o seu comportamento?", "Como você gostaria que eu me comportasse?".

## Regra 5: conduzir interpretações funcionais e planejar a generalização

Conforme Xavier (2018), os padrões comportamentais do TOD podem ser resultados de uma história de privação de afeto, repertório limitado, coerção excessiva e invalidação de expressões de sentimentos, variáveis essas a serem investigadas pelo terapeuta, juntamente com outras variáveis, que compõem uma conceituação ideográfica do caso. No planejamento da generalização dos CCRs2, existe a possibilidade do desenvolvimento de autorregras por parte do cliente para minimizar eventuais componentes aversivos do controle instrucional provido pelo terapeuta. Para essa tarefa, o terapeuta poderá propor que a criança desempenhe o papel de um detetive ou mágico, ao tentar prever como as pessoas vão se comportar em relação a ela. Exemplificado em verbalizações do tipo "Como você resumiria o que aconteceu em nossas conversas hoje?", "Quando você se comportou assim ___ eu me comportei assim ___", "Como você acha que as pessoas vão se comportar quando você se comportar assim ___?", "Vamos fazer um teste nesta semana para saber se acontecerá da forma como estamos prevendo?".

## ORIENTAÇÃO A PAIS

Benedetti et al. (2020) apontam a importância dos pais no desenvolvimento de intervenções voltadas a crianças. Dessa forma, ao profissional cabe a orientação quanto a estratégias que podem auxiliar os pais a responder diferentemente ao comportamento apresentado pela criança. A mudança no comportamento dos pais impactaria também no comportamento dos filhos, diretamente. Vale lembrar que o comportamento dos pais, tanto quanto o comportamento das crianças, é multideterminado. Dessa forma, trabalhar aspectos de uma relação terapeuta-cliente na interação com cuidadores e sob a perspectiva da FAP parece uma ideia pertinente.

Embora compreenda-se a contribuição da FAP para a mudança de comportamento de clientes, são escassas as publicações referentes ao trabalho envolvendo pais (Romero-Porras et al., 2018), muito embora sejam os cuidadores por vezes os responsáveis pela identificação de problemas de comportamento em crianças e acabam também por ser o foco de intervenção (Prebianchi, 2011).

Um exemplo de estudo envolvendo a participação de pais e a FAP seria o desenvolvido por Romero-Porras et al. (2018) em que os autores realizaram uma intervenção com mães de maneira a viabilizar a mudança de comportamento de seus filhos. Esse estudo foi desenvolvido com quatro mães e uma participante que foi utilizada como controle para as medidas de desempenho adotadas. As mães participaram de uma intervenção focada em um modelo FAP, enquanto a mãe-controle recebeu apenas psicoeducação a respeito dos problemas de comportamento do filho. Em ambas, experimental e controle, foi contemplada a análise funcional do caso. A psicoeducação não foi o suficiente para a manutenção da mãe nas sessões, bem como na melhora do comportamento da criança. Em contrapartida, as mães apresentaram redução nos CCRs1 observados e emergência de CCRs2 ao longo das sessões, bem como relatos de melhora do comportamento dos filhos no ambiente escolar. A avaliação foi feita com base no uso do questionário FIAT-Q e em análises funcionais. Adicionalmente, as sessões foram gravadas e avaliadas. Nesse sentido, os resultados do estudo se aproximam de uma reflexão acerca da relação terapeuta-cuidadores em um lugar de validação emocional e favorável à generalização de repertório que apenas a psicoeducação, pois embora as mães sinalizem a compreensão a respeito do que acontece com o comportamento dos filhos, possivelmente há uma lacuna a mais para que ocorra a generalização.

Whittingham e Coyne (2019) descrevem sobre a possibilidade do uso da FAP ao promover de maneira consciente o comportamento dos cuidadores voltado às crianças buscando ainda a ampliação do repertório de cuidado dos pais, consistindo também na busca e na observação do comportamento das crianças, mas também pensando sobre seu próprio comportamento e seus impactos no comportamento dos filhos. Na medida em que melhorias são observadas, cabe ao terapeuta consequenciar isso em sessão, destacando os pontos de mudança observados, o que pode ocorrer pela observação direta em sessão ou de acordo com simulações ou mesmo desafios propostos em sessão, verificando como esses pais respondem ao comportamento de seus filhos.

## CONSIDERAÇÕES FINAIS

O objetivo primordial da FAP de que a promoção de ganhos terapêuticos ocorra com base em processos de mudança da interação terapêutica converge com as características do TOD, sobretudo, as evidências de dificuldades no seguimento de instruções para a produção de relatos sobre o ambiente natural da criança, cabendo ao terapeuta, reforçar de forma direta e mais natural possível, comportamentos alternativos ou incompatíveis com as dificuldades comportamentais.

Na aplicação da FAP no atendimento infantil, o terapeuta poderá utilizar de estratégias lúdicas que ocasionem os CCRs, bem como alterar seu comportamento em sessão. Nos casos de TOD, ele apresentará comportamentos que favoreçam a cooperação, a tomada de perspectiva, a negociação, as autorregras e o manejo de emoções. Destacam-se a necessidade do uso mínimo de controle instrucional, o aumento gradual da exigência e a preferência por atividades colaborativas.

Na orientação de pais, a FAP assume as características de validação emocional e promoção da generalização de repertório. Sendo recorrente e necessária a presença dos cuidadores em atendimento infantil, por vezes, essa presença é subutilizada e restrita a práticas de psicoeducação quando o terapeuta pode também modelar o comportamento dos pais de acordo com seu contato direto, reconhecendo as dificuldades existentes na relação dos cuidadores com seus filhos, mas também consequenciando o comportamento dos pais em sessão, sobretudo em comportamentos que prejudicam a intervenção com a criança e mantêm a queixa ou aqueles que auxiliam na evolução e sustentam os ganhos obtidos nas sessões.

Espera-se que este capítulo apresente um panorama inicial de aspectos teórico-práticos na intersecção entre a FAP e o atendimento infantil de maneira a favorecer uma relação de intimidade entre terapeuta-cliente e avanços terapêuticos também no ambiente extraconsultório.

## REFERÊNCIAS


1. Achenbach, T. M., & Edelbrock, C. (1991). *Child behavior checklist*. Burlington (Vt), *7*, 371-392.
2. Almeida, S. G., & Ferraz, T. C. P. (2019). A função da relação terapêutica na Psicoterapia analítica funcional (FAP). *Cadernos de Psicologia*, *1*(1), 115-131.
3. American Psychiatric Association – APA. (2022). *Diagnostic and Statistical Manual of Mental Disorders* (5th ed., text rev.). American Psychiatric Association.
4. Benedetti, T. B., Rebessi, I. P., & Neufeld, C. B. (2020). Programas de orientação de pais em grupo: Uma revisão sistemática. *Psicologia: Teoria e Prática*, *22*(1), 368-398.
5. Brito, R. A. C., Montezuma, S., Melo, A. K., & Moreira, V. (2020). A psicoterapia infantil no setting clínico: uma revisão sistemática de literatura. *Contextos Clínicos*, *13*(2), 696-721.
6. Busch, A. M., Callaghan, G. M., Kanter, J. W., Baruch, D. E., & Weeks, C. (2010). The functional analytic psychotherapy rating scale: A replication and extension. *Journal of Contemporary Psychotherapy*, *40*, 11-19.
7. Callaghan, G. M. (2006). The Functional Idiographic Assessment Template (FIAT) system: For use with interpersonally-based interventions including functional analytic psychotherapy (FAP) and FAP-enhanced treatments. *The Behavior Analyst Today*, *7*(3), 357-398.
8. Callaghan, G. M, Summers, C. J., & Weidman, M. (2003). The treatment of histrionic and narcissistic personality disorder behaviors: A single-subject demonstration of clinical effectiveness using Functional Analytic Psychotherapy. *Journal of Contemporary Psychotherapy*, *33*, 321-339.
9. Cattivelli, R., Tirelli, V., Berardo, F., & Perini, S. (2012). Promoting appropriate behavior in daily life contexts using Functional Analytic Psychotherapy in early-adolescent children. *International Journal of Behavioral Consultation and Therapy*, *7*(2-3), 25-32.
10. Conte, F. C. S., & Regra, J. A. G. (2000). Psicoterapia comportamental infantil: novos aspectos. In E. F. M. Silvares (Ed.), *Estudos de caso em psicoterapia clínica comportamental infantil* (pp. 79-134). Papirus.
11. Gaynor, S. T., & Lawrence, P. (2002). Complementing CBT for depressed adolescents with Learning through In Vivo Experience (LIVE): Conceptual analysis, treatment description, and feasibility study. *Behavioral and Cognitive Psychotherapy*, *30*, 79-101.
12. Greer, B. D., Fisher, W. W., Saini, V., Owen, T. M., & Jones, J. K. (2016). Functional communication training during reinforcement schedule thinning: An analysis of 25 applications. *Journal of Applied Behavior Analysis*, *49*(1), 105-121.
13. Gosch, C. S., & Vandenberghe, L. (2004). Análise do comportamento e a relação terapeuta criança no tratamento de um padrão desafiador agressivo. *Revista Brasileira de Terapia Comportamental e Cognitiva*, *6*(2), 173-182.
14. Haber, G. M., & Carmo, J. S. (2007). O fantasiar como recurso na clínica comportamental infantil. *Revista Brasileira de Terapia Comportamental e Cognitiva*, *9*(1), 45-61.
15. Hanley, G. P., Heal, N. A., Tiger, J. H., & Ingvarsson, E. T. (2007). Evaluation of a classwide teaching program for developing preschool life skills. *Journal of Applied Behavior Analysis*, *40*(2), 277-300.
16. Kanter, J. W., Landes, S. J., Busch, A. M., Rusch, L. C., Brown, K. R., Baruch, D. E., & Holman, G. I. (2006). The effect of contingent reinforcement on target variables in outpatient psychotherapy for depression: A successful and unsuccessful case using functional analytic psychotherapy. *Journal of Applied Behavior Analysis*, *39*, 463-467.
17. Kanter, J., Tsai, M., & Kohlenberg, R. (2010). *The practice of functional analytic psychotherapy*. Springer.
18. Kohlenberg, B., Tsai, M., & Kohlenberg, R. (2006). Healing interpersonal trauma with the intimacy of the therapeutic relationship. In V. Follete, & J. Ruzek (Eds.), *Cognitive Behavioral therapies for trauma* (2nd ed., pp. 173-197). Guilford.

19. Kohlenberg, R. J., & Tsai, M. (2001). *Psicoterapia analítica funcional: Criando relações terapêuticas intensas e curativas*. Trad. Org. R. R. Kerbauy. Esetec.
20. Kohlenberg, R. J., & Vandenberghe, L. (2007). Treatment-resistant OCD, inflated responsibility, and the therapeutic relationship: Two case examples. *Psychology and Psychotherapy: Theory, Research and Practice, 80*, 455-465.
21. Mangabeira, V., Kanter, J., & Del Prette, G. (2012). Functional Analytic Psychotherapy (FAP): A review of publications from 1990 to 2010. *International Journal of Behavioral Consultation and Therapy, 7*(2-3), 78.
22. Mattos, P., Serra-Pinheiro, M. A., Rohde, L. A., & Pinto, D. (2006). Apresentação de uma versão em português para uso no Brasil do instrumento MTA-SNAP-IV de avaliação de sintomas de transtorno do déficit de atenção/hiperatividade e sintomas de transtorno desafiador e de oposição. *Revista de Psiquiatria do Rio Grande do Sul, 28*, 290-297.
23. Meyer, S. B. (2003). Regras e autorregras no laboratório e na clínica. In J. Abreu-Rodrigues, & M. R. Ribeiro (Eds.), *Análise do comportamento: Pesquisa, teoria e aplicação*. Artmed.
24. Monteiro, M. F., & Amaral, M. (2019). Terapia comportamental infantil: Um panorama sobre o uso de estratégias lúdicas. *Perspectivas em Análise do Comportamento, 10*(2), 243-255.
25. Moreira, F. R., & Oshiro, C. K. B. (2017). Reflexões sobre a terapia analítico comportamental infantil e a psicoterapia analítico funcional com crianças. *Revista Brasileira de Terapia Comportamental e Cognitiva, 3*, 166-184.
26. Moura, C. B. (2022). Introduction to Functional-Analytic Psychotherapy with Children. In A. S. U. Rossi, I. M. P. Linares, & L. Chagas Brandão (Eds.). *Clinical Behavior Analysis for Children* (pp.105-115). Springer.
27. Moura, C. B., & Venturelli, M. B. (2004). Direcionamentos para a condução do processo terapêutico comportamental com crianças. *Revista Brasileira de Terapia Comportamental e Cognitiva, 6*(1), 17-30.
28. Nadir, D., Hansel, H., & Guillermo, C. (2016). Terapias cognitivas y psicología basada en la evidencia. *Revista Electrónica de Estudiantes de la Escuela de Psicología, 11*(1), 19-38.
29. Newring, K., & Wheeler, J. (2012). Functional analytic psychotherapy with juveniles who have committed sexual offenses. *International Journal of Behavioral Consultation and Therapy, 7*, 102-110.
30. Pedersen, E. R., Callaghan, G. M., Prins, A., Nguyen, H., Tsai, M. (2012). Functional analytic psychotherapy as an adjunct to cognitive behavioral treatments for posttraumatic stress disorder: Theory and application in a single case design. *International Journal of Behavioral Consultation and Therapy, 7*, 125-134.
31. Pergher, G. K., Schneider, D. D. G., & Melo, W. V. (2007). Terapia cognitivo-comportamental para transtorno do comportamento disruptivo. In R. M. Caminha, & C. G. Caminha (Eds.), *A prática cognitiva na infância* (pp. 223-252). Roca.
32. Pezzato, F. A., Brandão, A. S., & Oshiro, C. K. B. (2012). Intervenção baseada na psicoterapia analítica funcional em um caso de transtorno de pânico com agorafobia. *Revista Brasileira de Terapia Comportamental e Cognitiva, 14*(1), 74-84.
33. Prebianchi, H. B. (2011). Atenção psicológica infantil: compreensão de usuários e estagiários do serviço-escola. *Psicologia em Revista, 17*(2), 322-339.
34. Romero-Porras, J., Posada, D. O. Barrios, A. H., & Velasco-Pinzon, D. (2018). Functional analytic psychoterapy among mothers with children with disruptive behavior. *Clínica y Salud: Investigación Empírica en Psicología, 29*(1), 39-44.
35. Swanson, J. M., Kraemer, H. C., Hinshaw, S. P., Arnold, L. E., Conners, C. K., Abikoff, H. B., & Wu, M. (2001). Clinical relevance of the primary findings of the MTA: success rates based on severity of ADHD and ODD symptoms at the end of treatment. *Journal of the American Academy of Child & Adolescent Psychiatry*, 40(2), 168-179.

36. Villas-Boas, A., Oshiro, C. K. B., Vartanian, J. F. (2018). Psicoterapia analítica funcional (FAP): Mudança clínica evocada e modelada pela vivência terapêutica. In A. E. A. Antúnez (Org.). *Psicologia clínica: Da graduação à* pós-graduação (pp. 87-94). Atheneu.
37. Whittingham, K., & Coyne, L. W. (2019). *Acceptance and commitment: The clinician's guide for supporting parents*. Academic.
38. Xavier, R. N. (2018). *Eficácia da psicoterapia analítica funcional para o transtorno de oposição desafiante: Experimento de caso único* (Doctoral dissertation, Universidade de São Paulo).

# Índice remissivo